AF501804

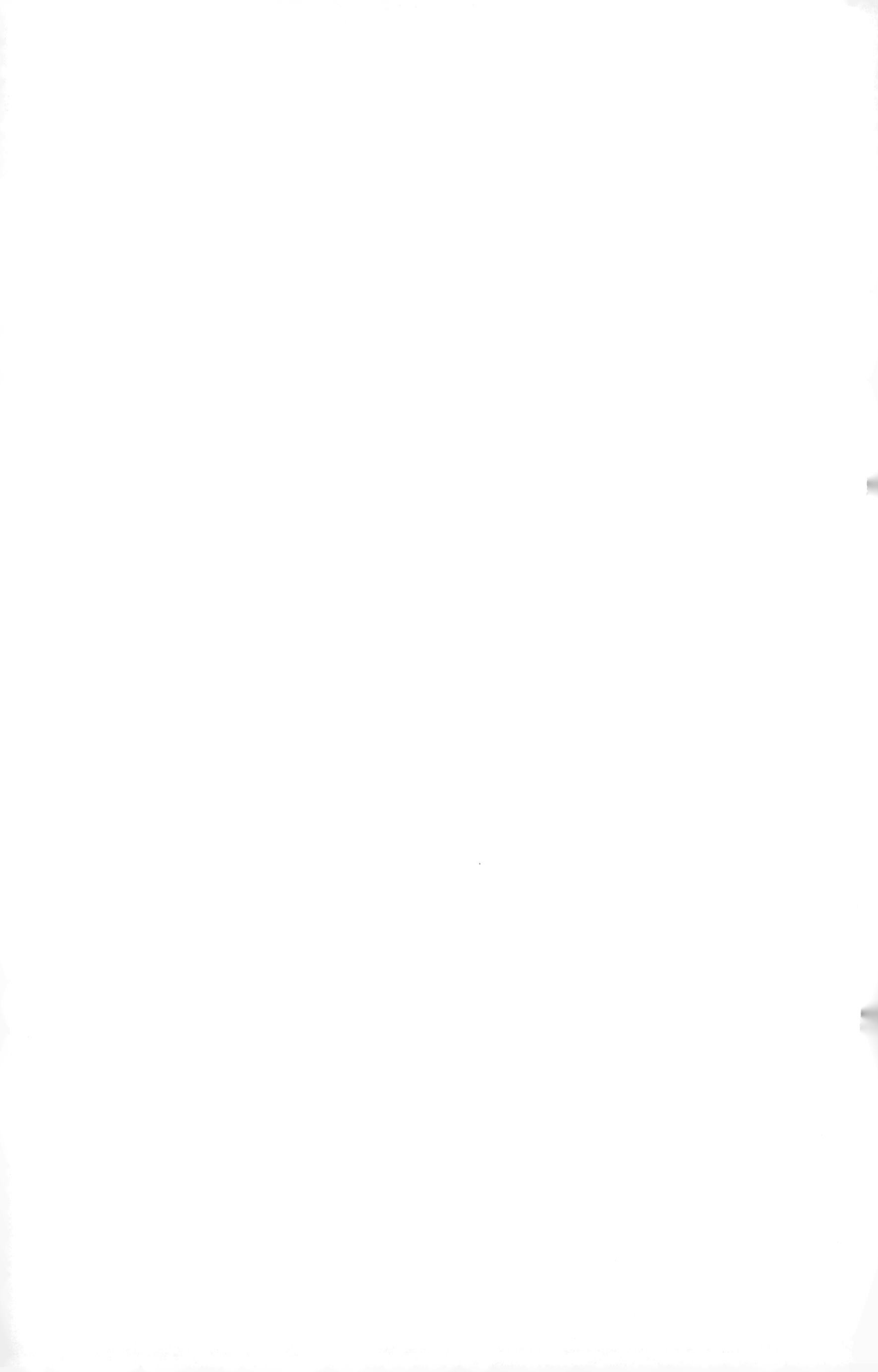

TRAITÉ

CLINIQUE ET EXPÉRIMENTAL

DES FIÈVRES

DITES ESSENTIELLES.

DE L'IMPRIMERIE DE LACHEVARDIERE FILS,
RUE DU COLOMBIER, N° 30.

TRAITÉ
CLINIQUE ET EXPÉRIMENTAL
DES FIÈVRES
DITES ESSENTIELLES,

PAR J. BOUILLAUD,

DOCTEUR EN MÉDECINE DE LA FACULTÉ DE PARIS,
MEMBRE DE LA SOCIÉTÉ MÉDICALE D'ÉMULATION ET DE L'ATHÉNÉE
DE MÉDECINE DE LA MÊME VILLE,
ANCIEN INTERNE DES HÔPITAUX.

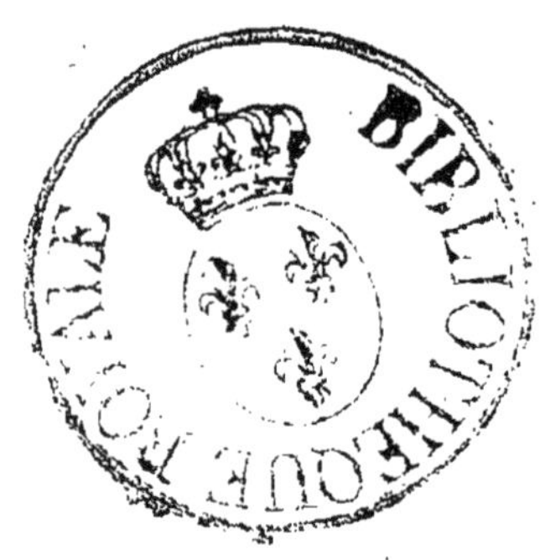

Cùm febres per alium ipsis adjunctum morbum noceant potissimum, atque interficiant, imo etiam sæpe ab ipso oriantur, et conserventur; facile intelligis, quanti referat adjuncti hujus morbi sedem, naturamque cognoscere.

Morgagni, Epistola LXVIII.

A PARIS,
CHEZ J.-B. BAILLIÈRE, LIBRAIRE-ÉDITEUR,
RUE DE L'ÉCOLE DE MÉDECINE, N. 14;
LONDRES, MÊME MAISON,
5, BEDFORD STREET, BEDFORD SQUARE.

1826.

PRÉFACE.

Une ère vraiment nouvelle a commencé pour la pyrétologie, depuis que M. Broussais a déchiré d'une main hardie les voiles mystérieux répandus sur le siége et sur la nature des *fièvres dites essentielles.*

Les idées fondamentales de la nouvelle doctrine pyrétologique, appuyées sur d'imposantes masses de faits, sanctionnées par l'observation la plus saine, sont à l'épreuve de toutes les objections et résisteront à toutes les attaques. Il n'en est pas de même de quelques unes des idées accessoires de cette doctrine. Adoptons franchement les unes et corrigeons, s'il se peut, les autres.

La doctrine pyrétologique de M. Broussais a trouvé des interprètes et des défenseurs dignes d'elle. MM. Boisseau (1), Roche, Bégin, Rayer et

(1) Le brillant succès que la *Pyrétologie physiologique* a obtenu est le plus bel éloge qu'on en puisse faire. La sagacité avec laquelle M. Boisseau a fait ressortir les vérités de la nouvelle doctrine pyrétologique, la clarté et la solidité des arguments dont il les a entourées, l'associent en quelque sorte à la gloire de l'auteur même de cette doctrine.

quelques autres, lui ont prêté l'appui de leur talent et l'ont environnée de nouvelles lumières.

Plusieurs des faits contenus dans le premier volume de la *Clinique médicale* (1), déposent en faveur des principes capitaux de cette doctrine; et tout récemment M. le docteur Chauffard vient de publier des observations qui la fortifient.

Toutefois, malgré les importantes recherches dont la science pyrétologique s'est enrichie, elle n'a pas encore atteint son dernier degré de perfection.

Des faits puisés dans l'observation *clinique* et dans l'observation *expérimentale*, cette double source de toutes les vérités médicales, achèveront ce que les travaux antérieurs ont si heureusement commencé.

Le moment est venu de s'occuper de l'anatomie pathologique générale, c'est-à-dire de celle des systèmes généraux (Bichat), avec le même zèle que l'on a cultivé l'*anatomie pathologique* des organes composés, dans la structure desquels en-

(1) *Clinique médicale*, ou *Choix d'observations recueillies sous les yeux de M. Lerminier*, par M. Andral fils.

trent comme éléments générateurs les systèmes indiqués.

Ce n'est qu'en exploitant cette riche et féconde mine du domaine de l'anatomie pathologique, que l'on parviendra à nous expliquer tous les mystères de la doctrine pyrétologique.

Il ne suffit pas d'avoir fait connaître les altérations locales auxquelles sont dus les groupes de symptômes que l'on a désignés sous les noms de *fièvres bilieuses* ou *méningo-gastriques*, *muqueuses* ou *adéno-méningées*, etc.; il faut aussi décrire celles qui produisent la fièvre elle-même, considérée indépendamment des phlegmasies locales dont elle peut être la suite.

Les phénomènes fébriles ont évidemment leur siége dans le système sanguin; c'est là qu'il faut par conséquent chercher les altérations dont ils dépendent; c'est aussi ce que j'ai fait.

Voici d'ailleurs un aperçu des propositions que contient ce traité.

1° La fièvre, quel que soit le nom qui lui ait été imposé, consiste essentiellement en une irritation *idiopathique* ou *sympathique* du système sanguin;

c'est une angio-cardite plus ou moins intense : sa nature intime est donc toujours la même.

2° La fièvre *inflammatoire* ou *angio-ténique* des auteurs n'est autre chose que l'irritation pure et simple du système sanguin.

3° Les phénomènes *bilieux* ou *méningo-gastriques* dépendent d'une irritation des viscères digestifs. Il en est de même des phénomènes *muqueux* ou *adéno-méningés*.

4° Les phénomènes *putrides* ou *adynamiques* sont produits par une altération putride du sang ; ils doivent être distingués des phénomènes inflammatoires, avec lesquels ils se compliquent pour former la fièvre *putride* ou *adynamique* et les *typhus* (1).

5° Les phénomènes *ataxiques* sont l'effet d'une irritation encéphalique ou cérébro-rachidienne.

6° La fièvre appelée hectique est une irritation lente et chronique du système sanguin, ordinai-

(1) M. Leuret a fait tout récemment, sur des chevaux, des expériences qui démontrent clairement que le sang est altéré dans les maladies putrides. Je regrette de n'avoir pu consigner les résultats de ces intéressantes expériences dans le chapitre que j'ai consacré à la fièvre putride.

rement produite par la phlegmasie chronique et purulente de quelqu'un des organes de l'économie.

7° La fièvre intermittente est également une irritation simple ou compliquée du système sanguin ; l'intermittence de la fièvre n'en change pas la nature (1).

Les propositions précédentes découlent des faits nombreux que j'ai rapportés dans cet ouvrage. Les observations étant la source de tous les principes de la science, on ne saurait les recueillir avec une trop fidèle exactitude et avec une bonne foi trop scrupuleuse ; en effet, si les observations sont fausses, les principes qu'on en tire participent nécessairement eux-mêmes à leur fausseté.

Les faits que renferme ce traité n'ont été recueillis dans l'intérêt d'aucun système. Pour bien observer, il faut voir les objets tels que la nature les présente à nos regards ; et pour les voir ainsi, il faut être exempt de prévention, car il en est de

(1) Je n'ai pas besoin de dire que plusieurs des propositions qui viennent d'être indiquées font partie de la doctrine de M. Broussais. Loin de moi la pensée de disputer à cet illustre pathologiste la gloire que ses beaux travaux lui ont acquise.

la prévention comme d'un prisme qui altère les couleurs des choses qu'on examine. Un observateur prévenu voit souvent ce qu'il cherche, bien que cela n'existe pas, tandis que ce qui existe réellement se dérobe quelquefois à ses regards, précisément parcequ'il ne le cherche pas. Le premier devoir de tout observateur est donc de n'être animé que du seul amour de la vérité, et de ne pas regarder les objets à travers le prisme trompeur d'une opinion préconçue.

Au reste, l'art d'observer en médecine est hérissé des plus grandes difficultés. Les phénomènes les plus grossiers sont seuls faciles à saisir; mais les phénomènes plus ténus, les phénomènes moléculaires échappent encore à l'œil de l'observateur le plus pénétrant. Cependant la médecine ne sera vraiment parfaite que lorsque les phénomènes de ce dernier ordre auront été rigoureusement analysés; pour parvenir à cette importante et difficile connaissance, il est nécessaire de multiplier et de perfectionner les instruments artificiels destinés à seconder nos sens dans la recherche des phénomènes. C'est par cette méthode que la physique et la chimie se sont enrichies de tant de précieuses découvertes; c'est en la suivant que la médecine, véritable science physico-chimique, s'approchera de plus en plus de leur certitude, et qu'elle sera enfin appelée *science exacte*, après avoir porté si long-temps le nom de science *conjecturale*.

TRAITÉ

CLINIQUE ET EXPÉRIMENTAL

DES FIÈVRES

DITES ESSENTIELLES.

INTRODUCTION

OU

CONSIDÉRATIONS PRÉLIMINAIRES SUR LA FIÈVRE ET LES FIÈVRES DITES ESSENTIELLES EN GÉNÉRAL, ET PARTICULIÈREMENT SUR LEUR CLASSIFICATION.

1. Les médecins qui les premiers employèrent le mot fièvre, s'en servirent pour désigner l'un des symptômes qui accompagnent le plus constamment les maladies *aiguës;* mais ils ignoraient à peu près complètement et le siége et la nature intime de la fièvre. Or, puisque, comme l'a dit notre Bichat, l'observation n'est rien si l'on ignore là où siège le mal, il s'ensuit que ce n'est pas chez les anciens observateurs que nous pourrons puiser des lumières sur la doctrine de la *fièvre* ou des *fièvres.* On ne nous contestera pas, sans doute, la vérité des deux propositions que nous venons d'émettre, sa-

voir, que les premiers médecins qui créèrent le mot *fièvre* ne connaissaient ni le siége ni la nature de cette maladie ; en effet, comment n'auraient-ils pas ignoré le siége de la fièvre, eux qui ne possédaient presque aucune notion sur l'anatomie humaine, eux qui ne connaissaient pas même le nom de l'anatomie pathologique? et comment en auraient-ils connu la nature, tandis que nous ne la connaissons pas encore nous-mêmes?

2. Puisque la fièvre est un symptôme, et qu'un symptôme suppose nécessairement une lésion d'organe, on ne connaîtra jamais parfaitement la maladie désignée sous le nom de fièvre que du moment où la lésion organique qui fait partie de son essence sera connue elle-même. Mais, pour parvenir à la connaissance de cette lésion, il est évident qu'il faut emprunter le secours de l'anatomie pathologique, c'est-à-dire qu'il faut étudier les altérations plus ou moins profondes qu'ont subies les organes dont les fonctions ont été troublées. Et n'oublions pas que les organes étant composés de solides et de liquides, ce n'est ni l'altération isolée de ceux-ci, ni l'altération isolée de ceux-là, qui doit être l'objet exclusif de nos recherches ; mais que nous devons, au contraire, examiner avec une attention égale l'une et l'autre de ces altérations, et, si j'ose le dire, ce double élément de toutes les maladies. Car, de même que les solides et les liquides, dans l'état physiologique ou *normal*, concourent à l'exercice des diverses fonctions ; ainsi, dans l'état pathologique ou *anormal*, les uns

et les autres jouent un rôle particulier dans la scène des phénomènes morbides, lesquels ne sont en quelque sorte que des fonctions *pathologiques*. C'est donc avec raison que Bichat a dit : « Une *théorie exclusive* de *solidisme* ou d'*humorisme* est un *contre-sens* pathologique (1). » Loin de nous, toutefois, l'absurde dessein de défendre les opinions surannées des anciens humoristes. Le temps et la saine observation en ont fait justice. L'humorisme dont nous nous déclarons les partisans est celui que l'immortel auteur de l'Anatomie générale protége de son autorité ; celui, en un mot, qui repose sur des faits directs et bien constatés. Cet humorism[illegible]t autre chose que la physiologie et l'anatomie pathologiques des diverses humeurs qui font partie intégrante de notre organisation : il se rattache, par conséquent, de la manière la plus immédiate et la plus intime, à l'anatomie et la physiologie pathologiques proprement dites, que l'on regarde, à si juste titre, comme les fondements de la médecine, et que F. Hoffmann, dans son langage métaphorique, appelait les deux yeux de cette importante branche des sciences naturelles. Que si les médecins grecs et romains étaient réduits, par les circonstances mêmes où ils se trouvaient, à décrire les phénomènes fébriles, sans pouvoir les rallier à une lésion organique déterminée, il est évident, nous le répétons, que l'on chercherait vainement dans

(1) Voyez *Anatomie générale*, *Considérations préliminaires*.

leurs ouvrages une histoire satisfaisante des maladies que l'on appelle *fièvres*.

3. Il n'appartenait qu'aux médecins qui, plus heureux que les précédents, purent interroger les cadavres, de répandre quelques lumières sur la doctrine pyrétologique. Toutefois, il est triste de l'avouer, les médecins qui cultivèrent les premiers le fertile champ de l'anatomie pathologique, laissèrent la doctrine dont il s'agit dans la même obscurité où elle était comme ensevelie depuis tant de siècles. Morgagni lui-même, cet immortel observateur, à qui presque toutes les autres parties de la médecine sont redevables de leurs importants progrès, Morgagni n'a rien fait, en quelque sorte, pour l'histoire des *fièvres*. Sachons gré, du moins, à cette grande lumière de l'anatomie pathologique de n'avoir point ajouté à l'obscurité de leur histoire, en divisant en ordres, en espèces, et en variétés, les maladies fébriles. Car, nous ne craignons pas de le dire, ce sont les classifications pyrétologiques que l'on doit accuser de la longue et déplorable confusion qui a régné sur cette grande question de la science pathologique. Jetons un rapide coup d'œil sur quelques unes de ces classifications.

4. La division des fièvres en *essentielles* et en symptomatiques est celle qui se présente la première à notre examen. Que signifie une pareille division? qu'entend-on par une fièvre *essentielle*?... On n'a point encore répondu d'une manière plausible à cette question. Sans doute on ne veut pas

désigner sous le nom de fièvre *essentielle* une fièvre indépendante de toute lésion organique ; car, admettre une fièvre semblable, ce serait admettre qu'il existe un effet sans cause ; ce serait, logiquement parlant, tomber dans une absurdité. Nous supposons que, par l'expression de fièvre *essentielle*, on a désigné une fièvre qui n'était pas produite par l'inflammation de quelqu'un des organes de l'économie animale. Mas il se présente ici une grave objection : car, ou votre fièvre essentielle est de même nature que la fièvre symptomatique, ou elle est d'une nature différente : si elle est de la même nature, il est clair que vous avez eu tort de faire deux classes distinctes d'une seule et même maladie. Est-elle au contraire d'une nature différente ? Alors pourquoi désigner sous le nom commun de *fièvre* deux maladies d'une nature différente ? Je sais bien que vous répondrez que vous les avez distinguées l'une de l'autre, en donnant à l'une l'épithète de symptomatique, à l'autre celle d'*essentielle*. Heureuse réponse, puisque, même pour vous, l'expression d'*essentielle* est absolument vide de sens. C'est une singulière façon de prouver la différence de nature de deux choses, que de se contenter d'imposer à chacune d'elles une dénomination différente ! On ne procède pas ainsi en bonne logique. Au contraire, on ne donne des noms différents aux objets qu'après avoir préliminairement démontré que ces objets sont différents entre eux. Ainsi donc, jusqu'à ce que l'on nous ait démontré qu'une fièvre dite *essentielle* est une maladie essentiellement différente d'une fièvre dite symptomatique, nous considèrerons cette classification comme tout-à-fait arbitraire; et si nous parvenons, de notre côté, à prouver par des faits positifs qu'il n'existe pas de différence *essentielle* entre les maladies en question, nous espérons que nos adversaires renonceront, sans regret et sans retour, à une distinction qui ne repose sur aucun fondement solide, et pour laquelle ils ont employé une expression que nous ne comprenons pas, et qu'ils ne comprennent probablement pas mieux que nous. Mais passons à l'examen d'autres classifications.

5. Ce n'était pas assez d'avoir métamorphosé, pour ainsi dire, le substantif singulier fièvre en le substantif pluriel fièvres, sans nous donner la raison d'une pareille métamorphose; ce n'était pas assez d'avoir abusé de cette complaisante expression, à tel point que, avec le secours de quelque adjectif, elle servait à désigner presque toutes les maladies aiguës; d'avoir fait des fièvres graves, bénignes, rouges, jaunes, ardentes, chaudes, algides, pestilentielles, charbonneuses, etc., etc.; ce n'était pas assez d'avoir imaginé la classification capitale des *fièvres* en *essentielles* et en *symptomatiques;* une foule de médecins s'évertuèrent encore à séparer les fièvres essentielles elles-mêmes en ordres, genres et espèces. Grâces à ces lumineuses classifications, la doctrine pyrétologique parvint enfin au plus haut degré d'obscurité et de confusion, dont aucune autre partie des sciences physiques nous ait jamais fourni le triste exem-

ple. Ce serait abuser aujourd'hui de la patience du lecteur, que de lui rappeler toutes les divisions dont les fièvres dites essentielles ont été successivement l'objet. Il nous suffira de reproduire ici la plus récente et la plus célèbre, celle qui, pendant plusieurs années, a été généralement adoptée dans presque toute l'Europe, et qui a pour auteur un homme dont la médecine, la philosophie et l'humanité conserveront éternellement le glorieux souvenir. Tout le monde a deviné que la classification dont il s'agit en ce moment est celle du vénérable auteur de la Nosographie philosophique et du Traité de l'aliénation mentale. Cet illustre nosographe reconnaît six ordres de fièvres essentielles, savoir, les fièvres angio-téniques ou inflammatoires, les fièvres méningo-gastriques ou bilieuses, les fièvres adéno-méningées ou muqueuses, les fièvres adynamiques ou putrides, les fièvres ataxiques ou malignes, enfin les fièvres adéno-nerveuses ou pestilentielles (la peste). Nous allons présenter quelques réflexions sur cette classification, en conservant le ton respectueux que nous impose l'autorité d'un homme tel que M. Pinel, d'un homme qui fournit à Bichat l'idée première de son *Anatomie générale*, et qui fut le maître de l'auteur du *Traité des phlegmasies chroniques* et de l'*Examen des doctrines médicales*.

6. Avant de classer les fièvres dites essentielles, M. le professeur Pinel aurait dû s'attacher à démontrer que ces maladies existent réellement, et qu'elles constituent une classe distincte de celles

des autres maladies aiguës. Au lieu de procéder ainsi, le célèbre pyrétologiste, après quelques considérations générales, applicables dans toute leur latitude aux phlegmasies, substitue aux classifications établies avant lui celle que nous avons indiquée plus haut. M. Pinel aurait dû également nous apprendre comment le mot fièvre, qui, dans son acception primitive, ne signifiait qu'un symptôme commun à toutes les phlegmasies violentes et étendues, a été ensuite employé, en changeant de nombre, pour désigner une classe tout entière de maladies aiguës, essentiellement différentes des phlegmasies fébriles. Il n'était pas philosophique de détourner ainsi un mot de son acception, pour lui en donner une autre beaucoup plus vaste : il était moins philosophique encore d'attacher un même nom à des choses que l'on regarde comme *essentiellement* différentes. Hippocrate, dont on se plaît à citer si souvent l'autorité, n'avait point fait de la fièvre une maladie *essentielle*, et, qui pis est, une classe de maladies *essentielles* tout-à-fait distinctes des maladies aiguës dont la fièvre forme un symptôme, et qu'elle accompagne, pour ainsi dire, comme l'ombre suit le corps. On ne conçoit pas comment, de simple phénomène ou effet d'une maladie, la fièvre est tout-à-coup devenue essentielle ; et comment cette maladie, ainsi *essentialisée*, a pu constituer à elle seule une classe entière de maladies, dont chaque ordre renferme lui-même une maladie spéciale. Certainement il est impossible de rien comprendre à une méthode qui viole si ouvertement toutes les lois de la saine philosophie médicale, et si contraire aux principes des méthodes usitées dans les autres sciences naturelles.

7. Dans l'ordre des fièvres angio-téniques, M. Pinel comprend toutes les fièvres essentielles *marquées au dehors par des signes d'irritation et de tension des vaisseaux sanguins* (1). Or, on demande si des fièvres *marquées au dehors par des signes d'irritation des vaisseaux sanguins*, peuvent, rigoureusement parlant, être considérées comme des maladies essentiellement différentes des phlegmasies? on demande si des fièvres dites inflammatoires peuvent être autre chose que des *inflammations fébriles?* on demande enfin comment des fièvres inflammatoires sont des maladies indépendantes de l'inflammation? N'est-il pas évident que des maladies *marquées au dehors par des signes d'irritation des vaisseaux sanguins* rentrent naturellement dans l'ordre des irritations du système vasculaire, et que par conséquent elles ne constituent pas un ordre de maladies essentiellement différentes des phlegmasies?

8. L'ordre des fièvres méningo-gastriques renferme *celles dont le siége primitif paraît correspondre à la région épigastrique* (2), *et qui consistent en une augmentation d'irritabilité dans le canal alimentaire, surtout dans l'estomac et le duodénum*,

(1) *Nosographie philosophique*, tom. I, pag. 9, 5e édit.
(2) *Ibid.*, tom. I, pag. 90.

ainsi que dans les organes sécréteurs de la bile et du suc pancréatique (1).

Mais avouer que les fièvres méningo-gastriques ont leur siége dans les viscères de la digestion, et qu'elles ont pour cause l'augmentation de l'irritabilité, ou l'irritation de ces viscères, n'est-ce pas ranger ces maladies dans la classe des phlegmasies, renverser d'une main la classification qu'on avait élevée de l'autre, et se combattre, pour ainsi dire, avec ses propres armes?

9. L'ordre des fièvres adéno-méningées est consacré aux fièvres *essentielles dont tous les symptômes indiquent une irritation des membranes muqueuses du conduit intestinal* (2).

Il n'est personne qui ne soit convaincu que les *fièvres essentielles dont tous les symptômes indiquent une irritation des membranes muqueuses du conduit intestinal* ne sont autre chose que l'effet de cette irritation elle-même. Or, comment ces fièvres peuvent-elles en même temps être et n'être pas l'effet de l'irritation des membranes muqueuses du conduit intestinal? C'est ce qu'il n'est pas facile aux *essentialistes* de nous expliquer. Qu'ils conviennent avec nous que ces fièvres ne sont point essentielles, et dès lors toutes les difficultés disparaîtront d'elles-mêmes.

10. Sous l'ordre des fièvres adynamiques, M. Pinel a rangé celles *qui se manifestent, surtout à l'ex-*

(1) *Nosographie philosophique*, tom. I, pag. 9.
(2) *Ibid.*, tom. I, pag. 9 et 10.

térieur, par des signes d'une débilité extrême et d'une atonie générale des muscles (1).

On voit que M. Pinel, après avoir distingué ses trois premiers ordres de fièvres, en les rattachant à l'irritation des organes malades, caractérise le quatrième ordre par l'état des forces musculaires. Par conséquent, sa classification ne repose sur aucune base fixe; par conséquent, elle est entachée d'un vice capital : car la première qualité de toute bonne classification, c'est d'avoir pour fondement un caractère ou des caractères invariables et déterminés. C'est avec raison que M. Broussais a signalé cette sorte d'inconséquence dans son examen de la nosographie.

D'ailleurs, est-il un médecin qui ne sache qu'un très grand nombre de phlegmasies sont accompagnées d'une *débilité extrême* des muscles, et que, par cette raison, un semblable caractère est tout-à-fait insuffisant pour distinguer les fièvres dites essentielles des phlegmasies. L'ordre des fièvres adynamiques essentielles tombe donc de lui-même, puisqu'il n'est pas prouvé, dans la Nosographie philosophique, que ces fièvres existent indépendamment de toute inflammation, et que, comme nous ne tarderons pas à en fournir des exemples nombreux, plusieurs phlegmasies, au contraire, déterminent tous les symptômes adynamiques.

11. L'ordre des fièvres ataxiques embrasse les fièvres marquées *par des alternatives d'excitation*

(1) *Nosographie philosophique*, tom. I, pag. 10.

et d'affaissement, avec des anomalies nerveuses les plus singulières (1).

Jusqu'ici M. Pinel avait caractérisé chacun de ses ordres de fièvres, soit par un adjectif qui en indiquait le siége, soit par un adjectif qui en représentait le symptôme prédominant. Maintenant, pour désigner son cinquième ordre de fièvres, il emploie le terme d'*ataxiques*, c'est-à-dire un terme qui ne fait connaître ni leur siége, ni leur symptôme principal, ni l'état des forces, et qui indique seulement l'irrégularité de leurs phénomènes. Par conséquent, M. Pinel se montre encore une fois infidèle aux principes qui doivent présider à une classification rationnelle. Ajoutons que l'irrégularité des phénomènes morbides, et *les anomalies nerveuses les plus singulières*, ne constituent pas des caractères propres à distinguer les *fièvres ataxiques essentielles* des phlegmasies, puisque ces phénomènes se rencontrent dans les irritations inflammatoires de l'encéphale et de ses dépendances, dont ils forment en quelque sorte les signes propres et caractéristiques.

Enfin, les fièvres adéno-nerveuses, qui composent le dernier ordre de la classification qui nous occupe, sont, suivant M. Pinel, une *sorte de fièvres ataxiques, avec des affections simultanées des glandes* (2). Cet ordre de fièvres est par conséquent établi sur des fondements aussi peu solides que le

(1) *Nosographie philosophique*, tom. I, pag. 10.

(2) Ibidem.

précédent. Nous pourrions ajouter que la peste, ou, ce qui est la même chose, la fièvre adéno-nerveuse, soit sous le rapport des causes spécifiques dont elle dépend, soit sous le rapport de quelques uns de ses phénomènes, est une maladie tellement différente de plusieurs de celles comprises dans la classification pyrétologique de M. Pinel, qu'elle doit être étonnée, s'il est permis de s'exprimer ainsi, de se trouver placée à côté d'elles.

12. La classification que nous venons de soumettre au creuset d'une critique impartiale régnait tranquillement dans les écoles, lorsque du sein du tumulte des camps sortit un homme dont la main hardie osa renverser de fond en comble cet édifice révéré.

La publication de l'*Examen de la doctrine médicale, généralement adoptée*, est un de ces importants évènements dont les fastes de la médecine conserveront long-temps la mémoire. Fruit d'un esprit profondément observateur, d'un génie ardent, fier et indépendant, cet ouvrage, lorsqu'il parut, changea, pour ainsi dire, la face de la médecine. La révolution médicale, dont M. Broussais jeta les fondements en 1816, est, sans contredit, la plus remarquable que la médecine ait éprouvée dans les temps modernes. Cet illustre auteur s'est acquis une gloire éternelle, en ralliant aux lésions des organes les groupes de symptômes qui, jusqu'à lui, avaient été considérés comme indépendants de ces lésions, et décrits comme constituant des maladies essentielles. C'est ainsi qu'il posa en principe que les fièvres *essentielles* des auteurs n'étaient réellement que des phlegmasies, dont le siége n'avait pas encore été déterminé. Cette opinion est celle qui excita les plus vives discussions, et qui éprouva l'opposition la plus opiniâtre. Ce n'est pas qu'elle fût la plus nouvelle, et qu'elle présentât quelque chose de paradoxal; mais c'est qu'elle renversait des idées protégées de l'autorité d'un grand nom, et consacrées, en quelque sorte, par le temps; c'est qu'elle détruisait un dogme fondamental de la *doctrine médicale généralement adoptée*. Certainement le système de la non essentialité des fièvres était trop simple, trop naturel; il était environné d'une trop grande masse de lumières, pour ne pas réunir les suffrages de tous les médecins qui n'étaient animés que de l'amour de la vérité, et qu'aucun préjugé n'aveuglait. Aussi M. Broussais ne trouva-t-il d'adversaires que dans les rangs des médecins qui étaient intéressés à soutenir d'anciennes opinions, ou dont l'esprit s'était tellement pénétré de l'idée de l'existence des fièvres essentielles, qu'il était devenu inaccessible à toute autre idée. On sait combien il est difficile de dissiper des préjugés et des erreurs qui ont déjà poussé de profondes racines. Que l'on ne s'étonne donc pas si, depuis dix ans que M. Broussais l'a proclamé, le dogme de la non essentialité des fièvres n'est pas encore généralement adopté. Toutefois le moment n'est pas éloigné où cette grande vérité, appuyée sur une immense quantité de faits, brillera de tout son éclat.

Elle triomphera, n'en doutons point, de la longue résistance qui lui a été opposée, et son triomphe n'en sera que plus complet, plus durable et plus glorieux.

13. Mais s'il est vrai que M. Broussais ait rendu un immense service à la science et à l'humanité, en démontrant qu'il n'existait point de fièvres *essentielles*, il ne s'ensuit pas que ce célèbre réformateur ait dissipé toutes les ténèbres dont la doctrine pyrétologique était couverte. L'auteur de l'Examen des systèmes soutient que toutes les fièvres *essentielles* ne sont autre chose qu'une phlegmasie plus ou moins intense de la membrane muqueuse gastro-intestinale. Cependant il nous semble qu'une semblable opinion est trop exclusive; car, comment expliquer, par l'existence d'une seule et même maladie, l'existence de symptômes aussi essentiellement différents que ceux qui constituent les différents ordres de fièvres essentielles admis par les nosologistes. Quelle identité trouve-t-on, par exemple, entre les phénomènes qui caractérisent la fièvre angio-ténique pure et simple, et ceux qui signalent la présence de la fièvre putride et des typhus? Certainement, des phénomènes d'une nature si évidemment différente ne reconnaissent pas des lésions organiques parfaitement identiques. Ce n'est pas que nous prétendions qu'il n'y ait rien de commun entre tel et tel ordre des fièvres dites essentielles: mais, outre l'élément commun que l'on y rencontre, une saine analyse physiologique y constate des éléments particuliers; éléments qui

distinguent les unes des autres les diverses maladies décrites sous le nom impropre de fièvres essentielles, et dont M. Broussais et les élèves de son école ne nous paraissent pas avoir tenu assez de compte. Il faut avouer, d'ailleurs, que l'auteur de la nouvelle doctrine pyrétologique, concentrant, pour ainsi dire, toute son attention sur les phlegmasies locales qui produisent la fièvre, a trop négligé les recherches relatives à la fièvre elle-même. C'est ainsi qu'il ne nous a rien appris sur les lésions matérielles ou organiques du système circulatoire, correspondantes aux symptômes fébriles, système qui, de toute évidence, est le siége de la fièvre; c'est ainsi qu'il a passé presque entièrement sous silence les altérations constantes que le sang éprouve dans quelques unes des maladies connues sous le nom de fièvres essentielles; c'est ainsi qu'il a glissé, avec trop de légèreté, sur les cas assez nombreux où l'on observe les symptômes des fièvres indiquées, indépendamment de toute phlegmasie gastro-intestinale antécédente. C'est pour remplir, autant que nos faibles moyens nous le permettront, ces lacunes, que nous publions cet ouvrage.

14. Les considérations générales que nous venons de présenter font assez sentir que, pour élever la doctrine des fièvres au niveau de quelques unes des autres parties de la médecine, il faut employer à l'étude de ces maladies les mêmes moyens par lesquels on est parvenu à perfectionner l'histoire de plusieurs autres affections pathologiques. Or, ces moyens ne sont et ne peuvent être autres

que l'observation, l'expérience et le raisonnement. Ce n'est qu'en recueillant un grand nombre d'observations exactes, en produisant artificiellement sur les animaux les maladies dont la nature afflige l'humanité, et en rapprochant avec sagacité les faits recueillis, que les médecins parviendront à reculer les limites de la science qu'ils cultivent, et qu'ils élèveront son édifice sur des fondements inébranlables. C'est la méthode que nous avons constamment suivie, en nous occupant de l'étude des maladies improprement appelées fièvres essentielles.

15. Le plan de cet ouvrage a dû être le même que celui des auteurs des traités qui ont paru sur les maladies que nous allons examiner. Ainsi nous nous entretiendrons successivement des fièvres inflammatoires ou angio-téniques, bilieuses ou méningo-gastriques, etc. Après avoir rapporté un certain nombre d'observations et d'expériences relatives à chacune de ces fièvres, nous en tracerons l'histoire générale.

CHAPITRE PREMIER.

DES FIÈVRES ANGIO-TÉNIQUES OU INFLAMMATOIRES.

Considérations préliminaires.

16. Il importe peu de savoir, à notre avis, que la fièvre inflammatoire ou angio-ténique des modernes est le συνεχὴς des anciens, le *synochus simplex* de Galien et de Fernel, la *febris synocha* de Cullen ; mais ce qu'il est essentiel de déterminer, c'est la nature, le siége et les caractères anatomiques de cette maladie. Or, ainsi que l'indique l'expression consacrée par M. Pinel, le siége de cette fièvre existe dans le système vasculaire, et, suivant le même observateur, tous les symptômes qui la distinguent annoncent une irritation des vaisseaux sanguins. Rien n'est plus juste que cette opinion. On s'étonne que le célèbre nosographe à qui elle appartient ne se soit pas aperçu qu'elle était absolument incompatible avec l'idée d'essentialité qu'il attachait à cette maladie, à moins qu'il ne voulût faire entendre, par cette dernière expression, une fièvre qui n'est point le résultat d'une phlegmasie locale, sympathiquement communiquée à toutes les divisions de l'arbre circulatoire, mais une fièvre qui dépend de l'irritation primitive du système sanguin lui-même. En interprétant l'expression d'essentielle de la manière que nous venons de le faire, on voit que la fièvre dite *inflammatoire es-*

sentielle n'est autre chose qu'une irritation générale du système sanguin, et qu'elle ne diffère, quant à sa nature, ni des phlegmasies proprement dites, lesquelles ne sont, pour ainsi dire, qu'une fièvre *locale*, ni des fièvres symptomatiques ou sympathiques, lesquelles ne sont qu'une irritation locale généralisée.

17. L'illustre J.-P. Frank paraît être le premier qui ait constaté, par l'inspection anatomique, l'existence d'une inflammation du systême vasculaire chez les malades affectés de la fièvre inflammatoire des auteurs. C'est à cette phlegmasie qu'il rapporte les symptômes propres à cette fièvre. Nous partageons entièrement l'opinion de ce savant praticien, et nous allons rapporter des observations qui en démontreront toute l'exactitude. D'ailleurs, comme la fièvre dite inflammatoire, pure et simple, n'entraîne pas la mort par elle-même, les occasions de s'assurer directement de l'état *anatomique* du système vasculaire n'ont dû se présenter que rarement.

ARTICLE PREMIER.

OBSERVATIONS SUR LA FIÈVRE DITE INFLAMMATOIRE OU ANGIO-TÉNIQUE.

OBSERVATION PREMIÈRE.

Fièvre inflammatoireou angio-ténique des auteurs. —A l'ouverture du corps, traces d'inflammation de la membrane interne du cœur et de l'aorte (angio-cardite).

18. Dalmon (Charles), âgé de soixante-dix-neuf

ans, marié, fortement constitué, habituellement d'une bonne santé, était malade depuis treize jours, lorsqu'il entra à l'hôpital Cochin, le 3 juillet 1822. Il n'avait pris, pour tout remède, que du vin sucré. Il nous offrit l'état suivant :

Bouche mauvaise, haleine fétide, langue blanchâtre, anorexie, vomissement de bouillon et du vin sucré qui lui ont été administrés ce matin ; urines rouges, céphalalgie, conjonctive jaunâtre, fièvre très ardente avec paroxysmes irréguliers, pendant lesquels la face s'injecte fortement, et qui sont suivis, au bout de trois ou quatre heures, de pâleur et d'un froid général ; pouls grand, fréquent, vibrant. (Org. oxymel, trois bouillons.)

4 juillet au matin, même état ; le soir, fièvre des plus ardentes : céphalalgie, peau brûlante, pouls plein, fort et fréquent ; constipation. (Lav. purg.) — Le 5, pas de changement. (Lav. pug. *bis*, trois bouillons.) — Le 6, à la visite du matin, fièvre vive, toux suivie de crachats épais, collants ; douleur et *crépitation* au côté gauche de la poitrine ; désir du vin. A la visite du soir, fièvre encore plus forte, peau brûlante, prostration, réponses lentes, mal assurées, incertaines ; langue rouge et croûteuse ; soif ardente.

Le 7, assoupissement : pouls toujours très fort ; battements du cœur profonds, assez sonores ; râle crépitant à gauche et en bas. (Vésic. aux jambes). Le soir, état comateux : le malade se réveille quand on le pince, et prononce quelques paroles ; il ne montre plus sa langue ; sa peau est sèche et brûlante.

Le 8, continuation de l'état soporeux; l'avant-bras gauche est fléchi et contracté; si l'on fait des efforts pour l'étendre, le malade pousse des gémissements et de faibles cris plaintifs.

Le 9, coma moins profond; le membre est plus souple; le malade peut montrer sa langue. A la visite du soir, retour de l'état comateux et de la raideur du membre; trismus, respiration stertoreuse, pupilles contractées; légère déviation de la bouche à droite; pouls et battements du cœur encore très forts; teinte jaune de la peau; murmure respiratoire naturel à droite.

Le 10, agonie; mort à neuf heures du matin, après un râle très prolongé.

Autopsie cadavérique, vingt-quatre heures après la mort.

1° *Habitude extérieure.* — Rigidité cadavérique, muscles bien développés, graisse sous-cutanée abondante.

2° *Organes encéphaliques.* — En retirant le cerveau du crâne, il s'écoule une grande quantité de sérosité rouge; les deux feuillets de l'arachnoïde sont très injectés; toutefois, le feuillet cérébral l'est plus que le crânien, et plus aussi à droite qu'à gauche; l'injection et la rougeur résistent au lavage. L'arachnoïde est épaisse, légèrement opaque et laiteuse. Les vaisseaux de la pie-mère sont gorgés de sang. Il existe une sérosité rougeâtre à la base du crâne; il s'en rencontre aussi une petite quantité dans les ventricules, qui sont très vastes et injectés à leur surface. La substance cérébrale est un peu molle. Le cervelet et ses enveloppes présentent les mêmes caractères que le cerveau et ses méninges.

3° *Organes respiratoires et circulatoires.*—Adhérence entre les poumons et les parois pectorales, cellulaires partout, excepté en arrière, où elles sont encore glutineuses et jaunâtres. Les poumons crépitants, gorgés de sang en bas et en arrière, contiennent beaucoup de matière noire : les ganglions bronchiques sont également noirs; la membrane muqueuse respiratoire est d'un rouge brun.

Le cœur et les gros vaisseaux contiennent une très grande quantité de sang, en partie liquide, en partie coagulé. Le ventricule gauche est sensiblement dilaté; le tissu du cœur est flasque, mou, friable; la membrane qui revêt l'intérieur de ses cavités, surtout autour des valvules, est d'un rouge brun. La membrane interne de l'aorte thoracique et abdominale est d'un rouge vif et parsemée de plaques osséo-terreuses.

4° *Organes abdominaux.* — L'estomac et l'intestin grêle contiennent une grande quantité de bile. La membrane muqueuse gastrique, généralement rosée, offre, vers la grosse extrémité, des vergetures d'un rouge plus foncé.

Le duodénum est coloré en vert par la bile.

Le jéjunum et l'iléon sont sains, sans injection ni rougeur : il en est de même du cœcum.

Le colon, contracté, est injecté et rosé vers sa partie moyenne.

La rate s'écrase en bouillie à une légère pression. Le foie, noirâtre, est d'un tissu plus compacte et plus dense que dans l'état naturel.

19. Dans le cas précédent nous ne voyons aucune phlegmasie viscérale qui puisse être considérée comme le point de départ de la fièvre des plus violentes que le malade présentait. Les lésions que nous avons rencontrées dans les organes respiratoires et digestifs nous paraissent trop légères pour être capables de produire des phénomènes fébriles aussi intenses que ceux dont il s'agit dans cette observation. Quant à la méningite dont nous avons trouvé les traces, il nous est impossible de lui attribuer ces mêmes phénomènes, puisqu'elle ne s'est manifestée que consécutivement à leur existence. Il nous paraît seulement indubitable que cette méningite avec épanchement séreux dans l'arachnoïde est la cause principale de la mort du sujet. Ainsi la *fièvre inflammatoire* dont l'observation vient d'être rapportée dépendait d'une phlegmasie primitive ou idiopathique du cœur et de l'aorte. Il n'en sera pas de même dans la plupart des observations suivantes, car il est rare de rencontrer des *fièvres inflammatoires* indépendantes de toute espèce de phlegmasie locale.

OBSERVATION II.

Symptômes de fièvre inflammatoire ou angio-ténique des auteurs. — Phlegmasie de la membrane interne du cœur et de l'aorte, avec pleuro-pneumonie.

20. Lamongeois (Antoinette), âgée de soixante-quatre ans, d'une assez bonne constitution, disait être malade depuis quatre jours, lorsqu'elle entra à l'hôpital Cochin, le 14 avril 1822. Elle présentait les symptômes suivants : fièvre; pouls fort, fréquent et dur; chaleur et moiteur de la peau; céphalalgie violente; un peu de délire; langue d'un rouge de sang sur les bords; teinte jaune de la face; vomissements; douleur dans le côté de la poitrine; crachats rouillés; oppression très forte; respiration presque nulle à la base de la poitrine. On employa, sans succès, les saignées générales et locales, les vésicatoires. La malade succomba le quatrième jour après son entrée.

Autopsie cadavérique, trente-six heures après la mort.

Inflammation de la plèvre, de la membrane muqueuse, des bronches et du parenchyme pulmonaire. Le poumon gauche était plus enflammé que le droit; le péricarde contenait deux ou trois cuillerées d'un liquide sanguinolent, et était injecté, surtout à gauche. La membrane interne du cœur était enflammée et rouge; la rougeur était foncée sur les valvules mitrale et tricuspide : cette dernière était comme fongueuse, et fixée aux parois du ventricule par des adhérences tendineuses. L'origine de l'aorte et ses valvules étaient également rouges et parsemées de petites ulcérations superficielles et de plaques terreuses ou fibro-cartilagineuses.

On sait que la fièvre inflammatoire ou angio-ténique accompagne particulièrement les inflammations phlegmoneuses, telles que le phlegmon proprement dit, la pleuro-pneumonie, l'hépatite, etc. Cette fièvre, de l'aveu de tous les auteurs, dépend de la réaction exercée par la phlegmasie locale sur l'appareil circulatoire ; or, cette réaction cette sympathie, pour me servir de l'expression reçue, est nécessairement de même nature que la maladie dont elle émane ; par conséquent la modification pathologique qui en résulte pour le système circulatoire est bien réellement une phlogose plus ou moins intense, et c'est dans celle-ci qu'il faut placer la cause des phénomènes fébriles. Ce que nous avançons ici n'est pas fondé sur le simple raisonnement, puisque, comme l'attestent les deux observations précédentes et une grande masse d'autres semblables, on rencontre dans l'appareil circulatoire des traces indubitables de phlegmasie, chez les sujets qui ont été affectés de la maladie décrite sous le titre de fièvre inflammatoire ou angio-ténique. Que si l'on nous objecte qu'il existe des cas de fièvre angio-ténique dans lesquels on n'a pas trouvé de rougeur de la membrane interne du cœur, ni de l'aorte, ni des autres vaisseaux, nous répondrons qu'il ne faut pas en conclure que ces organes n'ont pas été irrités pendant la vie, et qu'il n'est pas démontré que de simples irritations, que de légères phlogoses laissent toujours sur les cadavres des marques sensibles, des traces évidentes de leur existence. Ainsi donc, de ce que l'on ne trouverait pas constamment la membrane interne du système vasculaire dans un état d'inflammation évidente, dans les cas de fièvre angio-ténique, il ne faudrait en inférer rien autre chose, sinon que les signes anatomiques qui distinguent le degré le moins élevé de cette phlogose sont tellement fugitifs, qu'ils se dérobent à nos moyens d'investigation, et qu'il est même rigoureusement possible que la mort fasse disparaître les faibles traces de l'existence de cette maladie pendant la vie.

21. Je pourrais rapporter ici plusieurs autres exemples de rougeur et d'inflammation, soit du cœur, soit des gros vaisseaux, coïncidant avec la *fièvre angio-ténique*, que j'ai recueillis moi-même, mais j'aime mieux offrir le suivant, qui a été déjà publié par M. L. Van Dekeere (1).

OBSERVATION III.

Symptômes de fièvre inflammatoire avec rhumatisme aigu. — Inflammation de la membrane interne des artères, des veines et du cœur.

22. Perinet, âgé d'environ trente ans, soldat, d'un tempérament bilieux, entra, le 30 juillet

(1) *Journal universel des sciences médicales*, 1825, t. 39.

1825, à l'hôpital de la garde. Lorsque M. Regnault, médecin en chef de cet hôpital, vit le malade, le lendemain, il observa les symptômes suivants : céphalalgie, douleurs vagues par tout le corps, peau brûlante; pouls dur, accéléré. *Prescription* : large saignée du bras, décoction d'orge miellée, diète, lavement. — Le 1er août, soulagement, mais persistance de la céphalalgie. (Ventouse scarifiée à la nuque.) Les jours suivants, l'amélioration continue. Le 6, presque plus de fièvre. Convalescence les jours suivants. Ce soldat mangeait déjà les trois quarts de la portion, lorsque le 16, journée très humide, dans la cour, sur un banc de pierre, il s'endormit, et fut pris d'un mouvement fébrile. — Le 17, fièvre très intense, douleurs vives, surtout dans les articulations, et plus spécialement dans les genoux; peau sèche, brûlante, âcre au toucher; ventre légèrement sensible; constipation. (Sangsues aux genoux, diète, lavement, boissons délayantes.) — Le 18, persistance des symptômes. (Sangsues aux genoux.) — Le 19, tuméfaction et immobilité du genou gauche. (Ventouses scarifiées sur les côtés de cette articulation.) — Le 20, persistance des douleurs, pouls très dur et accéléré. (Large saignée du bras.) — Le 21, face vultueuse, peau très chaude, pouls très dur et vibrant. (Nouvelle saignée.) Le sang sort avec tant d'impétuosité et a une couleur si vermeille, qu'il simule le sang artériel. La couenne, qui la veille était d'une épaisseur remarquable, est encore plus prononcée. A la réunion de ces symptômes, M. Regnault reconnaît, outre le rhumatisme aigu, une inflammation des vaisseaux. — Le 22, même plénitude et même dureté du pouls; conjonctive jaune. (Limon. citrique, foment. sur les genoux, diète, lavement.) — Le 23, même état. (Saignée.) — Le 24, ictère bien prononcé, abdomen insensible à la pression; d'ailleurs, mêmes symptômes. — Le 25, pouls aussi plein et aussi dur que les jours précédents; peau toujours chaude; membres inférieurs étendus, immobiles. (Saignée.) A quatre heures, visage terne, alongé; langue vermeille plutôt que rouge; sorte de mouvement convulsif de la mâchoire inférieure, semblable à celui qu'on observe dans le frisson fébrile, mais sans claquement de dents; anxiété générale; pouls dicrote; peau chaude, moins sèche qu'halitueuse; fluctuation manifeste dans le genou gauche; sang de la dernière saignée couvert d'une couenne inflammatoire teinte en jaune. (Nouvelle saignée.) — Le 26, exaspération des symptômes. (Saignée, limon., lav. d'eau de son, petit-lait nitré.) — Mort dans la nuit.

Autopsie cadavérique, le 28, à neuf heures du matin.

Extérieur du cœur d'un jaune pâle; rougeur foncée de la presque totalité de la membrane interne et des valvules du ventricule gauche; rougeur un peu moins foncée de la membrane interne de l'aorte; caillots fibrineux et albumineux dans les cavités du cœur; rougeur intense de la veine porte, depuis son embouchure dans le foie jusque dans ses dernières ramifications; une petite quantité d'un sang noir, liquide, dans la cavité de ce vaisseau. Membrane interne de l'artère crurale d'un rouge intense. Saphène interne ouverte dans l'étendue de trois pouces, à la partie moyenne de la jambe, d'un rouge pourpre, épaissie, enflammée dans toute son épaisseur. Tissu cellulaire sous-cutané un peu infiltré de sérosité. Une grande quantité d'un pus jaune et bien lié dans la capsule des articulations fémoro-tibiales. Rougeur et épaississement de la synoviale. Peau sclérotique, et tissu cellulaire jaunes; muscles d'un rouge brun. — Arachnoïde crânienne légèrement opaque au point correspondant au sommet de l'hémisphère droit; vaisseaux méningiens injectés; cerveau sain; adhérences celluleuses dans les deux côtés de la poitrine; engorgement séro-sanguin de la partie postérieure de chaque poumon; deux tubercules suppurés, de la grosseur d'une noisette, vers le bord inférieur et à la superficie du poumon droit. — Estomac très dilaté par des gaz, d'une rougeur assez vive, et marbré à sa petite courbure, dans l'étendue de quatre à cinq pouces. Première courbure du duodénum d'un gris ardoisé. Rougeur par plaques à la fin de l'intestin grêle. Foie d'un jaune pâle; vésicule de cet organe distendue par une grande quantité de bile, d'un jaune peu foncé.

23. On trouve dans cette intéressante observation tous les signes caractéristiques de la fièvre angio-ténique ou inflammatoire, tous, jusqu'à cette couenne du sang, qui n'a point échappé à

l'observation attentive des anciens et des modernes praticiens, et qui se remarque effectivement dans toutes les grandes inflammations, dégagées de complication.

Si nous voulions présenter toutes les observations de fièvre inflammatoire produite par une phlegmasie du système vasculaire, dont on a constaté l'existence par l'autopsie cadavérique, ce volume ne les contiendrait pas. La fièvre dite traumatique, qui accompagne les grandes blessures ou les plaies qui succèdent aux graves opérations de la chirurgie, offre ordinairement les caractères de la fièvre dite *inflammatoire* ou *angio-ténique;* il en est de même de celle qui précède les maladies dites éruptives : eh bien! si les sujets viennent à succomber aux accidents, soit de la fièvre traumatique, soit des fièvres dites éruptives, rien n'est plus commun que de rencontrer chez eux une inflammation plus ou moins étendue et plus ou moins intense de la membrane interne de l'appareil circulatoire. Nous ne tarderons pas à revenir sur ces faits importants, qu'il nous suffit de rappeler ici.

ARTICLE II.

HISTOIRE GÉNÉRALE DE LA FIÈVRE DITE INFLAMMATOIRE OU ANGIO-TÉNIQUE.

§ I. SYMPTÔMES.

24. Malaise universel, sentiment de lassitude, chaleur de la peau, battements du cœur forts et fréquents; pouls également fréquent, plein, large,

dur et comme rebondissant; sentiment d'une vive chaleur intérieure et de pulsations dans presque toutes les parties du corps; injection, rougeur, sorte de turgescence du visage; rougeur des lèvres et de la conjonctive; langue rouge, surtout à sa pointe, et à sa circonférence, humide ou sèche; sécheresse des lèvres et des gencives; soif plus ou moins ardente, inappétence, anorexie avec état pâteux de la bouche, constipation; haleine chaude, exhalant une odeur particulière, difficile à caractériser; exaltation de la sensibilité des sens de la vue, de l'ouïe et du tact; le moindre bruit, la lumière la plus faible, deviennent fatigants, insupportables; éblouissements, tintements d'oreilles, sécheresse de la membrane muqueuse des narines; quelquefois épistaxis; céphalalgie, pesanteur de tête, assoupissement, somnolence sans véritable sommeil, rêvasseries continuelles, sorte de disposition au délire; agitation continuelle, comme si le corps ne se trouvait bien dans aucune position; tendance à mettre les membres hors du lit et à les exposer au frais; suppression plus ou moins complète de la transpiration cutanée, au commencement de la maladie; ensuite, état halitueux et moiteur de la peau, urines peu abondantes, chaudes, foncées en couleur, quelquefois même d'une teinte rougeâtre.

Les symptômes que je viens d'énumérer sont ordinairement précédés d'un frisson dont on ne peut préciser ni la violence ni la durée. Leur type est continu, mais ils sont ordinairement plus prononcés le soir et pendant la nuit. A cette période de la journée, se manifestent des paroxysmes ou des exacerbations, pour parler le langage des pyrétologistes.

25. Les phénomènes dont nous venons de tracer le tableau constituent essentiellement la fièvre dite inflammatoire, exempte de complication, ou, ce qui est pour nous la même chose, une phlogose pure et simple de la membrane interne de l'appareil circulatoire, phlogose à laquelle on pourrait donner le nom d'*angio-cardite*. Mais lorsque la fièvre est l'effet sympathique, soit d'une phlegmasie viscérale, soit d'une inflammation externe, ou lorsque, étant l'effet d'une irritation primitive du système sanguin, il vient s'y joindre une inflammation locale quelconque; alors, on observe plusieurs autres symptômes propres à la phlegmasie locale existante, et dont nous ne devons pas nous occuper ici. Il nous suffira de dire que les cas où la fièvre dont nous nous entretenons est consécutive à une phlegmasie locale sont incontestablement les plus fréquents.

§ II. ALTÉRATIONS ORGANIQUES, OU CARACTÈRES ANATOMIQUES DE LA FIÈVRE DITE INFLAMMATOIRE, OU DE L'ANGIO-CARDITE.

1° Altérations du cœur et des vaisseaux.

26. La membrane interne du cœur, des artères et des veines. est rouge dans une étendue plus ou moins considérable. Cette rougeur se présente sous plusieurs nuances : elle est d'un rouge tantôt écarlate, tantôt cramoisi ou ponceau, tantôt violet ou

ellement foncé, qu'il est, pour ainsi dire, noir. Quelquefois la rougeur, par une sorte de *dégradation*, se réduit à une teinte jaunâtre. En général, la rougeur est beaucoup plus foncée dans les vaisseaux à sang noir que dans les vaisseaux à sang rouge, dans les cavités droites que dans les cavités gauches du cœur; la rougeur est ordinairement aussi plus prononcée sur les valvules du cœur que sur le reste de la membrane interne de cet organe. On pourrait comparer la rougeur que nous décrivons à une espèce de *teinture*. Elle ne paraît point dépendre d'une injection capillaire. J'ai bien observé quelquefois, surtout à l'intérieur du cœur, et notamment près des valvules, une injection capillaire sanguine très marquée; mais cette injection même était fort distincte de la rougeur *uniforme* dont la membrane interne du cœur et des vaisseaux était le siége. La rougeur n'occupe pas toujours la circonférence tout entière des vaisseaux; on la voit quelquefois dessiner à leur surface interne de longues bandes, séparées entre elles par des espaces où l'on rencontre une blancheur parfaite. Elle peut occuper à la fois le cœur, l'aorte, l'artère pulmonaire et leurs divisions, les veines cave et pulmonaire, ainsi que la veine porte, ou bien n'affecter que l'une ou quelques unes de ces parties du système circulatoire. Si l'on soumet les vaisseaux ainsi colorés à une macération suffisamment prolongée dans l'eau, la rougeur finit par disparaître complétement: c'est du moins ce que je puis conclure de quelques expériences que j'ai faites à ce sujet.

La membrane rougie par l'inflammation nous a paru quelquefois sensiblement épaissie ; on la détache avec facilité de celle qui lui est sous-jacente ; le tissu cellulaire qui entoure les portions phlogosées est le siége d'une injection capillaire rouge très prononcée, et quelquefois même il est légèrement infiltré de sang.

Plusieurs médecins regardent la rougeur dont nous venons de parler comme indépendante d'un état inflammatoire de la membrane qui en est le siége. Ce qui les confirme dans leur opinion, c'est que la rougeur dont il s'agit n'est point le produit d'une injection capillaire, et qu'elle n'est pas toujours accompagnée d'un épaississement sensible de la membrane qui en est affectée. Ces considérations nous ont long-temps embarrassé nous-même; mais après y avoir réfléchi mûrement, nous avons senti qu'il n'est pas rigoureusement nécessaire, pour admettre l'existence de l'inflammation aiguë d'une membrane, que celle-ci soit épaissie et affectée d'une rougeur évidemment produite par une injection sanguine des capillaires. En effet, dans leurs inflammations aiguës les plus violentes, les membranes séreuses n'augmentent point notablement d'épaisseur, et très souvent la rougeur qui les colore ressemble à une sorte de *peinture* ou de *teinture* analogue à celle que nous venons d'examiner. Il est vrai que l'on observe souvent en même temps une injection capillaire très vive : mais celle-ci a son siége, non dans la membrane séreuse, mais dans le tissu cellulaire sous-jacent; d'ailleurs, dans des cas assez nombreux de péritonites et de pleurésies sur-aiguës, j'ai trouvé la plèvre et le péritoine parcourus par de longues bandes ou de larges plaques d'un rouge uniforme, et tel que ces membranes semblaient teintes de sang, sans aucun vestige d'injection sanguine des capillaires. Remarquons aussi que l'absence d'injection capillaire, dans les cas d'inflammation de la membrane interne du système vasculaire, doit d'autant moins nous surprendre, que, dans l'état normal, on ne peut apercevoir aucun vaisseau dans le tissu de cette membrane. Enfin, ajoutons en faveur de notre opinion sur la nature de la rougeur qui fait l'objet de nos recherches, qu'elle est analogue à celle que l'on remarque après avoir enflammé artificiellement la membrane interne des vaisseaux, en la mettant en contact avec des substances irritantes.

M. Laennec lui-même pense que la couleur écarlate de la membrane interne de l'aorte peut indiquer une inflammation. M. Récamier partage aussi cette opinion (1). Il n'est pas facile d'expliquer pourquoi, presque constamment, la rougeur est vive, comme rutilante, dans le ventricule gauche, l'aorte et tout le système à sang rouge en général, tandis qu'elle est violette, foncée et même brune dans les cavités droites et le reste du système vasculaire à sang noir. Cette différence de *ton* peut-elle s'expliquer, du moins en partie, par celle qui existe dans la couleur et la

(1) Voyez le *Traité de l'auscultation médiate*, t. II.

nature du sang qui parcourt les deux grandes divisions de l'appareil circulatoire (1)?

2° Altérations des liquides.

27. Les altérations que le sang et les autres liquides éprouvent dans la maladie décrite sous le nom de fièvre inflammatoire sont peu connues. On n'a encore fait aucune recherche importante sur l'état du sang après la mort des individus affectés de cette maladie. On sait que celui que l'on retire des veines pendant la vie est plus chaud, plus épais, plus coagulable que dans l'état sain, et qu'il se couvre presque sur-le-champ d'une couche grisâtre ou blanchâtre plus ou moins épaisse, et connue sous le nom de couenne inflammatoire du sang.

Les altérations des liquides qui émanent du sang sont pour le moins aussi peu connues que celles de ce liquide lui-même, et s'y rattachent d'ailleurs d'une manière intime et nécessaire; tout ce que nous pouvons dire à cet égard, c'est que, peu abondantes dans le principe de la maladie, l'urine et la matière de la transpiration cutanée le deviennent davantage sur son déclin, et qu'il arrive même assez souvent que la fièvre se termine par des sueurs copieuses, ou par une excrétion considérable d'urine; genre de terminaison que les anciens, et après eux plusieurs modernes, désignent sous le nom de *crise* par les urines

(1) Les considérations que je viens de présenter ici ont déjà té insérées dans le *Traité des maladies du cœur et des gros vaisseaux* que nous avons publié, il y a deux ans, M. Bertin et moi.

ou par les sueurs (1). Nous avons dit, en parlant des symptômes, que les urines étaient chaudes, foncées en couleur, rougeâtres : nous ajouterons ici que, sur la fin et dans le cours de la maladie, elles déposent un sédiment blanc, léger, homogène, quelquefois *briqueté*. On ne saurait trop recommander à de nouvelles recherches le genre d'altérations dont nous venons de dire si peu de chose. Pourquoi les médecins et les élèves des hôpitaux n'ont-ils pas à leur disposition les instruments nécessaires pour faire les expériences physiques et chimiques, seules capables de dissiper la profonde obscurité qui règne sur l'anatomie et la physiologie pathologiques des liquides. Car, osons le répéter, l'étude des altérations que les maladies impriment à ces liquides sera féconde en résultats non moins importants que ceux fournis par les recherches sur les altérations des solides. Gardons-nous de confondre une étude semblable avec l'humorisme proprement dit, et d'envelopper dans une proscription commune deux choses si essentiellement différentes.

§ III. CAUSES DE LA FIÈVRE DITE INFLAMMATOIRE OU ANGIO-TÉNIQUE.

28. Les causes soit prédisposantes, soit déter-

(1) Les partisans de l'ancienne doctrine des *crises* pensent que la maladie guérit parcequ'il survient une diaphorèse ou une diurèse abondante. Plusieurs admettent, avec M. Broussais, que ces évacuations n'ont lieu que parceque la maladie est déjà guérie, c'est-à-dire que les phénomènes critiques sont le signe et non le moyen, l'effet et non la cause de la guérison des maladies.

minantes de cette maladie sont absolument les mêmes que celles de toutes les phlegmasies locales, dont elle n'est le plus ordinairement que l'effet sympathique. Quant à celles qui nous ont paru les plus propres à développer une irritation primitive du système sanguin, ce sont : 1° l'abus des aliments stimulants, des liqueurs qui introduisent dans le torrent sanguin des principes irritants (1), et qui peuvent, il est vrai, déterminer d'abord ou en même temps une irritation des voies digestives ; 2° les exercices violents, les fatigues, les chaleurs prolongées, les veilles et les travaux immodérés de l'esprit.

§ IV. TRAITEMENT DE LA FIÈVRE DITE INFLAMMATOIRE OU ANGIO-TÉNIQUE (angio-cardite).

29. Les considérations précédentes indiquent assez quels sont les moyens que, dans l'état actuel de la science, le médecin doit diriger contre la maladie qui fait l'objet de ce chapitre. En effet, d'un côté, nous savons que la fièvre dite inflammatoire n'est autre chose qu'une irritation primitive ou consécutive du système circulatoire ; nous savons, d'un autre côté, que le traitement d'une irritation ou d'une inflammation quelconque consiste essentiellement dans l'emploi des saignées, de la diète et des boissons rafraîchissantes et délayantes ; par conséquent c'est par l'usage sage-

(1) Mon ami, M. Toussaint Leroy, m'a communiqué l'observation d'un homme qui mourut pour avoir bu environ une pinte d'eau-de-vie, et à l'ouverture duquel on trouva une violente inflammation de la membrane interne des vaisseaux sanguins.

ment combiné et bien ordonné des moyens que nous venons d'indiquer, qu'il convient de combattre la fièvre dite *angio-ténique*.

Les saignées générales sont surtout indiquées lorsque la fièvre dépend d'une irritation primitive ou *idiopathique* de l'appareil sanguin. Il est rare qu'une ou deux abondantes saignées, pratiquées dès les premiers jours, et secondées par l'emploi des boissons délayantes, acidules, et des lavements adoucissants, ne procurent pas une prompte guérison. Il est évident que, dans les cas où la fièvre est consécutive à une inflammation de quelque viscère, ou de quelque autre partie du corps, c'est cette inflammation locale que l'on doit attaquer la première. Ce n'est pas ici le lieu d'entrer dans les détails relatifs au traitement des phlegmasies locales. Nous dirons seulement que c'est pour celles-ci qu'il est avantageux de réserver les saignées locales ou par les sangsues. Toutefois, on ne devra jamais oublier que, même quand la fièvre dépend de phlegmasies locales, toutes les fois que la réaction sur le système général de la circulation est très forte, il faut recourir aux saignées générales abondantes, en même temps que l'on combat, par l'application d'un nombre suffisant de sangsues, les inflammations *topiques* d'où partent, comme d'une espèce de foyer, les irradiations fébriles. Ce précepte ne saurait être trop scrupuleusement observé ; c'est par lui que nous terminerons ces réflexions thérapeutiques. Ceux qui en désireraient de plus étendues pourront consulter l'excellente *Pyrétologie* de M. Boisseau (1); ils y trouveront exposées avec soin toutes les modifications qu'il convient de faire subir au traitement, suivant que la fièvre dite inflammatoire dépend d'une phlegmasie des organes de l'une ou l'autre des trois grandes cavités du corps.

CONCLUSION

SUR LA FIÈVRE DITE INFLAMMATOIRE OU ANGIO-TÉNIQUE.

30. 1° Le siége de cette maladie est dans le système du cœur et des vaisseaux sanguins.

2° Cette maladie consiste essentiellement en une inflammation, ou en une simple irritation de l'appareil circulatoire; elle est à cet appareil en général, ce qu'est une phlegmasie locale aux capillaires sanguins de l'organe où elle a son siége. Celle-ci n'est, pour ainsi dire, qu'une fièvre locale, tandis que l'autre est une fièvre générale. Ce qui prouve que ce rapprochement est l'expression même des faits, c'est que celle-ci, dans la majorité des cas, provient uniquement de l'extension, de la *généralisation* de celle-là; c'est-à-dire qu'elle n'est autre chose qu'une phlegmasie locale devenue générale, soit par l'intermédiaire des sympathies, soit d'une autre manière. Ainsi, la fièvre inflammatoire n'est autre chose que la fièvre proprement dite, considérée d'une manière générale et abstraite.

(1) *Pyrétologie physiologique*, ou *Traité des fièvres considérées dans l'esprit de la nouvelle doctrine médicale*, troisième édition, augmentée. Paris, 1826, in-8°.

3° Par rapport aux fièvres qu'il nous reste à examiner, la fièvre inflammatoire primitive, c'est-à-dire celle qui n'est pas consécutive à une phlegmasie locale ; cette fièvre, dis-je, relativement aux autres, peut être considérée comme une maladie simple. Nous verrons, en effet, qu'elle constitue l'élément commun des autres maladies désignées sous le nom de fièvres, mais qu'on ne l'y rencontre pas toujours seule.

CHAPITRE II.

DES FIÈVRES BILIEUSES OU MÉNINGO-GASTRIQUES.

Considérations préliminaires.

31. Il est difficile de concevoir comment on a pu réunir des idées qui se repoussent aussi vivement que celles de maladie essentielle et de maladie dépendante de l'affection d'un organe quelconque de l'économie ; c'est pourtant ce que l'on a fait quand on a donné à la fois le nom de fièvre *essentielle* et celui de fièvre *méningo-gastrique* à la maladie qui fait le sujet de ce chapitre. N'est-ce pas là ce que l'on pourrait appeler une espèce de *contre-sens* de mots ? car, enfin, l'expression d'*essentielle* suppose que la fièvre n'est pas sous la dépendance d'une autre maladie ; et l'expression de *méningo-gastrique* suppose, au contraire,

que la fièvre est sous la dépendance d'une affection des membranes de l'estomac. Comment concilier des expressions qui s'excluent réciproquement? Que si d'un côté les expressions dont il s'agit répugnent aux lois du langage, d'un autre côté les idées qu'elles représentent, ainsi que nous le disions tout à l'heure, violent toutes les règles qui président à l'association des idées, et sont absolument incompatibles; en sorte que ce que nous appelions plus haut une espèce de contre-sens de mots, se trouve être en même temps un véritable contre-sens.

Mais puisque une fièvre méningo-gastrique ne peut être une fièvre essentielle, il ne nous reste plus qu'à examiner quelle est la nature de l'affection gastrique qui produit la fièvre qui porte ce nom. Nous savons déjà que, de l'aveu même de l'auteur de la *Nosographie philosophique*, cette fièvre, quoique essentielle, consiste en une augmentation d'irritabilité dans le canal alimentaire, surtout dans l'estomac et le duodénum, ainsi que dans les organes sécréteurs de la bile et du suc pancréatique. Cet aveu de la part du vénérable et savant professeur que nous venons de nommer, est de la plus haute importance; on y trouve l'idée principale du nouveau système pyrétologique, et il prouve, si j'osais le dire, que M. Pinel était partisan de M. Broussais, même avant que celui-ci eût des partisans, c'est-à-dire avant qu'il eût publié sa doctrine sur les fièvres : car quelle différence existe-t-il entre l'opinion de M. Pinel, qui fait conister la fièvre méningo-gastrique en une irritation .es viscères digestifs, et l'opinion de M. Broussais ui regarde cette même maladie comme une gas-ro-entérite, ou une phlegmasie gastro-intesti-ıale? Ainsi donc M. Pinel est médecin physiolo-iste, malgré lui-même, et M. Broussais, certai-ıement aussi malgré lui-même, et peut-être sans e savoir, est partisan de M. Pinel, même en ma-ière pyrétologique. Après avoir accordé ainsi deux ıommes qui ont l'un et l'autre de justes droits à ıotre reconnaissance, et dont le nom est également :her à la Médecine, revenons à notre sujet.

Nous avons vu, dans le précédent chapitre et lans l'introduction, que la fièvre, considérée :omme symptôme, est l'effet d'une irritation du ystème vasculaire, et que la fièvre dite angio-énique n'est, pour ainsi dire, que cette irritation :lle-même. Seule, la fièvre angio-ténique peut lonc être regardée comme étant quelquefois es-entielle ou primitive, en ce sens, qu'elle peut :xister indépendamment d'une phlegmasie anté-:édente de quelqu'un des organes du corps. Quant ı la fièvre méningo-gastrique, nous venons de roir qu'elle n'est pas essentielle, de l'aveu même le ceux qui lui ont imposé cette dénomination; elle n'est que le symptôme ou l'effet sympathique le l'affection des viscères digestifs. C'est de la na-:ure de cette affection que nous avons à nous oc-:uper. Mais puisque, d'après ce qui a été prouvé)récédemment, la fièvre consiste essentiellement en une irritation du système vasculaire, il est évident que celle dont le point de départ existe dans les organes digestifs ne peut être produite que par une irritation de ces organes : car cette fièvre n'étant que la réaction sympathique des organes indiqués sur le système circulatoire, et cette réaction elle-même étant une irritation, il est nécessaire que le centre de la réaction irritative soit irrité lui-même. C'est ainsi que le raisonnement et nos propres principes nous conduisent à une conclusion qui ne diffère aucunement de l'opinion de M. Pinel sur la nature de la fièvre méningo-gastrique, lequel, comme nous l'avons déjà dit, la fait consister en une irritation des viscères digestifs.

32. Néanmoins, ce n'est pas assez d'avoir démontré par le raisonnement que la fièvre méningo-gastrique dépend essentiellement d'une irritation ou d'une phlegmasie des organes de la digestion ; il faut consulter, sur ce sujet, l'expérience et l'observation ; car ce n'est qu'à leur tribunal qu'il appartient de juger en dernier ressort toutes les questions dont se compose le domaine de la médecine. C'est pourquoi nous allons rapporter maintenant des exemples de fièvre dite méningo-gastrique ou bilieuse ; et examiner si les symptômes que l'on observe, si les altérations organiques que l'on trouve après la mort, si les causes qui produisent la maladie, si les moyens qui la guérissent, si toutes les circonstances, en un mot, ne concourent pas pour prouver la vérité de l'opinion que nous avons émise. Il se présente seulement une difficulté ; c'est que la maladie que

nous étudions n'entraîne la mort qu'après avoir revêtu la forme d'une des autres fièvres qui nous restent à décrire. Pour pouvoir faire connaître les altérations que présentent les cadavres, nous sommes donc obligés de rapporter des observations de fièvre méningo-gastrique passée à l'état de fièvre adynamique, ataxique, etc.

ARTICLE PREMIER.

OBSERVATIONS PARTICULIÈRES SUR LA FIÈVRE DITE BILIEUSE, OU MÉNINGO-GASTRIQUE.

OBSERVATION IV.

Fièvre bilieuse ou gastrique passée à l'état de fièvre adynamique. — Rougeur, injection, ramollissement de la membrane muqueuse de l'estomac; injection, rougeur, ulcérations de la membrane muqueuse des intestins; gonflement inflammatoire des ganglions mésentériques.

33. Granger, Jean-Louis-François, âgé de vingt-cinq ans, serrurier, d'une forte constitution, châtain, était malade depuis une quinzaine de jours, lorsqu'il entra à l'hôpital Cochin le 20 septembre 1822.

Les premiers symptômes furent des frissons, les douleurs dans les lombes, de la céphalalgie, les saignements de nez et des envies de vomir. Cependant le malade ne s'était point encore alité, lorsqu'il y a six jours, par suite d'un refroidissement, il s'enrhuma, et fut obligé de cesser toute espèce de travail. On lui fit prendre, suivant l'usage, du vin chaud.

20 septembre : langue rouge, nette et sèche, anorexie, soif très vive; bouche pâteuse, amère ; douleur dans le ventre et surtout dans la région lombaire, dévoiement, douleur sous le sternum : peau chaude, pouls fréquent, fort et développé, insomnie.

Prescription : gom. éd.; jul. ; diète.

21 et 22 : peu de changement ; les nausées et le dévoiement continuent.

23 : céphalalgie très forte, étourdissements quand le malade se lève pour aller à la selle (25 sang. à l'épig. 3 b.).

24, 25 et 26 : persistance de la céphalalgie et du dévoiement, ballonnement du ventre, chaleur de la peau, redoublement de la fièvre tous les soirs (catap. ventre).

27 : même état (20 sangs. ventre, décoct. bl. eau de riz).

28 et 29 : fièvre très vive, langue rouge et sèche, coloration des pommettes (20 sangs. ventre).

30 : dévoiement moindre, abattement, réponses brusques, fièvre toujours très vive.

1er et 2 octobre : langue très sèche et rouge, fièvre considérable, céphalalgie, pas de dévoiement.

3 et 4 : point d'amélioration.

5 : assoupissement, langue lisse et rouge, ballonnement du ventre; pouls développé, vibrant (foment. ; org. éd. gom. ; vésicat. aux jambes, lav. émol.).

6 : abattement, surdité commençante ; langue sèche, aride, noire et fuligineuse ; ventre dur et tendu, pas de dévoiement, pouls souple et fréquent, peau chaude et sèche (foment. sur le ventre ; org. édulc. et gomm. ; lav. émol.).

7 : même état (même prescription).

8 : délire la nuit précédente, retour du dévoiement ; dents, langue et lèvres noires, encroûtées ; soif ardente, ventre moins volumineux, peau de cette région plus chaude que celle des autres parties, affaissement ; pouls moins fort, moins dur et un peu moins fréquent. Depuis trois jours, rougeur érysipélateuse au côté droit du ventre (même traitement).

9 : affaissement plus considérable, pâleur de la face ; pouls petit, faible et fréquent ; l'érysipèle s'étend jusqu'à la cuisse droite ; la peau est noire et comme gangrenée ; dévoiement considérable ; météorisme du ventre, délire (jul. camph. gr. x. foment. avec infusion de camom. et de vinaigre, compr. tremp. dans l'alcool camph. sur l'eschare gangren. sinap. ; aux pieds). Le délire continue dans la nuit, le dévoiement persiste, les forces s'épuisent, le malade succombe, le 10, à sept heures du matin.

Autopsie cadavérique, vingt-six heures après la mort.

1° *Hab. extérieure.* Pâleur du visage, rougeur cadavérique du dos très forte, cadavre d'un homme de cinq pieds quatre pouces, bien conformé, mort d'une maladie aiguë, ayant assez d'embonpoint, les muscles fermes et bien développés : ventre tendu, ballonné, sonore à la percussion.

2° *Organes encéphaliques.* Épanchement assez abondant de sérosité à la base du crâne et dans les ventricules ; arachnoïde et pie-mère blanches, opaques, laiteuses, injectées et rouges par endroits, surtout vers la partie postérieure des hémisphères cérébraux ; substance cérébrale ferme et piquetée de sang ; substance cérébelleuse moins ferme.

3° *Organes respiratoires et circulatoires.* Un peu de sérosité dans chaque cavité de la plèvre, poumons généralement crépitants, marbrés à leur face antérieure, livides et engorgés à leur bord postérieur (surtout le droit). Les bronches et leurs ramifications sont rouges.

Le péricarde contient environ une cuillerée de sérosité.

Le cœur, de la grosseur du poing du sujet, est très bien conformé, son tissu est ferme et rouge, ses cavités contiennent quelques caillots fibrineux, blancs ; l'aorte et les gros vaisseaux veineux contiennent également beaucoup de sang, en partie liquide, en partie coagulé.

4° *Organes abdominaux.* Le feuillet pariétal du péritoine présente des vaisseaux injectés, surtout dans le petit bassin : le péritoine du mésentère, des épiploons et celui qui recouvre les intestins offre une injection plus remarquable encore. L'estomac contient un liquide noirâtre, peu abondant ; dans toute la portion splénique, la membrane muqueuse est rouge et très injectée : dans le reste, elle est seulement rosée ; elle est ramollie et n'offre d'ailleurs ni érosions ni ulcères.

Les intestins et surtout l'arc du colon sont distendus par des gaz. Les intestins grêles contiennent une matière liquide, verdâtre, assez abondante, et les gros intestins des matières fécales, plus consistantes à mesure qu'on approche du rectum, plus abondantes dans le cœcum et le commencement du colon. La membrane muqueuse du duodénum ne présente rien de remarquable. Celle de la fin du jéjunum et de tout l'iléon est généralement injectée ; en certains points, elle est d'un rouge foncé, brune ou violette : elle se déchire facilement et présente d'admirables arborisations dans les dernières anses de l'iléon, où l'on remarque de plus un grand nombre d'ulcères, d'étendue variable, et confluents vers la valvule iléo-cæcale : ces ulcères, noirâtres, à bords relevés, intéressent toute l'épaisseur de la membrane muqueuse, qui se détache très aisément à leur pourtour, où elle est en même temps très épaissie. La membrane muqueuse du gros intestin est universellement injectée, rosée ; mais l'injection s'affaiblit à mesure qu'on avance vers le rectum : elle n'est point ulcérée.

Les ganglions mésentériques sont développés, surtout au voisinage des circonvolutions les plus enflammées : les uns sont rouges et ramollis ; les autres plus consistants, blancs ou bruns.

5° L'érysipèle, qui avait commencé au côté

droit du ventre, occupe le scrotum et le tiers supérieur de la cuisse, d'où il s'étend jusqu'aux dernieres côtes asternales : transversalement, son étendue est de sept à huit pouces. La peau est livide et noire, l'épiderme détaché dans toute l'étendue de la surface érysipélateuse ; en quelques points existent des phlyctènes remplies d'une sérosité noirâtre et fétide. Le tissu cellulaire sous-cutané, enflammé, rouge et infiltré, est la limite de la phlegmasie extérieure.

Je ne ferai aucunes réflexions sur l'observation précédente. Comme toutes celles dont elle pourrait être le sujet se représenteront dans chacune des observations qui suivent, et qu'il serait fastidieux de les répéter si souvent, je ne les placerai qu'à la fin de la dernière de ces observations.

OBSERVATION V.

Fièvre bilieuse ou méningo-gastrique passée à l'état de fièvre ataxo-adynamique. — Inflammation de la membrane muqueuse gastro-intestinale, et des ganglions mésentériques, etc.

34. Lefranc (Julien), âgé de 15 ans, d'un tempérament lymphatique, ayant les chairs molles, pâle, bouffi, comme étiolé, d'un caractère doux, habitait Paris depuis 10 mois, et y vivait misérablement, lorsqu'il fut conduit à l'hôpital Cochin, le 28 décembre 1822. Depuis trois semaines, il éprouvait souvent des envies de vomir après ses repas. Des frissons, des tremblements, suivis d'une fièvre violente, des vomissements bilieux,

des douleurs de ventre, de la céphalalgie, des épistaxis, furent les symptômes qui signalèrent l'invasion de la maladie qui le conduisit à l'hôpital. On les exaspéra, en faisant boire, à diverses reprises, du vin chaud au malade : il s'y joignit même du dévoiement et un catarrhe bronchique. Enfin on appliqua dix sangsues à la région épigastrique, qui calmèrent la douleur de cette région. Quoi qu'il en soit, le jour de son entrée, le malade nous offrit les symptômes suivants : prostration profonde, décubitus sur le dos, visage décoloré, un peu infiltré, ainsi que les membres inférieurs ; lèvres et langue pâles, quoique sèches et comme brûlées, dents encroûtées, soif ardente, dévoiement, douleur à la pression du ventre ; toux sèche, voix rauque, râle avec sons aigus et suspirieux dans presque toute l'étendue de la poitrine ; peau sèche, brûlante ; pouls facile à effacer, vif, légèrement rebondissant, battant cent cinquante fois par minute ; facultés intellectuelles libres, quelques soubresauts des tendons, avec tremblotement des membres supérieurs. (Eau de gomme édulcorée). — 29 au matin : plusieurs selles liquides la nuit précédente, joues et langue rosées ; pas d'œdématie aux jambes : d'ailleurs même état. (Vingt sangsues sur le ventre, même boisson, diète.)—Dans la journée, selles involontaires, peu de soulagement. — 30 : visage, lèvres, langue, pâles, sèches ; dents fuligineuses, soif ardente ; pouls raide et très fréquent ; délire loquace dans la nuit ; ventre ballonné. (Sinapismes.) — Le soir, dents plus sèches, plus noires, plus croûteuses, injection rosée des joues; assoupissement, dont on tire le malade en lui pressant médiocrement le ventre; pendant cette pression il pousse même des cris plaintifs. —31 : la prostration, le tremblotement des membres, la soif inextinguible, la sensibilité de l'abdomen, la raideur et l'élévation du pouls persistent : l'assoupissement est un peu moindre. — 1er et 2 janvier : assoupissement très profond, selles involontaires, fétidité des excrétions, loquacité sans véritable délire; fièvre toujours ardente. (Vésicatoires aux jambes.) — 2 au soir : pouls fréquent, petit, filiforme, peau froide; respiration courte et difficile; râle des mourants; déglutition très laborieuse, excitant la toux; impossibilité de parler et de tirer la langue, résolution des membres : mort dans la nuit à cinq heures.

Autopsie cadavérique, trente heures après la mort.

1° *Habitude extérieure.* Marasme des maladies aiguës; ventre non ballonné; léger œdème autour des malléoles. 2° *Organes abdominaux.* Une demi-pinte de sérosité claire, citrine, dans la cavité du péritoine. Dernières circonvolutions de l'iléon, rouges extérieurement. Trois invaginations assez rapprochées l'une de l'autre, vers le milieu de l'intestin grêle. L'estomac a un volume médiocre; sa membrane muqueuse présente une injection capillaire très vive, et qui ressemble à des arborisations touffues qu'on aurait dessinées à sa surface avec un pinceau trempé dans du sang: cette injection, plus prononcée sur les rugosités, diminue vers la région pylorique. L'intestin grêle contient une grande quantité d'un liquide bilieux, jaune : dans sa première moitié, qui est injectée, se trouve un très grand nombre de plaques dont la surface est parsemée de points verdâtres ; cette surface, lisse et polie pour quelques plaques, est inégale et raboteuse pour d'autres ; ces dernières sont rouges, tandis que les autres n'offrent aucune injection. Dans les dernières circonvolutions de l'iléon, au lieu de plaques on ne rencontre plus que des ulcères extrêmement multipliés, accompagnés d'une injection rosée et de quelques taches analogues à des ecchymoses : vers la valvule iléo-cæcale, l'intestin, en quelque sorte rongé d'ulcérations, présente une couleur ardoisée. Le colon est le siége d'une vive injection rosée ; il n'est point ulcéré, mais recouvert d'une infinité de granulations brunâtres. Les ganglions mésentériques, généralement volumineux, sont énormes aux points correspondants à l'inflammation de la fin de l'iléon ; plusieurs ont le volume d'une noix ; leur tissu est rouge, ramolli, facile à déchirer, assez semblable à celui de la rate ou du testicule. Rate très volumineuse.—Foie un peu pâle.—Reins et vessie sains. 3° *Organes respiratoires et circulatoires.* Poumon gauche adhérent aux parois pectorales, ayant son bord postérieur gorgé de sang, d'une teinte violacée ou azurée, et généralement crépitant partout ailleurs, si ce n'est que çà et là on rencontre des lobules où sa substance est compacte, rouge, grenue, hépatisée, et même déjà infiltrée de pus. Poumon droit généralement crépitant. Bronches contenant une assez grande quantité de mucosités, et présentant une injection violacée. Médiocre quantité de sérosité dans le péricarde. Cœur bien conformé, un peu décoloré, contenant quelques caillots d'une couleur ambrée et un peu de sang liquide, d'un rouge clair et rutilant.

OBSERVATION VI.

Fièvre méningo-gastrique passée à l'état de fièvre adynamique. — Injection, rougeur et ramollissement de la membrane muqueuse de l'estomac; inflammation avec ulcère et gangrène des intestins; mésentérite.

35. Bourgeon (Louise-Agathe), âgée de 25 ans, habituellement bien réglée, d'un tempérament délicat, d'un caractère doux et mélancolique, habite Paris depuis 9 mois. La vie misérable qu'elle y mène lui fait vivement regretter son pays; et les mauvais aliments dont elle se nourrit lui donnent de temps en temps la diarrhée. Depuis huit jours, ses forces se sont complètement dissipées, et des douleurs, des lassitudes dans les membres, un malaise général, l'ont obligée à suspendre toute espèce de travail. Elle entre à l'hôpital Cochin, le 13 mars 1823, présentant les symptômes suivants: air de stupeur, œil sans vivacité; langue blanche au milieu, un peu sèche, rouge à sa circonférence; inappétence, soif vive, douleur abdominale, dévoie-

ment, prostration, fièvre avec deux ou trois exacerbations par jour, précédée de frissons; pouls fréquent, peu développé; toux rare; peau chaude et sèche. (30 sangsues sur le ventre, eau de gomme édulcorée, 3 bouillons.) — 14 : soulagement. — 15 : visage pâle, abattu; affaissement; pouls fréquent, peau chaude et sèche. — 16 et 17 : affaissement plus profond, dévoiement. — 18 : visage plus abattu, nez effilé, luisant; pommettes d'un rouge sombre; yeux fatigués, presque inanimés; immobilité des traits; langue rouge, sèche; soif ardente, continuelle; pouls petit, mou (cent pulsations); assoupissement, selles involontaires. L'intelligence est conservée, mais lente et paresseuse; la malade répond lentement, à voix basse, et pousse ensuite quelques légers gémissements, comme si elle était fatiguée. — Les quatre jours suivants, à peu près même état. — 23, 24, 25 : prostration de plus en plus profonde; fièvre la même, épistaxis (trois bouillons.) — 27, 28 : délire; dents, lèvres et langue sèches, couvertes d'une croûte brunâtre; pouls très fréquent; desquamation de l'épiderme; nulle douleur. — 29 : même état. — 30 et 31 : résolution des forces : la malade se lève cependant plusieurs fois dans la nuit, délire, parle de son pays, où elle exprime le désir de se rendre. Ses yeux se remplissent de larmes quand on l'entretient de son pays. Sa langue est toujours sèche et d'un rouge de sang; la maigreur fait des progrès rapides. — 1 et 2 avril : le délire continue; les yeux sont rouges, injectés, les lèvres brunes et croûteuses, la langue nette, rouge, sèche et tremblante, et hérissée de papilles très distinctes ; la toux persiste ; le visage pâlit et se décompose ; la malade ne parle qu'en bredouillant et comme du bout des lèvres ; les tendons sont agités de soubresauts. (Limonade légèrement vineuse, diète.) — 3, 4, 5 : nulle amélioration : état comateux (vésicatoire à la nuque). — Les jours suivants : le coma persiste ; la langue est sèche et comme rôtie ; le marasme est très prononcé ; le pouls très mince et très fréquent, la respiration calme et légère. — 10 et 11 : assoupissement un peu moindre, cependant pas de réponses aux questions ; même état de la langue et de la peau ; toujours supination, face *hippocratique*. — 12 : les forces sont complètement épuisées, et la malade expire à dix heures du soir.

Autopsie cadavérique, trente-quatre heures après la mort.

Habitude extérieure. Marasme, eschare énorme au sacrum, rougeur cadavérique de la peau dorsale, et pâleur de tout le reste. — 2° *Organes respiratoires et circulatoires.* Poumons très beaux ; cœur en apparence sain. — 3° *Organes abdominaux.* Estomac volumineux ; colon distendu par des gaz ; plusieurs circonvolutions de l'iléon d'un rouge foncé à l'extérieur, et parsemées de plaques d'un gris-blanchâtre correspondantes aux ulcères intérieurs qui seront décrits tout à l'heure ; l'intestin grêle contient d'ailleurs une grande quantité de bile jaune qui a coloré sa surface interne. Membrane muqueuse de l'estomac très rouge dans la région cardiaque, simplement rosée partout ailleurs, ramollie; membrane muqueuse du duodénum et du jéjunum un peu injectée, d'ailleurs saine; celle de l'iléon, dès son commencement, offre quelques ulcérations circulaires, de la grandeur de l'ongle du petit doigt, tout-à-fait semblables à des aphthes ou à des chancres, et faites comme avec un emporte-pièce, ayant des bords noirs, gangréneux et entourés d'une injection assez vive. Le nombre de ces ulcères se multiplie à mesure qu'on approche de la fin de l'iléon où la membrane en est vraiment criblée, et où la rougeur est si intense qu'on l'aperçoit même à l'extérieur de l'intestin. Cependant plusieurs ulcérations existent sur des points où la membrane muqueuse est pâle et non épaissie; quelques unes sont pour ainsi dire à l'état de perforation presque achevée : leurs bords sont décolés et entourés de granulations blanchâtres : il en est qui occupent des surfaces qui semblent avoir été déjà ulcérées elles-mêmes, avant le développement des ulcérations sus-jacentes; la membrane muqueuse se détache avec une grande facilité dans la longue portion qu'affecte l'inflammation : ainsi détachée, elle offre de nombreuses perforations correspondantes aux ulcères que nous venons de décrire. Sur la fin de l'iléon, cette membrane est livide : elle l'est aussi dans le cæcum, où l'on ne trouve pas d'ailleurs d'ulcères. Quelques ulcères, noirs comme ceux de l'iléon, se remarquent dans l'arc du colon, accompagnés d'une injection rosacée et rameuse de la membrane muqueuse colique en général : épaississement de la membrane enflammée, surtout vers la fin de l'iléon. Tuméfaction, ramollissement et rougeur des ganglions mésentériques qui avoisinent les ulcérations. — 4° *Organes encéphaliques*. Injection des méninges, avec rougeur rutilante en quelques points ; rougeur vive et ponctuée de la substance cérébrale, qui est assez ferme. Sérosité à la base du crâne ; une très petite quantité de ce liquide dans les ventricules.

OBSERVATION VII.

Fièvre bilieuse passée à l'état de fièvre ataxo-adynamique. — Rougeur ponctuée et ramollissement de la membrane muqueuse de l'estomac ; épaississement, ulcérations et gangrène de celle des intestins.

36. Bienet (Pierre), âgé de vingt-quatre ans, d'un tempérament bilioso-sanguin, cheveux et sourcils châtains, teint coloré, habitant Paris depuis quelques mois, et éprouvant un vif regret d'avoir quitté son pays, était malade depuis dix jours. Lorsqu'il entra à l'hôpital Cochin, le 9 janvier 1822, il offrait les symptômes suivants : abattement, céphalalgie sus-orbitaire, langue rouge et sèche, soif ardente, anorexie, dévoiement considérable, douleur à la gorge et dans tout l'abdomen, pouls fréquent et peu développé, sécheresse, aridité et chaleur de la peau surtout à la région abdominale ; douleurs dans les membres : exacerbation le soir, insomnie.

Prescription : quinze sangsues à l'anus, lavement émollient, eau de gomme, trois bouillons.

10 : le dévoiement n'existe plus, la fièvre est toujours très vive. — 11 et 12 ; douleur épigastrique plus forte, pouls plus accéléré, vif et serré, soif très ardente (vingt-cinq sangsues à l'épigastre). La douleur disparaît. — Cependant, du 13 au 18 : abattement plus considérable ; état adynamique ; face colorée, exprimant la tristesse et la stupeur ; désespoir, anxiété ; peau toujours brûlante, aride ; pouls toujours fréquent, mais plus développé. (Le 18, quinze sangsues à l'épigastre.) — 19 : amélioration marquée (émulsion, lavement). — 20 : retour des mêmes accidents ; coucher en supination ; prostration profonde ; joues colorées d'un rouge brun très foncé ; assoupissement, langue et lèvres sèches, tension et ballonnement du ventre ; œil cave, triste, inquiet ; stupeur plus prononcée ; pouls fréquent et développé. — Du 21 au 24 : le pouls perd de son développement, la stupeur augmente, une toux fréquente, à petites secousses, se manifeste ; la respiration est accompagnée d'un râle ronflant, sonore. — Dans la nuit du 22 au 23 : frisson malgré la chaleur brûlante de la peau, tremblement convulsif des membres. — 25 et 26 : les symptômes augmentent ; muscles tremblotants, fièvre ardente, délire tranquille, ressemblant à une sorte de rêvasserie. Le malade qui, seul, prononce des phrases incohérentes, répond nettement aux questions qu'on lui adresse : météorisme du ventre, pouls relevé. — 26 : même état.

(Synapismes aux pieds).—27 et 28 : délire fugace, moins de fréquence du pouls. (Vésicatoires aux jambes.)—28 au soir : indifférence pour tout ce qui l'environne, déjections alvines et urinaires involontaires ; eschares au sacrum et aux grands trochanters. — 29 : dévoiement depuis deux jours, désir des aliments, délire calmé, augmentant la nuit. (Décoction blanche, gomme édulcorée). — Dans la nuit du 29 : nouveau tremblement convulsif des membres, longs frissons qui durent jusqu'au matin.—30 : face triste, un peu terne, profondément altérée ; langue rouge, recouverte d'une croûte brunâtre qui s'étend aux lèvres et aux dents ; pouls précipité, petit, filiforme ; selles bilieuses ; prostration extrême. — 31 : regard fixe, hébété, stupide ; yeux cernés par une ligne profonde, livide ; pupilles contractées, délire. (Julep avec cinq grains de sulfate de kinine). — Le malade ne prend ce remède qu'avec beaucoup de répugnance, et dit même qu'il lui rend la bouche plus sèche et plus chaude. Des vomissements se manifestent quelque temps après son ingestion. — 1er février : vomissements, dévoiement. (On supprime le quinquina.)—Langue rouge, sèche, gercée ; pommettes saillantes, joues enfoncées, visage sale et comme terreux ; peau rétrécie, collée aux muscles, aride, d'une couleur vineuse, couverte d'écailles furfuracées ; haleine fétide. — 3 : pouls moins fréquent, plus développé ; encroûtement moins épais de la langue et des dents ; soif moindre. —4 : amélioration sensible ; langue humectée, eau moins chaude, déjections volontaires, teint lus clair, plus rosé, plus vivant; traits un peu panouis; un peu d'appétit; aucune douleur, oux. (Bouillons). — 5 et 6 : même état, léger dére dans la nuit. — 7 au soir : assoupissement, stueur, soubresauts des tendons, pouls fréquent, pe- t, chaleur âcre et brûlante; le malade exhale une deur fétide; les eschares s'élargissent, deviennent risâtres, livides. — Jusqu'au 9, peu de changeent. — Dans la nuit du 9, agitation, délire, eforts pour sortir du lit, carphologie, grincements e dents. — 10, au matin : l'agitation est un peu calée; le malade murmure entre ses dents quelques ons mal articulés, saisit tous les objets qui lui ombent sous la main, se découvre, roule ses raps, et glisse vers le pied du lit : ses yeux en- 'ouverts se tournent en haut; la langue est encore ssez humectée. — Du 10 au 16 : alternatives de dére et de loquacité, d'agitation et de stupeur; pouls antôt plein et assez développé, tantôt faible et étréci. On annonce au malade l'arrivée de sa ère; il témoigne un vif désir de la voir; il la voit, a reconnaît, reçoit ses embrassements. Cepenant il oublie bientôt la visite d'une personne qui ui est si chère, retombe dans le délire, s'agite, rie, pousse des soupirs plaintifs et rend à son nsu et l'urine et les matières fécales. On entend l'oreille nue un râle très bruyant dans les deux ôtés de la poitrine. Ce malheureux porte instincivement sa main à sa gorge pour enlever les mucosités qui obstruent les voies aériennes; mais le pouls s'amincit de plus en plus, devient insensible; la parole se perd; le malade montre encore sa langue. Sa mère revient, il la reconnaît encore. Les facultés intellectuelles semblent se ranimer un instant. Presque immédiatement après cette visite, il expire, le quarantième jour après son entrée.

Autopsie cadavérique, trente heures après la mort.

1° *Habitude extérieure.* Rigidité cadavérique, marasme.—Trois eschares, dont deux aux trochanters et une au sacrum; leurs bords sont coupés perpendiculairement et entourés d'une aréole inflammatoire; point de graisse sous-cutanée; tissu musculaire assez vermeil. — 2° *Organes respiratoires et circulatoires.* Plèvre rouge, très abondamment injectée, recouverte, excepté au sommet des poumons, de fausses membranes, dont les unes sont celluleuses et les autres couenneuses., gélatiniformes; étendues sous forme de tapis, demi-transparentes, épaisses, elles présentent, quand on les examine attentivement, un tissu fasciculé, composé de stries filamenteuses, blanches pour la plupart, mais dont quelques unes sont rouges et comme injectées de sang. Ces stries blanches semblent être des rudiments de vaisseaux; les masses gélatineuses contiennent des réseaux vasculeux, communiquant déjà avec les capillaires de la plèvre.—Épanchement d'une sérosité sanguinolente dans les gouttières qui reçoivent le bord postérieur des poumons. Ceux-ci, libres seulement à leur sommet, présentent extérieurement une couleur rosée ; la base du poumon droit est compacte, dure, non crépitante, hépatisée en quelques points. Des incisions qu'on y pratique, découle un pus blanc, homogène, crêmeux, disséminé dans des points éloignés les uns des autres, et qui paraît exclusivement fourni par les rameaux bronchiques divisés. Le reste de ce poumon est en partie engorgé, et en partie bien crépitant. La base du poumon gauche est aussi gorgée de sang, encore crépitante, friable et splenisée. La muqueuse des bronches est d'un rouge brun, très injectée et recouverte d'un mucus écumeux. Le cœur, assez gros, contient du sang noir, qui est liquide dans les cavités gauches, et coagulé dans les droites. 3° *Organes abdominaux*. Il s'échappe un peu de gaz à l'ouverture du ventre ; l'estomac est distendu par un liquide couleur de chocolat. L'intestin grêle est rétréci en certains points ; vers sa terminaison, l'iléon est brun. flasque et comme chiffonné ; il contient une grande quantité de bile jaune qui adhère à sa membrane muqueuse et qui en cache la rougeur. Le cæcum est rempli d'une matière fécale demi-liquide, fétide. Le colon contient des excréments solides et jaunes ; quelques portions de cet intestin ne contiennent que des gaz ; les ganglions mésentériques rouges et vasculeux s'écrasent facilement ;. ils sont plus développés aux points qui correspondent aux anses intestinales affaissées. Voici d'ailleurs quel était l'état de la membrane muqueuse gastro-intestinale : dans la région pylorique, rougeur prononcée, assez étendue; dans quelques autres points de l'estomac, rougeur circonscrite, ponctuée, et produite par une infinité de capillaires admirablement injectés; quelques unes de ces plaques ressemblent à une portion de peau nouvellement rasée, dont le bulbe des poils serait couleur de sang. Sa membrane muqueuse se sépare facilement des autres tuniques, en emportant avec elle la rougeur inflammatoire: elle est molle et *fragile;* au-dessous d'elle les vaisseaux sont très apparents. Des lavages réitérés ne peuvent effacer la teinture bilieuse du duodénum. La membrane muqueuse de l'intestin grêle est enflammée dans une très grande étendue. La rougeur de plusieurs anses contraste avec la blancheur des autres. Aux endroits enflammés se dessinent des arborisations vasculaires, formant par leurs innombrables ramifications et leurs anastomoses un réseau à mailles très serrées. Vers la fin de l'iléon, dans tout le cæcum et son appendice, la membrane est hérissée de granulations arrondies, solitaires ou confluentes, racémiformes, du volume de la tête d'une grosse épingle, ou d'un grain de millet, et donnant l'aspect de chair de poule à la portion qu'elles affectent; quand on les presse, elles rendent par leur sommet une matière pultacée, grise, muqueuse. Ces granulations sont probablement des follicules muqueux, malades et plus développés que dans l'état naturel. La membrane interne de l'iléon qui en est le siége est partout blanche, excepté à son embouchure dans le cæcum, qui présente, ainsi que celui-ci, une couleur verdâtre ou noirâtre. Là, la membrane muqueuse est épaissie, fétide, granuleuse et considérablement injectée ; elle est parsemée de quelques ulcérations peu étendues. Le reste de la muqueuse du gros intestin est également fort injecté et comme érysipélateux, excepté dans les portions qui contenaient des gaz, où elle est blanche. La vessie est distendue par une grande quantité d'urine épaisse, trouble et foncée en couleur; sa membrane muqueuse est rouge et injectée ; il ne me fut pas *permis* d'ouvrir la tête.

OBSERVATION VIII.

Fièvre méningo-gastrique passée à l'état de fièvre adynamique. — Ramollissement de la membrane muqueuse de l'estomac; ulcères de celle des intestins, sans rougeur ni injection remarquable. Mésentérite.

38. Brulé (Geneviève), âgée de vingt-deux ans, mariée, bien constituée et bien réglée, brune, d'un embonpoint médiocre, était malade depuis quinze jours, et alitée depuis neuf, lorsqu'elle entra à l'hôpital Cochin, le 25 juin 1822. Elle ne savait à quelle cause attribuer sa maladie : on lui avait donné l'ipécacuanha, qui avait produit trois vomissements et quatre selles ; à son entrée, voici quels symptômes on observa : abattement, pommettes colorées, céphalalgie, douleur dans le côté gauche de la poitrine et du ventre, toux fréquente et fatigante, crachats teints de sang ; râle avec sons aigus au sommet de la poitrine ; langue

sèche, rosée sur les bords; soif, inappétence, vomissements, dévoiement. (Ce dernier phénomène date de l'origine de la maladie.) Envie de vomir après les quintes dé toux, pouls fréquent et peu développé, peau chaude et sèche, surtout le soir; insomnie, léger délire, désir des vomitifs. (Gomme édulcorée, trente sangsues à l'épigastre, trois bouillons.) Peu de soulagement.

Le 27: visage étonné; les pommettes, rouges le matin, pâlissent le soir; léger délire, assoupissement, pendant lequel les yeux restent entr'ouverts, fièvre très vive; les crachats, non striés de sang, sont composés de masses muqueuses, opaques, suspendues au milieu d'un liquide écumeux. (Saignée de trois palettes.) — Les 28, 29 et 30 : la malade se trouve mieux : cependant le dévoiement, la douleur abdominale et la fièvre persistent; quelques stries de sang dans les crachats. (Limonade, émulsion, trois bouillons.) — Les 1er et 2 juillet, fièvre moindre. (Soupe, potage.) — Dans la journée du 2, la malade se trouve mal plusieurs fois en prenant un bain de siége. — Le 3 : prostration, désir de vin pour se fortifier; fièvre très vive, peau chaude et sèche, dévoiement abondant, douleur abdominale. — 4, 5 et 6 juillet : point d'amélioration; pouls très fréquent, vif et tremblotant; envies de vomir. (Vingt sangsues au siége, trois bouillons.) — Les 7 et 8: toujours trouble des facultés intellectuelles : *sorte de délire érotique ;* air de langueur et de stupeur, maigreur du visage, ballonnement du ventre, dévoiement; toux, crachats striés de sang; pouls très petit et fréquent. — Les 9 et 10 : prostration, hébêtement des sens, regard fixe et languissant, pâleur du visage. *La malade tient ses mains* constamment sur son ventre. (Lavement, pavot.)—Cris dans la nuit.—Le 11 : elle continue à délirer tranquillement, est entièrement étrangère à tout ce qui l'environne, et dit, quand on l'interroge, « qu'elle a ôté la planche ou la pierre » qui pesait sur son ventre. » Décomposition des traits, épistaxis que la malade semble provoquer en se *grattant les narines.* —Les 12, 13 et 14 : la malade répand une odeur fétide qui incommode ses voisines; ses yeux, naturellement beaux et très brillants, se ternissent, et semblent s'éteindre; ils sont profondément cernés; le nez est effilé et luisant; la sécheresse de la peau et tous les autres symptômes persistent. (Décoction blanche.)—Les 15 et 16 : délire, selles involontaires, fétidité; la prostration et l'affaissement augmentent; désir de vin. — Les 17 et 18 : joues d'un rouge vineux, air stupide, chaleur brûlante de la peau; respiration précipitée, résolution des forces, telle que la malade ne peut tousser ou même à peine parler; son aigu à la partie antérieure du thorax. —Mort le 19, à quatre heures du matin, après une longue agonie, qui a troublé le sommeil des malades de toute la salle.

Autopsie cadavérique, vingt-deux heures après la mort.

1° *Habitude extérieure.* Demi-marasme, graisse sous-cutanée assez abondante, rigidité cadavérique. — 2° *Organes circulatoires et respiratoires.* Sérosité sanguinolente dans les gouttières thoraciques; rougeur de la plèvre qui les tapisse et de la plèvre diaphragmatique, surtout à gauche; plusieurs adhérences celluleuses, plus multipliées du sommet à la base; teinte violacée du bord postérieur des poumons, qui est gorgé de sang, et facile à déchirer; partout ailleurs le tissu pulmonaire est crépitant; les bronches, gorgées d'une mucosité sanguinolente, offrent une injection rosée. Le cœur est remarquable par sa grande flaccidité; les parois du ventricule gauche, très molles, s'affaissent et tombent aussitôt qu'elles sont incisées. — 3° *Organes abdominaux.* Les circonvolutions de l'iléon sont pour la plupart contractées; le rectum adhère avec l'ovaire gauche, la trompe et le morceau frangé, toutes parties rouges et en suppuration. Sans cette adhérence, le rectum, comme on le verra tout à l'heure, se serait ouvert dans la cavité du péritoine. L'estomac est distendu par des gaz; sa membrane muqueuse, ramollie, offre une blancheur jaunâtre, à peine rosée. L'intestin grêle contient de la bile jaune. Le duodénum est injecté; le jéjunum ne l'est point; l'iléon dans toute son étendue, mais particulièrement vers sa terminaison, est parsemé d'ulcères arrondis, superficiels, de la largeur de l'ongle; généralement pâle, il présente à peine quelques points d'injection; les follicules muqueux et les ganglions mésentériques sont manifestement développés. Le cæcum n'offre aucune ulcération; le colon est généralement blanc, néanmoins on y rencontre quelques endroits où la membrane muqueuse est injectée et rouge; le commencement du rectum présente trois ulcérations perforantes, précisément aux points où il adhérait aux organes génitaux; l'une de ces perforations, de la grandeur d'une pièce de cinq francs, est partagée en deux par une bride intermédiaire; sans l'adhérence des bords de ces ulcères avec l'ovaire gauche et la trompe, la cacavité du rectum aurait communiqué avec celle du péritoine, car les trois membranes étaient détruites. Les ovaires et les trompes, outre les altérations déjà indiquées, sont dans une forte turgescence inflammatoire; leur tissu ressemble à celui de la verge; leurs vésicules contiennent beaucoup de liquide; au milieu de la substance spongieuse de ces organes, se rencontre une matière noire très abondante, analogue à celle des mélanoses. La membrane muqueuse du vagin est plus rouge que dans l'état naturel. — 4° *Organes encéphaliques.* Les membranes cérébrales présentent une assez vive injection : les ventricules et les fosses occipitales contiennent une certaine quantité de sérosité. La substance du cerveau et du cervelet est d'une bonne consistance.

OBSERVATION IX.

Fièvre méningo-gastrique passée à l'état de fièvre ataxo-adynamique. — Ramollissement et ulcérations superficielles de la membrane muqueuse de l'estomac; épaississement, ulcères profonds et gangrène de la membrane muqueuse des intestins; tuméfaction et ramollissement des ganglions mésentériques.

39. Le Franc (Jean), âgé de dix-neuf ans, d'une assez forte constitution, brun, embonpoint médiocre, visage coloré, était malade depuis trois semaines lorsqu'il fut apporté à l'hôpital Cochin, le 25 novembre 1822; sa maladie s'était déclarée à la suite d'ennuis et d'alternatives de chaud et de froid. Les premiers symptômes furent la perte des forces et de l'appétit, le dévoiement et des vomissements; ils augmentèrent par l'administration de vin sucré, et le délire se déclara. — 25 novembre : état adynamique; visage abattu, triste; pommettes d'un rouge vineux, œil profondément cerné, cave, injecté, chassieux; regard étonné; lèvres croûteuses; langue d'un rouge de sang à la pointe, recouverte ailleurs d'un mucus épais, brun, sèche; bouche abreuvée d'une salive visqueuse; soif ardente; ventre ballonné, douloureux à une forte pression; dévoiement, point de vomissements; haleine fétide, parole embarrassée, réponses lentes et mal assurées; alternatives d'assoupissement et de délire; pas de céphalalgie. Pouls facile à déprimer, assez large et comme redoublé, fré-

quent (cent cinq pulsations par minutes); peau chaude, sèche, aride, contractée. (Vingt-cinq sangsues au ventre, eau gommée; diète.) Délire la nuit suivante : selles involontaires. — 26 : Face animée, œil injecté, entr'ouvert pendant l'assoupissement; membres tremblotants (tremula membra), peau brûlante, un peu moite; battements du pouls grands, souples, ondulants (quatre-vingt-quinze à la minute); langue d'un rouge vif et d'une sécheresse extrême (sinap. aux pieds) : le soir, l'aspect de la face annonce une sensible amélioration; le malade est plus éveillé; il ne délire point; cependant le regard est encore sévère, l'œil rouge, le sourcil contracté, la lèvre tremblante. — 27, au matin : même état qu'hier à *pareille* heure. — Le soir : amélioration comme hier à *la même heure :* désir très vif des aliments (on lui donne du bouillon bien que la diète eût été prescrite). — 28 : à peu près même état (vésic. aux jambes). Le soir, le pouls est véritablement dicrote ou *bisferiens;* le délire continue; néanmoins le malade a reconnu ses parents; il répond aux questions, et demande à manger; la langue s'est nettoyée; elle est d'un rouge vif; il *l'oublie* moins long-temps entre ses lèvres que les jours précédents; un peu de sommeil dans la nuit. — 29 : le délire persiste; le malade parle en bredouillant et dit que ses vésicatoires le font souffrir; quintes de toux : le plus léger effort précipite la respiration et produit *l'anhélation.* — 30 : légère écorchure au sacrum, qui oblige le malade de rester couché sur le côté ; le pouls est moins fréquent ; aucune douleur. — 1er décembre : la nuit a été plus tranquille que les précédentes, la toux continue ; elle est accompagnée d'enrouement ; ronflement sonore ou râle avec claquement et sons aigus suivant les divers points de la poitrine qu'on explore ; dents et lèvres encore croûteuses, langue nette et d'un rouge de sang ; stupeur moindre ; pouls, cent pulsat. (looch, catap. sur le ventre). — 2 : langue de nouveau croûteuse ; râle comme hier ; ventre douloureux à la pression ; le malade parle seul ; il répond aux questions avec justesse, mais en bredouillant et comme s'il pleurait. — 3 et 4 : peu de changement ; la pommette gauche est d'un rouge foncé ; tremblotement des mains plus prononcé ; pouls toujours *bisferiens* et *vibrant* (vingt-quatre sangsues au ventre). — 5 : le malade se trouve mieux ; il parle seul et demande à manger : la *réaction* du pouls est moins marquée ; la langue, un peu jaune, est humectée et moins tremblante ; les réponses sont exactes, les mouvements plus faciles. — 6, au matin : sommeil tranquille pendant la nuit dernière. — 7 : ses écorchures gênent beaucoup le malade, il ne sait comment se tourner ; l'intelligence est nette ; on sent quelques tressaillements dans les tendons (même prescription). — 8 : la poitrine est moins embarrassée ; mais la face est plus altérée ; assoupissement, œil entr'ouvert. — 9 : point d'amélioration ; urines involontaires ; muscles tremblonts; poitrine moins libre; râle muqueux, bouillnnant; prostration. — 10 et 11 : intelligence ette; enrouement, haleine fétide; rhume condérable; peau chaude, sèche et aride. — 12 : ouls toujours fréquent, souple et comme rebonssant; sueurs au visage; léger trouble de l'inlligence; on aperçoit sur le bord de la langue n ulcère profond, produit peut-être par la morire que le malade s'est faite pendant les mouements continuels de cet organe et des mâchoires: ventre est assez souple (trois bouillons). — 3 : sueurs abondantes la nuit dernière, délire anquille, pommettes colorées; œil animé, sensile à la lumière, langue nette, sèche et poine; paroxysme marqué le soir; eschares plus endues. — 14 : symptômes de plus en plus alarants depuis que, malgré les prescriptions d'une ète absolue, on donne chaque jour plusieurs ouillons; visage pâle, décomposé, tremblotement général; pouls petit, précipité, réduit à e simples frémissements; croûtes autour des èvres, langue rouge et pointue, nouveau paoxysme le soir. Le malade agite sans cesse les nâchoires, se mord les lèvres, délire aussi fort ue les premiers jours; soubresauts continuels ans les tendons; sueurs. — 15, au matin : sage moins injecté qu'hier soir; rhume très ort; râle muqueux, ronflement aigu; douleur ous le téton droit; le malade n'a la force ni de ousser, ni de cracher; il est très sensible au noindre froid, et frissonne quand on le découvre ; réponses exactes ; tressaillement universel (potion musquée, six gr. ; trois bouillons.) — Le soir : visage de nouveau injecté, humide de sueurs, langue plus rouge, nette et pointue, plus sèche que jamais ; léger assoupissement ; bras étendus sur les côtés du tronc, toujours tremblotants ; délire tranquille ; interrogé comment il se trouve, le malade, pour ainsi dire mourant, répond qu'il est assez bien. — 16, au matin : même état de calme que la veille à la même heure (potion musquée.) Le soir, nouveau paroxysme, mais moins fort que les jours passés ; la journée a été aussi moins mauvaise ; le délire est toujours calme, bien que l'aspect sévère de la face, le froncement du sourcil, l'injection de l'œil et le tremblement des muscles annoncent une sorte de disposition frénétique (on supprime le bouillon). — 17, au matin : visage pâle, assoupissement ; si l'on secoue le malade, il ouvre un peu les yeux, les referme, et dit : *qu'il est en train de dormir.* — Le soir : paroxysme moins prononcé, sueurs du visage moins abondantes. — 18, au matin : amélioration sensible ; tressaillements musculaires un peu calmés ; visage plus animé, langue moins sèche ; un silence continuel a succédé au délire loquace (même prescription). — Le soir : retour du paroxysme ; diaphorèse générale très abondante ; la toux et l'enrouement continuent. — 19, au matin : le visage est encore couvert de grosses gouttes de sueur ; les eschares sont très larges ; la poitrine s'embarrasse de plus en plus ; les forces sont épuisées ; le malade meurt tranquillement à onze heures.

Autopsie cadavérique, vingt-six heures après la mort.

Habitude extérieure. Cadavre bien conformé, un peu mince ; rigidité cadavérique ; eschares profondes au sacrum et aux trochanters. — 2° *Organes abdominaux.* Plusieurs des circonvolutions de l'intestin grêle sont amincies, flasques et comme chiffonnées ; les dernières de l'iléon, recouvertes et cachées par les autres, sont d'une couleur noirâtre ; les intestins sont médiocrement distendus par des gaz. L'estomac, le jéjunum et l'iléon contiennent des matières jaunes, bilieuses ; le gros intestin renferme des matières fécales, jaunâtres, molles, abondantes. La membrane muqueuse de l'estomac, ramollie, est parsemée de quelques ulcérations superficielles, à fond blanchâtre. La membrane muqueuse du duodénum et du jéjunum, teinte en vert par la bile, est partiellement injectée. Dans les circonvolutions flasques et affaissées, il n'existe point d'injection, mais on y trouve plusieurs plaques grisâtres à surface ponctuée et comme chagrinée, d'étendue variable et de figure, en général, elliptique ; la membrane muqueuse de l'iléon, dans sa première portion, ne présente que des arborisations rouges très touffues, et quelques unes des plaques indiquées ; mais, dans son autre moitié, on rencontre, en outre, surtout vers la valvule iléo-cæcale, des ulcères très nombreux, noirs, profonds, dont les bords et la surface sont rouges et qui, en se confondant les uns avec les autres, forment des ulcérations de la largeur de la moitié de la paume de la main. La valvule elle-même, noire et comme charbonnée, est en grande partie détruite par l'inflammation ulcérative. Le cæcum présente également des plaques noires, dont les unes sont ulcérées à leur centre, et dont les autres n'offrent aucune trace d'ulcération. Un simple raclement avec l'ongle suffit pour enlever la membrane muqueuse, qui est comme putréfiée et en détritus. Quelques eschares gangréneuses existent dans le commencement du colon. Dans le reste du gros intestin, la membrane muqueuse est rosée et parsemée d'une infinité de petites *élevures* dont le centre présente un point noir (follicules développés.) Les ganglions mésentériques, surtout ceux qui *regardent* la fin de l'iléon, sont gros, mous, faciles à déchirer, d'un rouge brun. — La vessie est contractée; sa membrane muqueuse est rouge comme si elle eût été trempée dans du sang; il y en a manifestement d'infiltré dans l'épaisseur de ses rides. La rate est *volumineuse*. Les reins contiennent beaucoup de sang, ainsi que le foie, qui est mou. — 3° *Organes circulatoires et respiratoires.* Les poumons sont généralement crépitants; leur bord postérieur, siége d'un engorgement considérable, est d'une teinte violacée. La scissure du gauche contient du tissu cellulaire bien organisé, probaılement d'ancienne date. Les bronches, gorgées l'abondantes mucosités, ainsi que leurs ramifica-ions, présentent une rougeur foncée. Le péri-arde, injecté, contient trois à quatre cuillerées de érosité; plus volumineux que le poing du sujet, e cœur renferme à peine quelques petits caillots ibrineux; le ventricule gauche, assez robuste, a ıne *capacité presque double* de celle qui lui est na-urelle et beaucoup plus considérable que celle du lroit; ses colonnes charnues sont vigoureuses; son issu est rouge; les autres cavités du cœur sont lans l'état ordinaire. — 4° *Organes encéphaliques.* ,es méninges sont injectées, rouges, surtout à ;auche; il existe une certaine quantité de sé-'osité à la base du crâne et dans les ventricules. ,a substance cérébrale est d'une bonne consis-ance (1).

(1) Il est remarquable que chez ce sujet la fièvre et les autres ymptômes s'exacerbaient le matin et se calmaient le soir, ›endant les premiers jours : mais, plus tard, le paroxysme, :omme cela est ordinaire, se manifesta chaque soir. Nous ıûmes, pendant quelque temps, l'espoir de sauver le malade. D'après les altérations nombreuses que le cadavre nous a pré-›entées, la mort ne doit pas nous étonner; la guérison eût été ›our ainsi dire un miracle *thérapeutique*. Il est juste de dire ju'au milieu des altérations pathologiques trouvées sur divers ›rganes, celles du système digestif étaient prédominantes; nais on n'en doit pas moins tenir compte de toutes les autres. Il n'est pas douteux que les plaques noires que j'ai décrites avec létail étaient une véritable gangrène de la membrane mu-queuse intestinale. Quelques personnes pensent, à tort, que la gangrène des intestins est très rare : c'est pour cette raison que j'ai insisté sur la description des caractères anatomi-

OBSERVATION X.

Fièvre méningo-gastrique passée à l'état de fièvre adynamique. — Ramollissement inflammatoire de la membrane muqueuse de l'estomac; plaques ovalaires, ulcérations, rougeur de la membrane muqueuse des intestins.

40. Sèbe (Juliette), âgée de 27 ans, marchande, grande, brune, fortement constituée, bien réglée, était malade depuis quinze jours à la suite de fatigues et d'alternatives de chaud et de froid, lorsqu'elle entra à l'hôpital Cochin, le 17 décembre 1822. Les premiers symptômes furent des douleurs dans le ventre et dans les reins, des nausées, des vomissements et le dévoiement.

Jour de son entrée : visage abattu, étonné; yeux grands; regard un peu hébété; bouche amère; anorexie, soif inextinguible; langue rouge et sèche dans toute son étendue, fuligineuse et fendillée à

ques qui la distinguaient, et qui *la démontraient*, en quelque sorte, dans le cas présent. J'ai dit que les plaques des intestins étaient parsemées de points noirs ou brunâtres. Il me semble qu'on ne peut guère comparer ces points plus exactement qu'à ceux qui s'observent quelquefois à la surface de la plaie succédant à l'amputation d'un sein cancéreux, et qui, suivant M. Boyer, sont un présage assuré d'une funeste récidive.

Un fait anatomique bien remarquable encore, que nous a offert ce sujet, c'est la dilatation vraiment extraordinaire du ventricule gauche, sans amincissement de ses parois. Il s'accorde d'ailleurs très bien avec la grandeur et la vibrance du pouls qui existait pendant la vie. Il est assez probable que cette disposition à l'anévrysme existait long-temps avant la maladie qui conduisit ce jeune homme au tombeau.

sa partie moyenne ; nausées, douleur à l'épigastre et dans tout le ventre ; dévoiement continuel, toux rare, oppression ; douleur thoracique, prostration, céphalalgie, insomnie, chaleur de la peau ; pouls petit, faible et fréquent ; agitation, paroxysme et sueurs pendant la nuit (Eau gomm. édulc., diète). Le 18 au matin : elle n'a point dormi ; elle est si faible qu'elle peut à peine se lever sur son lit ; supination (Vingt sangsues au siége, trois bouillons). Le soir elle se trouve soulagée, en ce que la douleur des reins et du ventre est dissipée presque entièrement ; mais elle a eu encore, dit-elle, une dizaine de selles dans la journée ; elle se plaint toujours d'une profonde faiblesse et demande du vin pour se fortifier ; la langue est moins sèche. — Le 19 : même état. (Vingt-cinq sangsues à l'épig. diète.) — Le soir : langue moins dure, pas croûteuse ; pouls moins fréquent, peau moins chaude, faiblesse toujours profonde : plusieurs légères défaillances dans la journée ; elle demande à flairer du vinaigre pour se ranimer. (On lui donne un bouillon.) — Le 20 au matin : elle est sensiblement mieux qu'hier, la langue s'humecte, elle est couverte d'un limon jaunâtre ; désir des aliments, pas de sommeil la nuit dernière ; une douzaine de selles depuis vingt-quatre heures (Diète.) Le soir : elle se trouve mieux et moins faible, la langue est humectée. (Elle n'a point pris de bouillon ; elle en demande cependant : looch diac.) — Le 21 : assoupissement, supination, visage exprimant la stupeur et l'indifférence, lèvres et dents légèrement croûteuses. — Le 21 au soir :

visage comme inanimé, yeux fatigués, regard hébété, odeur fétide, langue sèche et croûteuse, profonde prostration. — Le 22, au matin : l'assoupissement continue, yeux entr'ouverts, ne laissant apercevoir que la sclérotique, bouche également entr'ouverte. La malade est si faible qu'elle ne peut parler et qu'elle a même de la peine à tirer sa langue; le visage est véritablement mourant, pouls facile à effacer, léger râle trachéal, stupeur profonde. (Vésicatoires aux jambes.) Apelé auprès d'elle sur les trois heures, je la trouve dans l'état suivant : perte de connaissance ; les pulsations du cœur et du pouls sont insensibles à la main ; respiration rare, convulsive, sans râle; refroidissement et résolution complète des membres ; bouche béante, œil tout-à-fait renversé en haut, légers mouvements convulsifs des paupières, pâleur des lèvres et de tout le visage : la pression du ventre excite un gémissement plaintif : il ne reste plus qu'une étincelle de vie que rien ne saurait ranimer. —Quelques minutes après la malade n'était plus... A deux heures, elle avait encore assez de connaissance pour demander le bassin à la sœur de la salle.

Autopsie cadavérique, vingt-trois heures après la mort.

1° *Habitude extérieure.* Cadavre d'une femme forte, bien constituée, ayant encore beaucoup de graisse. Raideur considérable des membres. — 2° *Organes abdominaux.* Point de ballonnement : affaissement et sorte de chiffonnement de plusieurs circonvolutions intestinales, avec rougeur de celles qui terminent l'iléon ; estomac distendu par une grande quantité de bile ; l'intestin grêle en contient aussi ; la fin de l'iléon et le gros intestin renferment une matière brune analogue à de la lie de vin ou à du chocolat ; la membrane muqueuse gastrique, teinte en jaune par la bile, simplement rosée, ramollie, se détache à la manière d'une fausse membrane récente. La membrane muqueuse de l'intestin grêle, colorée aussi par la bile, du reste généralement blanche, présente, surtout dans les circonvolutions flasques et affaissées, un très grand nombre de plaques oblongues, de grandeur variable, formant des espèces d'îles saillantes, et qui me paraissaient être des ulcères en cicatrisation : leur surface se distingue du reste de la membrane muqueuse, en ce qu'elle est moins polie et même légèrement inégale : par leur circonférence elles se confondent avec cette membrane comme une cicatrice cutanée avec la peau. A la fin de l'iléon, la membrane muqueuse offre en outre une couleur d'un rouge légèrement vineux, et d'un aspect pointillé : cette couleur, due à l'injection des réseaux capillaires, se remarque dans toute la longueur du gros intestin, lequel présente en outre un très grand nombre d'ulcérations superficielles, analogues à des écorchures, de grandeur variable, pour la plupart d'une figure alongée, elliptiques. Les ganglions mésentériques, sans être sensiblement tuméfiés, sont peut-être un peu plus rouges que dans l'état naturel. Vessie distendue par une urine foncée en couleur, ayant sa membrane interne légèrement injectée. L'utérus est un peu plus volumineux que dans l'état naturel; la lèvre postérieure de l'orifice de son col est rouge, ainsi que le haut du vagin; on trouve sur l'une et sur l'autre plusieurs petits ulcères, semblables à des chancres; on n'en rencontre pas dans le reste du vagin. La vulve est rouge et parsemée de petites végétations. Le foie est sans lésion notable : sa vésicule contient une bile noire et poisseuse. Rate volumineuse. Reins en apparences sains. — 3° *Organes circulatoires et respiratoires.* Cœur vide de sang, petit, flasque, un peu pâle et bien conformé; péricarde contenant une cuillerée de sérosité limpide. Poumons livides à leur partie postérieure, mais bien crépitants. Membrane muqueuse des bronches d'une teinte violacée. — 4° *Organes encéphaliques.* Sérosité assez abondante, un peu trouble, dans la cavité de l'arachnoïde : la pie-mère en est légèrement infiltrée. La substance cérébrale, d'une bonne consistance, est un peu piquetée de sang.

41. Les sept observations que l'on vient de lire ne laissent, à mon avis, aucune espèce de doute sur la véritable nature de l'affection gastro-intestinale, qui détermine la fièvre dite bilieuse ou méningo-gastrique. Cette affection est bien réellement un état inflammatoire de la membrane muqueuse digestive. Pour nous en convaincre, il nous suffira de rappeler les principales altérations que cette membrane nous a présentées. Or, ces

altérations sont : 1° l'injection, la rougeur, l'épaississement de son tissu ; 2° le ramollissement, la *friabilité* de cette membrane, et la facilité avec laquelle on peut la détacher des membranes sous-jacentes ; phénomène qui dépend de ce que le tissu cellulaire sous-muqueux, participant lui-même à l'inflammation, a perdu sa force de cohésion et partant la propriété de réunir entre elles, d'une manière plus ou moins serrée, les parties entre lesquelles il se trouve placé ; des ulcérations plus ou moins profondes, plus ou moins nombreuses, plus ou moins étendues et quelquefois même la gangrène de la membrane indiquée. Certes, ce serait nier l'évidence, que de ne pas reconnaître que de semblables altérations sont des caractères irréfragables d'inflammation des organes qui nous les offrent. On pourrait nous objecter que, chez quelques uns de nos malades, il n'existait pas de rougeur bien prononcée, et que même la membrane muqueuse était plus pâle que dans son état naturel, et en quelque sorte *décolorée*. Nous répondrons que, dans ces cas, la membrane était ramollie, friable, quelquefois même ulcérée, et que ces désordres organiques sont bien suffisants pour prouver l'existence d'une phlegmasie. Nous ajouterons que la pâleur et la décoloration des tissus, lorsqu'il existe d'ailleurs des altérations analogues à celles que nous venons d'indiquer, loin d'être un indice de la non-existence de l'inflammation, constituent au contraire les caractères les plus constants d'une phlegmasie ancienne, et qui s'est terminée par la désorganisation plus ou moins complète du tissu qu'elle affectait. Enfin, ceux mêmes qui nous feraient l'objection que nous combattons, n'ignorent pas que si, d'une part, il ne suffit pas de la rougeur et de l'injection d'une partie pour caractériser positivement une inflammation, d'une autre part, la décoloration et la pâleur de cette même partie ne sont pas incompatibles avec l'existence d'une phlegmasie.

Réduits à partager notre opinion sur la nature des lésions que nous avons constatées par l'observation directe, chez les précédents malades, quelques médecins prétendront peut-être que ces malades n'étaient pas affectés d'une fièvre bilieuse ou méningo-gastrique, telle que celle décrite dans les auteurs. Mais, en conscience, une pareille objection mérite-t-elle d'être sérieusement réfutée? Quoi! une langue couverte d'une couche saburrale, l'amertume de la bouche, l'anorexie, la soif, les vomissements, la diarrhée, la chaleur âcre et la sécheresse de la peau, la fréquence du pouls, la céphalalgie sus-orbitaire, l'abattement, le malaise général, ce ne sont pas là autant de signes irrécusables de la fièvre bilieuse ou gastrique des auteurs, telle que l'ont observée et décrite Stoll et Tissot eux-mêmes! Il est vrai que les symptômes qui ont signalé les derniers temps de la maladie n'appartiennent pas à la fièvre bilieuse pure et simple; mais la fièvre bilieuse change-t-elle de nature, parceque les individus qu'elle fait périr présentent d'autres symptômes que les sujets qui n'y succombent pas, ou, ce qui est la même chose, parce que les symptômes qui caractérisent le premier degré de cette maladie ne sont pas absolument les mêmes que ceux dont se compose son dernier degré? non sans doute. Nous reviendrons dans un autre lieu sur l'histoire des phénomènes adynamiques. Contentons-nous ici de faire remarquer, avec tous les bons observateurs, que ces phénomènes se manifestent très souvent dans le degré le plus grave de la fièvre dite bilieuse ou méningo-gastrique, et que, loin d'en être essentiellement indépendants, ils n'en constituent, si l'on peut ainsi dire, qu'une forme particulière. Ces phénomènes, en un mot, succédant aux symptômes de la fièvre bilieuse pure et simple, indiquent de nouvelles altérations organiques, qui ne sont elles-mêmes que la suite de celles qui existaient déjà. De sorte que si l'on veut considérer les phénomènes adynamiques comme le résultat direct ou éloigné de l'inflammation gastro-intestinale, il serait absurde de soutenir que cette inflammation n'est pas la cause des phénomènes qui les ont précédés, ou de la fièvre bilieuse pure et simple.

42. Si, comme nous aimons à le croire, les réflexions précédentes sont conformes aux saines doctrines; si l'on peut les regarder comme l'expression fidèle des faits les mieux observés, on doit admettre premièrement, que les symptômes décrits sous le nom de fièvre bilieuse, gastrique ou méningo-gastrique, sont le résultat d'une affection de la membrane muqueuse gastro-intestinale; et secondement, que

cette affection n'est autre chose qu'une phlegmasie.

Il suit de là que, pour développer les symptômes d'une fièvre bilieuse, il suffirait de déterminer artificiellement une phlegmasie de la membrane muqueuse gastro-intestinale. Voyons donc si les expériences sur les animaux confirmeront les résultats que nous avons obtenus des observations faites sur l'homme malade.

43. *Première expérience.* Le 1er décembre 1825. à onze heures du matin, je fis prendre trois grains d'émétique à un jeune chien d'une moyenne taille. Quelques minutes après, vomissements qui se renouvellent à des intervalles très rapprochés : la matière des premiers était composée de substances alimentaires, imparfaitement digérées, et de bile; celle des suivants était écumeuse, filante, gluante, très analogue à de la salive ou à du suc pancréatique mêlé d'air. Sept à huit vomissements se succédèrent dans l'espace d'une demi-heure; il survint en même temps des selles demi-liquides, analogues à de la bouillie, et exhalant une odeur comme spermatique. Dans la journée, l'animal est triste, étonné, abattu, immobile, fatigué par les violents efforts qui accompagnent les vomissements ; son pouls est fréquent, sa peau chaude.— Le lendemain matin : il est moins malade; je lui fais prendre de nouveau trois grains d'émétique, et je lui lie la gueule, pour empêcher la sortie des matières contenues dans l'estomac. Quelques minutes après, efforts de vomissement, salive écumeuse autour des lèvres, selles liquides, d'un

jaune d'ocre, d'une fétidité extrême et nauséabonde. Au bout d'une demi-heure, faiblesse extrême, pouls très fréquent, mais à peine sensible. J'ôte la ligature de la gueule; l'animal ne tarde pas à vomir; il se plaint, se soutient à peine, et refuse les aliments comme la veille. Bientôt il tombe dans un état de prostration complète, et il meurt sur les trois heures après midi. — Je l'ouvris le lendemain à dix heures du matin. L'œsophage était un peu rouge à son extrémité gastrique; l'estomac et tout le canal intestinal étaient rouges, injectés, enflammés, même à l'extérieur. Sur la membrane muqueuse gastrique, généralement rouge, se distinguent des taches sanglantes, analogues à des ecchymoses, de diverse grandeur, plus multipliées dans la région splénique, et occupant les rugosités de la portion pylorique; une rougeur des plus vives, et pour ainsi dire ardente, se remarque dans toute l'étendue de la membrane muqueuse intestinale, accompagnée de quelques ecchymoses, qui, dans le rectum, tracent des espèces de *raies* de sang longitudinales, et siégeant dans les rides de cet intestin. On observait aussi des ulcérations superficielles, particulièrement dans le duodénum et sur la fin de l'iléon. L'estomac et les intestins contenaient une grande quantité de bile, de mucosités, de matière pultacée, gélatiniforme (1) et un peu de sang. Les ganglions mésen-

(1) Je ne parle point des vers, et principalement des ténias qu'on y rencontrait. J'en ai constamment trouvé chez tous les chiens que j'ai ouverts.

tériques étaient tuméfiés. — On observait quelques ecchymoses à la surface des poumons.

44. *Deuxième expérience.* Le 1er décembre 1825, à onze heures et quelques minutes, je fis prendre environ trois grains d'émétique à un chien vieux, mais fort, gras et vigoureux. Bientôt il survient des vomissements et des selles, le pouls s'accélère et l'animal refuse les aliments et les boissons; les selles d'une odeur spermatique, pultacées, blanchâtres, contiennent des portions de ténia. — Le lendemain, à dix heures trois quarts, il refuse les aliments et paraît cependant moins malade que la veille. Je lui fais prendre trois à quatre grains d'émétique et je lui lie la gueule. Il survient des selles fétides, les unes gélatiniformes, analogues à de la raclure de chair; les autres liquides, jaunes, bilieuses, mêlées de sang. La ligature s'étant détachée, l'animal vomit des matières glaireuses, écumeuses; à huit heures du soir, fièvre, refus des aliments. (Trois nouveaux grains d'émétique). Selles sanguinolentes, abattement extrême. A dix heures, prostration, regard triste, fixe, hébété, pouls très précipité, à peine sensible, gémissements sourds, par intervalles.... mort dans la nuit. — Je fis l'ouverture, le lendemain, à dix heures et demie; j'observai les mêmes altérations que chez le chien précédent, si ce n'est que la rougeur de la membrane muqueuse des ntestins était un peu moins foncée.

45. *Troisième expérience.* Le 26 novembre 1825, à dix heures du matin, j'ai fait avaler à un chien

de petite taille, cinq à six grains d'émétique, et je lui ai lié la gueule; environ une heure après, efforts violents et répétés de vomissement et de défécation, salive écumeuse à la gueule, selles glaireuses, gélatiniformes, contenant des portions de ténia; tristesse, anxiété, fièvre, respiration profonde, plaintive; prostration extrême à la suite des contractions générales que déterminent les envies de vomir. A deux heures après midi, je trouvai l'animal mort. Je l'ouvris presque immédiatement après. —Estomac contracté, contenant une bile écumeuse : sa membrane muqueuse, parsemée d'innombrables rugosités, est d'un rouge vineux dans toute son étendue. Celle du duodénum est d'un rouge plus vif et admirablement injectée : cet intestin contient de la bile, ainsi que le reste du canal digestif, qui partage, mais à un degré moins prononcé, la rougeur du duodénum. Vers le milieu de l'intestin grêle se remarquent les traces de deux anciennes ulcérations, et sur la fin de l'iléon une plaque ovalaire, semblable à celle que l'on rencontre chez les sujets qui succombent aux gastro-entérites adynamiques. Rougeur et injection sensibles de la membrane interne des oreillettes.

46. *Quatrième expérience.* Le 29 novembre 1825, à neuf heures du matin, j'ai fait avaler environ quatre grains d'émétique dissous dans une once d'eau, à un chien vigoureux et de moyenne taille, et je lui ai lié la gueule; bientôt après, efforts de vomissement, tristesse, anxiété, abattement, chaleur de la peau, fréquence du pouls; à deux heures,

l'accélération des battements du cœur est extrême, et ils sont si faibles qu'on les distingue à peine; prostration, gémissements plaintifs. L'animal ne tarde pas à tomber dans une adynamie complète; il ne peut plus se soutenir, sa respiration se ralentit, et il meurt sur les cinq heures du soir, après avoir poussé des gémissements plaintifs. Je l'ouvris le lendemain à onze heures.—Estomac aminci dans sa portion splénique, où l'on remarque des élévations granuleuses grisâtres, qui ne sont autre chose que des follicules développés, et quelques taches rouges, semblables à des ecchymoses; la membrane muqueuse est ridée et d'un rouge vineux dans la région pylorique; la surface interne du duodénum est d'un rouge fleurs de pêcher, et parsemée d'ulcérations superficielles dont le fond et les bords ne sont point injectés; de semblables ulcérations existent dans le reste de l'intestin grêle, qui est généralement blanc, et injecté dans quelques points seulement; gros intestin, sans rougeur et sain; poumons rouges et ecchymosés à leur base; le droit, en état de *splénisation* commençante, et infiltré de sang; membrane bronchique rosée; rougeur légère et injection de la membrane interne des oreillettes.

Les expériences précédentes me semblent confirmer pleinement les résultats fournis par l'observation clinique; elles nous prouvent en effet, qu'une irritation gastro-intestinale, provoquée artificiellement chez les animaux, produit des symptômes qui ont la plus grande ressemblance avec ceux qui sont assignés par les auteurs à la fièvre bileuse ou méningo-gastrique. On sent assez d'ailleurs qu'il n'est pas possible qu'il existe entre les uns et les autres une identité parfaite. Dans les expériences que je viens de rapporter, nous n'avons point observé, j'en conviens, cet appareil de symptômes qui constitue la fièvre bilieuse *grave*, *putride* ou *adynamique* des auteurs. La maladie *artificielle* que nous avons développée, caractérisée par une marche fougueuse et précipitée, semble avoir affecté cette forme effrayante de la fièvre bilieuse que les auteurs ont signalée sous le nom de cholera morbus, et qui entraîne souvent la perte des malades dans l'espace de quelques jours, ou même de quelques heures. Il serait curieux de savoir si, en suivant une marche plus lente, l'inflammation gastro-intestinale, provoquée chez les animaux, présenterait cette nuance de fièvre bilieuse dont les observations rapportées plus haut nous ont offert des exemples, et qui, comme nous venons de le dire, est désignée sous le nom de fièvre *bilieuse grave*, fièvre *bilieuse putride* ou *adynamique*. Or, c'est précisément la forme que nous observerons dans l'expérience suivante, expérience qui, sous ce rapport, me paraît digne du plus haut intérêt.

47. *Cinquième expérience.* Le 28 novembre 1825, à dix heures du matin, je fis avaler trois grains d'émétique, dissous dans une petite quantité d'eau, à un jeune chien, de grande taille et vigoureux, et je lui liai la gueule, pour empêcher le vomisse-

ment. Pendant les sept heures suivantes, l'animal, abattu, pouvant à peine se soutenir sur ses pattes, reste couché sur sa paille; il est en proie à de violents efforts de vomissement; son pouls, d'abord irrégulier, ralenti, devient fort et fréquent; sa peau est chaude, la fièvre très prononcé; il pousse des gémissements plaintifs. La respiration se fait bien entendre dans toute l'étendue de la poitrine. A cinq heures du soir, j'enlève la ligature de la gueule. Les efforts de vomissement se renouvellent, et ils sont suivis de l'expulsion d'une petite quantité de matières glaireuses, aqueuses, assez analogues à de la salive ou au suc pancréatique. A onze heures, on lui présente de l'eau et des aliments; il refuse ceux-ci; mais il boit avec une grande avidité; il se couche ensuite, continue à gémir, et à faire des efforts pour vomir. A minuit, il essaie de manger. — Le lendemain 29, les efforts de vomissement n'existent plus; les battements du cœur sont encore forts et fréquents, la peau chaude; mais du reste l'animal ne paraît pas très malade. A neuf heures, je lui fais avaler trois nouveaux grains d'émétique, et je lui lie la gueule. Bientôt après, efforts de vomissement, selles fréquentes, anxiété, abattement extrême, gémissements. A midi et demi, j'ôte la ligature: l'animal vomit un liquide écumeux, et continue d'aller fréquemment à la selle; les battements du cœur sont très précipités, mais faibles, la prostration est considérable; l'animal boit avec la même avidité; le soir, fièvre ardente, plaintes continuelles, abattement.—Le 30, au matin, l'animal reste couché, il est moins triste; il a sensiblement maigri; la fièvre s'est un peu calmée. A huit heures et demie, il avale deux nouveaux grains d'émétique que je lui présente dans deux cuillerées de lait; vomissements de la même matière que la veille; fièvre, prostration, petitesse et fréquence extrêmes du pouls, selles liquides, jaunâtres, ensanglantées, fétides; l'animal n'est plus sensible aux caresses. — 1er décembre : corps sale, exhalant une odeur infecte; tristesse, abattement et stupeur plus prononcés; œil cave; l'animal refuse avec une sorte d'horreur les aliments qu'on lui présente, et mange seulement un peu de sucre; il reste dans sa niche, immobile, se soutenant à peine sur ses pattes, chancelant comme s'il était ivre. Le soir, à six heures, on lui donne des os, et environ un quart de viande crue de mouton qu'il dévore en un instant; quelques moments après, son malaise paraît augmenter.—2 décembre: il exhale une odeur des plus fétides, ne marche qu'en chancelant, se relève difficilement, et pousse des soupirs plaintifs, quand on le force à sortir de sa niche; la fièvre et l'adynamie persistent, les yeux sont chassieux; la maigreur fait des progrès. A dix heures : il mange de la pâtée dans laquelle j'avais mis trois à quatre grains d'émétique; dans la journée, il ne survient pas de vomissement, ou s'il en est survenu, je ne m'en suis pas aperçu. A six heures du soir : assoupissement, air de stupidité et d'indifférence; aucun signe de douleur, même à la pression du ventre; pouls très fréquent et petit; respiration ronflante, par intervalles; sortes de soubresauts dans les membres; en un mot, son état est tout-à-fait comparable à celui des individus affectés de *typhus* ou de fièvre *adynamique* ou *putride.*—Le 3, au matin : lèvres sèches, croûteuses, rougeur de la membrane buccale, pouls précipité, très faible; fétidité extrême, gémissements plaintifs, prostration. Je lui fais avaler trois nouveaux grains d'émétique dans une petite quantité d'eau. Quelques minutes après, les vomissements se déclarent; ils se répètent fréquemment et ne s'opèrent qu'avec de grands efforts; l'animal ne vomit que des matières filantes, glaireuses, rendues écumeuses par l'air qu'il avale avant de les expulser; selle d'un jaune-marron, en grande partie solide, gémissements plaintifs; abattement profond. Nouveaux vomissements et plusieurs selles sanguinolentes, *dysentériques* dans la journée. Enfin, sur les cinq heures du soir, il meurt, après avoir poussé quelques hurlements.

Autopsie cadavérique, le 4, à onze heures du matin.

Lividité de la membrane muqueuse buccale; ulcères aphtheux et comme chancreux dans la portion inférieure de la membrane interne de l'œsophage; inflammation générale du canal digestif avec rougeur vive, teinte verdâtre et injection des capillaires et des branches qui les fournissent; injection apparente à l'extérieur comme à l'intérieur; membrane muqueuse gastrique parsemée d'ulcères aphtheux, plus nombreux dans la région splénique, plus étendus dans la région pylorique. De semblables ulcères existent dans le duodénum et les intestins grêles, lesquels offrent en outre des plaques ovalaires, à surface pointillée de noir; c'est vers la fin de l'iléon que la désorganisation est la plus profonde. La membrane muqueuse du gros intestin est très rouge, mais non ulcérée. Le canal intestinal, d'ailleurs, contenait une assez grande quantité de bile, des matières pultacées, analogues à de la bouillie et des vers. Rougeur cuivreuse de la membrane interne de l'oreillette droite, et surtout de la valvule tricuspide, autour de laquelle existe une injection capillaire, ainsi qu'à la surface même du ventricule correspondant; rougeur des valvules de l'artère pulmonaire: membrane interne de l'oreillette gauche, d'une teinte d'un brun marron, plutôt que d'un rouge vif; veine cave et veine porte, d'un rouge grisâtre; poumons rosés, assez sains, ainsi que les bronches et leurs ramifications.

48. L'animal qui fait le sujet de cette expérience, au lieu de succomber, comme les précédents, le premier ou le second jour de la maladie, a vécu pendant six jours. Outre les symptômes purement bilieux ou gastriques, il nous a présenté le tableau des phénomènes putrides ou adynamiques, que nous avions observés chez les malades dont nous avons rapporté l'histoire. Mais la maladie dont cet animal a été affecté ne ressemble pas à celle des malades en question, sous le seul rapport des sym-

ptômes, elle lui ressemble exactement encore sous le rapport des altérations organiques. Cette double ressemblance est une circonstance extrêmement remarquable et confirme, d'une manière pour ainsi dire admirable, l'opinion que nous avons émise sur la nature de la fièvre bilieuse ou méningo-gastrique. Cette opinion nous paraît rigoureusement démontrée par les observations, les expériences et les raisonnements qui précèdent. Cependant, pour ne négliger aucun genre de preuves dans une question de cette importance, nous allons examiner maintenant si la thérapeutique ne déposera pas aussi en sa faveur. Il est bien clair que si la méthode antiphlogistique est celle qui convient à la fièvre dite méningo-gastrique, on doit en conclure que cette maladie est de nature inflammatoire; car, ainsi que l'a dit le divin vieillard : naturam morborum *ostendit curatio*. J'espère que les observations suivantes, choisies entre un très grand nombre d'autres que j'ai recueillies, viendront à l'appui de tout ce que nous avons avancé jusqu'ici.

OBSERVATION XI.

Fièvre bilieuse ou méningo-gastrique, guérie par la méthode antiphlogistique.

49. Maranne (Joseph), âgé de 18 ans, d'une assez bonne constitution, mangea le 21 mars, à son dîner, de la viande cuite depuis long-temps, et qui commençait à se putréfier. Cet aliment était à peine introduit dans l'estomac, que ce jeune

homme se trouva très indisposé; il ne tarda pas à éprouver de la céphalalgie, un sentiment de pesanteur dans la région épigastrique, un malaise général avec vomissements et dévoiement. — Le 27, le malade, reçu à l'hôpital Cochin, nous offrit les symptômes suivants : douleur vive dans la région épigastrique et dans tout l'abdomen, dévoiement très abondant, selles fréquentes, liquides; langue sèche et rouge à la pointe; soif vive, anorexie, nausées fréquentes, éructations; sentiment de faiblesse générale, abattement, pouls petit et concentré; chaleur, sécheresse de la peau, qui est couleur d'ocre; épigastre douloureux à la pression. —Nuit du 27 au 28 : le malade est agité; il lui est impossible de dormir, il éprouve des nausées continuelles, vomit quatre à cinq fois l'eau de gomme qui lui a été prescrite. — Le 28, au matin, vingt-cinq sangsues sont appliquées sur l'épigastre. Dans la journée, vomissement de la tisane, éructations fréquentes, soif, désir des boissons froides, concentration et petitesse du pouls, sécheresse de la peau, surtout au visage, qui est violet et comme vineux. Le soir : exacerbation des symptômes, soif ardente, agitation extrême, sentiment d'une chaleur intérieure insupportable. Le malade se découvre, met les bras hors du lit, et les tient étendus et croisés au-dessus de sa tête; il cherche le frais. (Eau sucrée, acidulée avec le vinaigre.)—Le malade vomit cette boisson, qu'il trouve trop fade; le pouls est tellement déprimé et si petit, qu'il est à peine sensible; le visage est triste, abattu et languissant;

l'œil cave et profondément entouré d'un *cercle* livide. Ces symptômes semblent annoncer une terminaison funeste. Le dévoiement continue toute la journée.—La nuit du 28 au 29 fut un peu moins orageuse que la soirée de la veille ; cependant le malade ne goûta aucun repos, et fut sans cesse agité. —Le 29 : amélioration assez sensible ; cessation des vomissements; le malade désire du bouillon qu'on ne lui accorde pas ; il éprouve toujours une soif ardente et des éructations; le dévoiement est peu abondant ; le pouls s'est relevé d'une manière bien remarquable ; il est légèrement développé , et peu fréquent.—30 : presque plus d'éructations, plus de douleurs dans l'abdomen , le pouls se maintient dans son développement ; le malade est tranquille, il accuse seulement un sentiment de faiblesse : la langue s'est un peu dépouillée de sa couche limoneuse , et elle est humide. La nuit suivante, sommeil moins long que la nuit précédente.—31 : l'amélioration continue, le dévoiement a cessé; le pouls est souple et calme , la peau est halitueuse ; désir des aliments. (Deux bouillons.) — Les premiers jours d'avril furent marqués par un état d'amélioration progressive. On commença l'usage des aliments solides. Aucun accident ne troubla la convalescence, et ce malade était parfaitement guéri lorsqu'il sortit de l'hôpital le 13 avril.

La maladie dont nous venons de rapporter l'histoire s'est présentée sous cette forme de fièvre bilieuse à laquelle on a donné le nom de *cholera.* La diète, les boissons adoucissantes, secondées par l'application de quelques sangsues, ont suffi pour en procurer la guérison. Les bons effets de l'emploi des sangsues seront plus frappants dans l'observation suivante.

OBSERVATION XII.

Fièvre bilieuse ou méningo-gastrique, de forme cholérique, guérie par la méthode antiphlogistique.

50. Gilet (Jean-Marie), âgé de vingt-deux ans, maçon, blond, d'un tempérament sanguin, vigoureux, exposé à des alternatives fréquentes de chaud et de froid, était malade depuis huit jours, lorsqu'il fut reçu à l'hôpital Cochin, le 19 octobre 1822. Ce jeune homme venait, dit-il, de manger des poires et des pommes cuites, lorsqu'il ressentit tout-à-coup un violent frisson qui l'obligea de se mettre au lit. Aussitôt des vomissements se déclarent, et se répètent coup sur coup, accompagnés d'un dévoiement continuel : dans la nuit qui précéda son entrée à l'hôpital, le malade avait eu cinq à six selles. Le matin, avant son arrivée, il avait vomi une grande quantité de bile. On observait d'ailleurs les symptômes suivants : abattement, brisement des forces ; céphalalgie ; langue sèche, blanchâtre ; bouche amère, anorexie, soif vive ; douleur dans l'abdomen, et particulièrement dans l'hypochondre droit ; pouls fréquent, dur et peu développé. (Application de quarante sangsues à l'anus (1), diète, eau de gomme.) Le malade ne va pas une

(1) La veille, dix sangsues avaient été appliquées, sans succès, sur le ventre.

seule fois à la selle dans la journée, mais il éprouve encore des vomissements bilieux qui le fatiguent prodigieusement. Point de selles et vomissements moins fréquents la nuit suivante; il s'expose au froid. — Le 20 : le malade dit souffrir dans les deux côtés de la poitrine, où l'on entend une sorte de *crépitement;* du reste la percussion est parfaitement sonore; malaise, visage triste, abattu; pouls comme hier; point de vomissements ni de selles. (Eau gomm., trois bouillons). Le soir, amélioration sensible; le pouls s'est relevé. — Le 21 : cessation définitive des vomissements et du dévoiement; le malade éprouve de la toux, sans expectoration; un très léger râle crépitant se fait entendre à la partie inférieure de la poitrine. (Saignée du bras.) Le malade s'étant trouvé mal pendant l'opération, on ne retire que deux palettes de sang. Ce liquide ne présente pas la couenne dite inflammatoire. Le soir : la douleur des côtés est presque nulle, et le malade se trouve très bien. — Le 22 : crachats muqueux, légèrement striés de sang; teinte jaunâtre du visage et surtout de la conjonctive; point de selles ni de vomissements. (Trois bouillons, potage.) — Les 23 et 24 : point de fièvre, retour des forces, visage encore un peu jaune. (Quart d'aliments.) — Le 25 : le malade est convalescent; il se trouve parfaitement bien et se promène : sa digestion est bonne. — Le 26 : il sort de l'hôpital complètement guéri.

Cette observation nous offre l'exemple d'une fièvre dite bilieuse, guérie avec une extrême rapidité par l'application des sangsues et par la diète.

Dans l'observation qui suit, la guérison a été bien plus lente, et la maladie beaucoup plus rebelle. Il est vrai que le traitement fut peut-être trop peu énergique.

OBSERVATION XIII.

Fièvre dite bilieuse ou méningo-gastrique, guérie par le régime antiphlogistique.

51. Basselard (Julie), âgée de vingt-six ans, blonde, bien constituée, accouchée depuis un mois, était malade depuis cinq à six jours, lorsqu'elle fut reçue à l'hôpital Cochin, le 25 octobre 1822. La maladie débuta par des frissons dans les membres; ensuite céphalalgie, perte d'appétit, soif, fièvre. Le jour de l'entrée, nous observâmes les symptômes suivants: langue rouge sur les bords, recouverte dans son milieu d'une couche limoneuse, d'un jaune blanchâtre; nausées fréquentes, dévoiement; douleur dans le ventre, surtout à la région épigastrique; sentiment de chaleur intérieure; peau chaude; pouls fréquent, petit, facile à déprimer; abattement; parfois syncope; alternatives de sueurs et de frissons pendant la nuit; respiration libre et facile. (Immédiatement après l'entrée, vingt-cinq sangsues à l'épigastre; diète, eau gommeuse.) Le soir, cessation de la céphalalgie et de la douleur épigastrique; développement du pouls. — Le 26 : amélioration très grande. (Trois bouillons, gomme édulc.) — Le 27 : la malade se plaint d'être faible et de n'avoir point d'appétit; la langue est rouge et sèche,

le visage animé, la fièvre très vive. (Comme la malade nourrit son enfant, on lui permet un peu de lait.) — Le 28 : dévoiement très fort. (Quinze sangsues au siége, trois bouillons.) — Le 29 : la fièvre persiste. — Le 30 : coucher en supination, réponses lentes ; lèvres légèrement encroûtées ; air d'étonnement ; délire loquace, plaintes continuelles ; hoquet, dévoiement moins fort. (On lui retire enfin son enfant.) — Le 31 : fièvre, gonflement douloureux des seins, peau sudorale, réponses plus faciles. — Le 1er novembre : elle ne se plaint que du dévoiement ; elle a dormi les trois jours suivants ; cessation du hoquet, langue humectée, dévoiement moindre, prostration ; pouls toujours fébrile, moins développé ; seins moins gonflés, visage maigre, nez effilé. (Eau gomm., décoction blanche, trois bouillons.) — Les 5, 6 et 7 : le dévoiement a complètement cessé, la fièvre est peu marquée ; la malade, de mauvaise humeur, demande instamment des aliments. (Trois bouillons.) — Les 9, 10 et 11 : le dévoiement revient un peu ; la langue est rouge, sèche, la fièvre plus marquée. (Même prescription.) — Le 14 : tristesse, désir plus vif des aliments. (Bouillons, soupe, potage.) — Le 15 : selles avec ténesme. (Lavement, graine de lin et pavot.) — Le 16 : cessation du ténesme, fièvre très légère, langue toujours rouge, sèche et rugueuse. (Même prescription). — Le 17 : bien. Dans la nuit, elle se lève et marche les pieds nus dans la salle. — Le 18 : toux, douleur dans le côté gauche. (Trois bouillons, deux potages.) — Le 19 : répugnance très forte pour le bouillon, depuis hier qu'elle l'a vomi. (Potage.) — Le 21 : cessation de la toux et de la douleur de côté, nausées après avoir pris du bouillon. — Le 22 : bien. — Le 23 : sorte de rechute, vomissements d'un liquide verdâtre, et des boissons; face tiraillée, triste; abattement, pouls très fréquent et faible. — Les deux jours suivants : persistance des vomissements; intermittences nombreuses du pouls. Pendant les derniers jours de novembre, la malade vomit toutes les tisanes; on lui donne de l'eau fraîche, elle la vomit également par intervalles, mais pas toujours ; ses traits expriment de plus en plus la tristesse et le découragement; les intermittences du pouls continuent. La malade ayant demandé avec instance un œuf frais, on le lui permit; mais elle le vomit presque aussitôt après l'avoir pris. (Lim. tartar., eau pure.) — Dans les premiers jours de décembre, le pouls recouvre sa régularité ; il bat environ quatre-vingt-dix fois par minute. La malade prend un peu de lait, sans le vomir; l'eau de réglisse n'est pas rejetée non plus. — Le 7 décembre : retour de l'intermittence du pouls; langue toujours rouge; quelques vomissements. — Les trois jours suivants : point de vomissements, pouls régulier; visage moins contracté; maigreur extrême. (Une tasse de lait, matin et soir.) — Les 10 et 11 : pouls très petit, mais régulier; pas de vomissement, même du bouillon dont on reprend l'usage; visage moins triste; désir de vin et de viande. Nous commençons à concevoir l'espérance d'une guérison, que nous avions si souvent regardée comme impossible. — Le 12 : la convalescence est confirmée ; la malade boit un peu de vin coupé, et mange du pain, sans vomir ; son sommeil est bon. — Les jours suivants : elle s'enrhume légèrement, cependant elle mange le quart d'aliments ; elle se lève ; son visage se remplit et commence à s'arrondir ; les vomissements ne reviennent point. Sur la fin de décembre, l'embonpoint est en partie revenu ; le visage est plein et coloré ; la fièvre est depuis long-temps tout-à-fait dissipée. Cependant la malade reste à l'hôpital jusqu'au 27 janvier, qu'elle sort en très bonne santé.

Jamais malade ne nous a donné de plus sérieuses et de plus justes inquiétudes que le sujet de l'observation que l'on vient de lire. Nous aurions pu recourir à de nouvelles applications de sangsues, en réfléchissant au soulagement presque instantané que la malade avait retiré de la première. Mais nous fûmes effrayés par l'extrême faiblesse de la malade, et nous ne pensions pas d'ailleurs que l'art fût capable de la sauver. Nous ne perdrons jamais le souvenir de cette cure inespérée, et qui nous offre un exemple si remarquable de toutes les ressources de la nature.

OBSERVATION XIV.

Fièvre dite bilieuse ou méningo-gastrique, guérie par la méthode antiphlogistique.

52. Leroy (Clémentine), âgée de vingt-deux ans, d'un tempérament lymphatique, était affectée d'une suppression de règles, depuis quatre mois, et

malade depuis huit jours, à la suite d'un refroidissement subit, lorsqu'elle fut admise à l'hôpital Cochin, le 18 octobre 1822. La maladie débuta par la fièvre, la céphalalgie, des douleurs de reins et des vomissements. Ces symptômes persistèrent jusqu'au jour de l'entrée. Alors, on observait en outre les phénomènes suivants : langue blanche, humide; soif vive; anorexie; dévoiement; peau chaude, sèche, si ce n'est pendant les paroxysmes nocturnes, qu'elle se couvre de sueurs; pouls fréquent, petit. Le lendemain, on prescrit quinze sangsues au siége, l'eau de gomme et la décoction blanche. Le soir : fièvre moins vive; la malade sent que les sangsues l'ont beaucoup soulagée. — Le 20 : l'amélioration est très marquée. (Potage.) — Le 21 : l'appétit se prononce ; convalescence ; il existe un peu de dévoiement ; on ne donne que du bouillon et des potages les deux jours suivants. — Le 24 : on accorde le quart de portion. — Le 25 : la malade se promène ; le pouls est encore accéléré. Les jours suivants, la malade reprend de l'embonpoint ; elle ne reste à l'hôpital que pour y prendre quelques bains. Elle sort le 9 décembre, bien portante, quoique ses règles ne fussent pas encore revenues.

Je pourrais joindre aux précédentes observations plusieurs exemples de fièvre bilieuse *grave*, *adynamique* ou *putride*, guérie par la méthode antiphlogistique; mais comme je serai obligé de revenir plus tard sur cette fièvre, je réserve pour cette occasion les faits dont il s'agit. Je me contenterai donc de présenter ici une seule observation de cette espèce.

OBSERVATION XV.

Fièvre bilieuse grave ou gastro-adynamique, guérie par les antiphlogistiques.

53. Perronet (Jean-Baptiste), âgé de dix-sept ans, maçon, blond, bien constitué, d'un tempérament sanguin, bilieux, habitant Paris depuis trois mois, souvent exposé à des alternatives de chaud et de froid, et mangeant habituellement beaucoup, éprouva tout-à-coup, le 15 avril 1822, de la fièvre avec malaise général, lassitude dans les membres, diarrhée peu abondante. — Le 16, il fut obligé de garder le lit. — Le 19, il est entré à l'hôpital Cochin, et nous a présenté les symptômes suivants : céphalalgie ; face colorée ; lassitude dans les membres ; langue chargée d'une couche limoneuse, jaunâtre, rosée sur les bords, sèche ; amertume de la bouche ; anorexie ; soif vive ; nausées ; vomissement même de l'eau dont le malade se sert pour tisane ; dévoiement léger ; toux ; crachats muqueux ; pouls fréquent et vif ; peau sèche, chaude et comme brûlante dans toute l'étendue de l'abdomen, lequel est peu sensible à la pression ; sommeil assez tranquille ; vomissement d'un bouillon donné par la sœur de la salle. Prescription : vingt-cinq sangsues à l'épigastre ; diète ; eau gommeuse. Le soir, pouls plus développé. — Le 20 : peu d'amélioration. (Diète absolue, trente sangsues sur le ventre, looch.) Le malade s'expose au froid pour aller aux latrines ; sa

émarche est chancelante; il peut à peine se sou-
nir, et rentre dans la salle le visage couvert
une sueur froide. Le soir, moins de chaleur à
peau; pouls fréquent. — 21, 22 : à peu près
ême état; peu de sommeil, cessation des vo-
issements; selles rares, accompagnées de té-
esme; soif vive. — 23 : chaleur considérable et bal-
nnement du ventre; prostration adynamique;
istaxis peu abondante; réponses difficiles et tar-
ves qui fatiguent le malade; sécheresse des lèvres
de la langue qui est recouverte d'une couche
noneuse jaunâtre (Trente sangsues au ventre.)
ans la nuit du 23 au 24, peu de sommeil; vomis-
ment d'un liquide bilieux, verdâtre, très amer.
- 24 : amélioration légère; le malade dit lui-même
trouver mieux; assoupissement; abattement;
uls souple et assez développé (cent quatre pul-
tions par minute); le décubitus a toujours lieu sur
dos. — Le 25 : même état; dans la nuit, un peu
sommeil. — Le 26 : toujours air de stupeur et
indifférence pour ce qui l'entoure; assoupissement
n peu moindre que la veille; les régions cæcale et
igastrique ne sont plus sensibles au toucher;
ésir des aliments. — Depuis le 27 avril jusqu'au
r mai, l'état du malade est stationnaire; le pouls
nserve toujours sa fréquence; le ventre est tou-
urs chaud; le malade désire ardemment des ali-
ents; il se plaint de faiblesse. — Le 3 : l'abattement
t bien diminué; le pouls a perdu de sa fréquence.
Trois bouillons.) — Le 5 : idem. (Deux potages.) —
e 6 : pouls calme et souple, bon appétit; point

d'abattement; retour des forces. — Le 7 : convalescence déclarée; le malade se lève et se promène dans la salle ; le pouls n'est point fébrile ; peu de chaleur à la peau. — Du 8 au 15, la convalescence continue; la langue est nette, humide; la peau fraîche; la digestion facile; les forces reviennent; on augmente graduellement les aliments. — Sorti le 23.

ARTICLE II.

HISTOIRE GÉNÉRALE DE LA FIÈVRE DITE BILIEUSE OU MÉNINGO-GASTRIQUE.

§ I. SYMPTÔMES.

54. Langue couverte d'une couche blanchâtre ou jaunâtre, plus épaisse à la partie moyenne qu'aux bords et à la pointe de cet organe; rougeur de la membrane muqueuse buccale, plus apparente sur les bords et à la pointe de la langue que partout ailleurs ; sécheresse, empâtement, amertume de la bouche, anorexie, nausées ; soif plus ou moins vive, assez souvent nulle à l'origine de la maladie ; désir des boissons fraîches, acidules; quelquefois teinte légèrement jaune de la conjonctive et des environs des ailes du nez et de la lèvre supérieure, avec rougeur plus ou moins foncée des joues ; vomissements bilieux plus ou moins nombreux, éructations nidoreuses, hoquet, sentiment de chaleur, d'embarras, de pesanteur, ou même véritable douleur dans la région épigastrique et dans les hypochondres ; tension et développement léger du ventre, avec ou sans dou-

ur à la pression; coliques, borborygmes, dé-
)iement, selles bilieuses avec ou sans ténesme;
ıelquefois constipation; céphalalgie sus-orbi-
.ire, ou occupant toute la tête, insomnie, rê-
ısseries; malaise général; sentiment de lassitude
: de brisement dans les membres; douleur dans
région lombaire; abattement, agitation.—Peau
ıaude, sèche, âcre au toucher, surtout dans la
:gion abdominale; pouls fréquent, dur, déve-
ppé, quelquefois petit, déprimé, irrégulier,
ıtermittent. Urines peu abondantes, chaudes,
'une couleur safranée ou d'une teinte foncée.

Les symptômes que je viens de décrire se ma-
ifestent lentement ou d'une manière brusque et
ıstantanée. Dans ce dernier cas, les malades
)rouvent tout-à-coup un frisson plus ou moins
ënéral, plus ou moins long et plus ou moins
olent, avec ou sans tremblement, et auquel
ıccède de la chaleur.

Tous les malades ne présentent pas d'ailleurs
ensemble des symptômes décrits ci-dessus :
s uns n'éprouvent que ceux qui caractérisent
irritation de l'estomac, du duodénum, du foie
: du pancréas, et dont l'ensemble constitue
embarras gastrique des auteurs; les autres, au
)ntraire, sont affectés de symptômes qui in-
iquent une irritation des intestins, et que les
ıteurs ont désignés sous le nom d'*embarras*
ıtestinal. Les deux états dont il s'agit peuvent
xister à la fois chez le même individu; ils peu-
ent aussi, de l'aveu même de tous les pyréto-

graphes, se manifester, indépendamment de tout mouvement fébrile. Un semblable aveu, qui repose sur l'observation la plus exacte, a cependant de quoi nous surprendre de la part des médecins qui considèrent les états indiqués comme constituant un ordre particulier de *fièvres*. Il est assez singulier, en effet, de donner le nom de *fièvre* à des symptômes que l'on avoue exister assez souvent sans être accompagnés de fièvre ! Cette contradiction, et beaucoup d'autres semblables, étaient inévitables dans l'ancienne doctrine pyrétologique; elles suffiraient seules pour la faire à jamais rejeter. Mais revenons à notre sujet.

55. Les symptômes de la maladie connue sous le nom de fièvre bilieuse ou gastrique offrent de remarquables différences suivant la nature et l'intensité des causes déterminantes, suivant les diverses complications, et suivant plusieurs autres circonstances qui, communes à toutes les maladies en général, ne doivent pas être l'objet de réflexions particulières. Nous dirons seulement ici que c'est probablement par l'intensité des causes morbifiques qu'il faut expliquer la gravité des symptômes que l'on observe dans cette nuance de fièvre bilieuse, que l'on a décrite sous le titre de cholera morbus, et qui peut entraîner la perte des malades dans l'espace de quelques jours, ou même de quelques heures. On reconnaît cette effrayante forme de fièvre bilieuse, c'est-à-dire de gastro-entérite, aux signes suivants : coliques violentes, sensation inexprimable de malaise dans

tout l'abdomen, vomissements et déjections alvines qui se succèdent avec une extrême rapidité, épreintes, ténesme insupportable, frissons, froid des extrémités, sueur froide et visqueuse, pâleur et décoloration du visage ; traits exprimant l'anxiété, le découragement et le désespoir ; pouls précipité, irrégulier, déprimé, petit, à peine sensible ; agitation continuelle et comme convulsive : une bile verdâtre constitue en grande partie la matière des vomissements ; les selles sont variables, tantôt sanguinolentes, bilieuses, analogues à du jaune d'œuf, d'autres fois semblables à de la raclure de chair, gélatiniformes ou albumineuses ; quelquefois noirâtres, constamment très fétides.

Lorsque la fièvre bilieuse des auteurs ne cède pas aux moyens de l'art, elle revêt ordinairement les caractères de la fièvre putride ou adynamique. Je dois me borner en ce moment à signaler ce genre de terminaison, pour ne pas anticiper sur des considérations qui seront placées plus convenablement dans le chapitre que nous consacrerons à l'histoire de la fièvre *adynamique*.

§ II. ALTÉRATIONS ORGANIQUES, OU CARACTÈRES ANATOMIQUES DE LA FIÈVRE DITE BILIEUSE, OU DE L'IRRITATION GASTRO-INTESTINALE.

56. Nous savons que les malades ne succombent pas à la fièvre bilieuse proprement dite, ou, ce qui est la même chose, à ce degré de la gastro-entérite qui produit la fièvre que je viens de nommer : par conséquent, l'autopsie cadavérique ne nous a presque rien appris sur les altérations que présen-

tent alors les organes malades. Dans les cas assez rares où des individus atteints de fièvres bilieuses ont succombé, par suite d'une complication de cette fièvre avec une autre maladie, l'inspection cadavérique a fait voir que la membrane muqueuse gastro-intestinale était rouge, injectée, et plus ou moins épaissie. Pour nous, à défaut d'observations directes sur ce sujet, nous nous contenterons de rappeler ici le résultat des expériences consignées dans l'article premier de ce chapitre; or, chez tous les chiens qui sont morts, le premier ou le second jour, de la fièvre *bilieuse* que nous avions développée en eux, par l'administration de quelques grains d'émétique, nous avons observé une injection considérable, une rougeur très vive, et des ecchymoses ou des taches de sang dans toute l'étendue de la membrane muqueuse gastro-intestinale. Ce résultat est conforme à celui fourni par l'ouverture du corps des individus qui, comme je l'ai dit plus haut, ont péri par l'effet de la complication de la fièvre bilieuse avec une autre maladie.

Quant aux altérations que l'on rencontre chez les malades qui sont morts après avoir présenté les symptômes de la fièvre bilieuse grave, adynamique ou putride, elles sont parfaitement connues, et ont été décrites, dans ces derniers temps, avec une exactitude qui laisse peu de chose à désirer (1); on peut voir des exemples de ces altéra-

(1) Les ouvrages où les altérations dont il s'agit ont été le mieux décrites, sont la *Pyrétologie* de M. Boisseau, le

tions dans les observations quatrième, cinquième, sixième, septième, huitième, neuvième, dixième, et dans l'expérience cinquième de cet ouvrage; nous en présenterons plusieurs autres, dans les chapitres où nous nous occuperons de la fièvre *adynamique* et de la fièvre *ataxique* des auteurs. Ce n'est qu'après avoir exposé tous les faits particuliers que nous tracerons un tableau général des altérations de la membrane muqueuse gastro-intestinale, observées dans les cas dont nous nous occupons. Mais, dès ce moment, nous devons indiquer toutes ces altérations, qui sont : la rougeur, l'injection, l'infiltration sanguine, l'épaississement, les plaques ovalaires, les ulcères, la gangrène, le ramollissement de la membrane muqueuse, la facilité avec laquelle on la détache des membranes sous-jacentes, dans toute l'étendue de l'inflammation. Le gonflement, le ramollissement, l'injection, la rougeur des ganglions mésentériques accompagnent presque constamment les altérations précédentes. Nous ne disons rien ici sur l'aspect extérieur des organes digestifs, ni sur les matières contenues dans leur canal; nous y reviendrons ailleurs.

§ III. CAUSES.

57. Ces causes sont: le tempérament bilieux,

premier volume de la *Clinique médicale*, l'ouvrage de M. Billard sur la membrane muqueuse gastro-intestinale, et le Mémoire de M. Hutin sur le même sujet.

la chaleur atmosphérique (1), les excès d'aliments et de boisson, l'usage d'aliments malsains, indigestes ou trop irritants ; l'ingestion de boissons froides pendant qu'on est en sueur; l'abus des liqueurs fermentées ; de divers médicaments stimulants, tels que les émétiques, les purgatifs, les poisons irritants ; des fatigues et des veilles prolongées.

Nous répèterons ici que les diverses causes que nous venons d'indiquer modifient, chacune à leur manière, la marche et l'intensité de la maladie, sans en changer la véritable nature ; la chaleur atmosphérique prolongée, secondée par des écarts de régime ou par l'usage d'aliments de mauvaise qualité, est la cause la plus générale de la fièvre bilieuse, soit sporadique, soit épidémique.

§ IV. TRAITEMENT.

58. Pour traiter une maladie rationnellement, il faut en connaître la nature. Les anciens médecins, et en général tous ceux qui ont précédé M. Broussais, ignorant que la fièvre bilieuse consistait essentiellement en une phlegmasie gastro-intestinale, n'ont pu la traiter que par des moyens purement empiriques. Plusieurs praticiens célèbres, tels que Sydenham, Sarcone, Tissot, et surtout Stoll, employaient les *évacuants* dans le traitement de la fièvre qui nous occupe ; et l'on sait avec quelle complaisance le dernier de ces médecins a préconisé

(1) Voilà pourquoi la fièvre dite bilieuse est si fréquente dans les pays chauds et dans l'été, surtout vers la fin de cette saison.

les avantages de l'émétique. Dehaen, dans le cours de sa longue pratique, assure au contraire n'avoir jamais eu l'occasion d'administrer avec succès les vomitifs. Quel parti prendre, entre des praticiens également recommandables et d'une opinion diamétralement opposée? Chacun d'eux apporte à l'appui de sa méthode une masse imposante de faits. Il faut donc examiner ces faits, les *peser* pour ainsi dire, et les soumettre au creuset d'une saine analyse, ou plutôt à l'épreuve d'une nouvelle expérience.

59. Il semblerait que les émétiques devraient être généralement proscrits du traitement de la fièvre bilieuse, aujourd'hui que les progrès de l'observation et les lumières fournies par l'anatomie pathologique nous ont démontré que cette maladie n'est véritablement qu'une phlegmasie gastro-intestinale, plus ou moins violente. Il est vrai que la doctrine de M. Broussais a fait perdre à ces moyens une grande partie de l'immense crédit dont ils jouissaient depuis si long-temps. Néanmoins ils comptent encore des partisans, même parmi quelques uns des médecins qui font le plus d'honneur à notre époque. C'est ainsi, par exemple, qu'un excellent observateur, l'auteur de la *Clinique médicale*, rapporte un assez grand nombre d'observations de fièvres gastriques ou bilieuses guéries par l'usage des vomitifs ou des purgatifs. La méthode évacuante, dit-il, a réussi non seulement dans les cas de simple embarras gastrique ou intestinal sans fièvre, mais encore dans ceux où il existait

une réaction fébrile assez forte, et lorsque la langue présentait une rougeur intense, et qu'elle tendait à se sécher (1). D'autres sujets, affectés également de fièvre dite bilieuse, ont été mis à l'usage seul des boissons mucilagineuses et acidules ; chez d'autres enfin, on a eu recours aux émissions sanguines. De ces observations recueillies dans le service de l'un de nos meilleurs praticiens, M. Andral conclut qu'on ne saurait donner une préférence exclusive à l'une des trois méthodes, dont il a étudié les effets. L'opinion d'un médecin aussi distingué, appuyée sur des faits qu'il a observés lui-même, mérite une considération sérieuse. Cependant, nous pensons que les observations publiées par M. Andral ne sont pas assez nombreuses pour qu'on puisse porter un jugement définitif sur l'efficacité de la méthode évacuante. Il nous a semblé que cet habile observateur n'avait pas encore rigoureusement indiqué les caractères au moyen desquels on pourrait distinguer les cas où les évacuants doivent être employés, de ceux où il ne convient que de faire usage des adoucissants, des rafraîchissants et des émissions sanguines. Cette distinction est de la plus haute importance ; car il est impossible d'admettre que les émétiques et les purgatifs puissent être administrés *impunément* dans tous les cas de *fièvre* bilieuse, c'est-à-dire d'irritation gastro-intestinale. Or, s'il existe des circonstances où ces moyens ne seraient pas *impu-*

(1) *Clinique médicale*, tom. Ier, p. 47.

nément mis en usage, s'il en existe même où ils pourraient être suivis des plus fâcheux accidents, on conçoit que le médecin qui n'aurait aucun signe positif propre à lui faire reconnaître ces circonstances serait incessamment exposé à commettre les plus dangereuses erreurs. Pour nous, nous avouerons franchement que, hors les cas d'indigestion et d'empoisonnement, nous ne voyons pas quelles sont les indications d'après lesquelles on peut se déterminer à donner les évacuants en général, et l'émétique en particulier. Et bien persuadé que, dans tous les autres cas où l'émétique a été employé, on aurait pu obtenir la guérison sans son secours, nous n'hésitons pas à lui préférer, soit la diète et les délayants seuls, soit ces mêmes moyens, secondés par les saignées locales. Nous sommes d'autant plus porté à cette préférence, que, dans plusieurs circonstances, l'émétique entraînerait les suites les plus funestes, tandis que, dans aucune, les moyens que nous lui préférons, sagement dirigés, ne sauraient avoir des inconvénients graves.

60. J'ai rapporté dans l'article précédent quelques observations de fièvre dite *bilieuse* guérie par la méthode antiphlogistique. Mon intention n'est pas d'en offrir ici de nouvelles; mais je ne puis m'empêcher de déclarer que j'en possède dans mes cartons plusieurs centaines tout-à-fait semblables. J'ajouterai que, pendant l'année 1822, sur quinze cent vingt-six malades reçus à l'hôpital Cochin, et dont j'ai recueilli toutes les observa-

tions, nous n'avons pas prescrit plus de deux ou trois fois l'émétique, bien que nous ayons eu sous nos yeux plus de trois cents fièvres bilieuses simples ou compliquées. Cependant la mortalité n'a pas été considérable; car, tandis que dans tous les hôpitaux de Paris cette mortalité est d'environ un sur six, elle ne fut que d'un sur dix à l'hôpital Cochin. J'ose assurer que, dès leur origine, traitées par la diète, les boissons délayantes, acidules ou gommeuses, et par quelques émissions sanguines, presque toutes les fièvres dites *bilieuses* auraient une heureuse terminaison. Je n'oserais affirmer qu'il en serait ainsi si toutes étaient traitées par l'émétique et les purgatifs.

61. Je conçois que, à une époque où le mot *fièvre bilieuse* ne donnait l'idée d'aucune affection organique fixe et déterminée, on a pu, sans scrupule, sans examen même, adopter une méthode soutenue, et en quelque sorte justifiée par l'autorité d'un des plus illustres observateurs du siècle dernier. Mais il n'en est plus de même aujourd'hui. Quelque imposante que soit l'autorité du célèbre médecin de Vienne, elle est moins respectable que celle des faits : celle-là seule est infaillible. Il s'agit donc de savoir si l'opinion de Stoll est fondée sur une masse de faits fidèlement interprétés, et si elle mérite réellement la sanction de l'expérience et de l'observation. Il ne nous appartient pas de décider une si grave question. Nous ferons seulement remarquer que Stoll lui-même, si grand partisan de l'émétique, reconnaît qu'il est des

symptômes bilieux qui ne sont avantageusement combattus que par les seuls antiphlogistiques : *adfuêre*, dit ce savant médecin, *symptomata biliosa plura, attamen antiphlogistica profuère sola.* Ainsi donc, Stoll, d'accord en ce point avec tous les véritables praticiens, convient qu'il se rencontre des *fièvres bilieuses* qui réclament impérieusement l'emploi des antiphlogistiques. Or, jusqu'à ce que les partisans de Stoll nous aient appris à distinguer de ces fièvres celles qui exigent l'usage de l'émétique et des autres évacuants, nous croyons qu'il est d'un médecin sage et prudent de s'en tenir à la pratique de Dehaen et de M. Broussais, laquelle consiste à prescrire les boissons délayantes, acidules, et les émissions sanguines locales. Cette méthode, vraiment antiphlogistique, s'adapte à la nature connue de la maladie, et déjà d'innombrables observations viennent déposer en sa faveur. Nous avons vu les symptômes bilieux disparaître avec une extrême rapidité, et comme par enchantement, par l'application des sangsues, soit à l'anus, lorsqu'il existe du dévoiement; soit à la région épigastrique, dans les autres cas. L'eau de gomme, de groseille, la limonade, l'eau pure, si les malades la préfèrent, les fomentations émollientes sur l'abdomen, les lavements adoucissants, doivent être employés en même temps que les saignées locales. Ajoutons que la saignée générale peut être avantageuse chez les sujets sanguins, pléthoriques, surtout lorsque la réaction fébrile est très violente.

62. Nous avons dit précédemment que les seuls cas où l'émétique pourrait être prescrit avec succès, sont ceux où l'estomac contient des matières dont la présence le fatigue et l'irrite, comme cela se rencontre dans l'indigestion ou l'embarras gastrique proprement dit, et dans certains empoisonnements. Alors même les vomitifs ne sont pas utiles comme moyens directement antiphlogistiques, mais comme propres à délivrer l'estomac de la cause irritante à l'action de laquelle il était soumis : en un mot, ce n'est pas la maladie, c'est la cause qu'ils font disparaître. Et de même qu'en chirurgie, toutes les fois qu'une inflammation est produite par la présence d'un corps irritant dans nos parties, le premier soin du chirurgien est de retirer ce corps; ainsi le médecin doit s'occuper avant tout de combattre, par tous les moyens qui sont en son pouvoir, la cause qui a déterminé et qui entretient l'irritation dont il observe les phénomènes. En effet, tant que cette cause persiste, tant que cette *épine*, pour me servir de l'expression de Van-Helmont, reste enfoncée dans le sein des organes, tous les moyens antiphlogistiques deviennent sinon inutiles, du moins impuissants.

63. Que si l'on nous accuse d'avoir trop limité l'usage de l'émétique dans le traitement des fièvres bilieuses, nous répondrons que ce n'est pas sans raison que nous en redoutons les effets. Quoi! lorsque nous avons démontré que ces prétendues fièvres *essentielles* consistent *essentiellement* en une phlegmasie gastro-intestinale, lorsque nous en

avons développé tous les symptômes, chez les animaux, par l'administration de quelques grains d'émétique, nous ne craindrions pas de vanter ce médicament comme le plus efficace de tous les moyens que l'art peut leur opposer! Certes, nous doutons que tous les médecins qui prodiguent l'émétique à leurs malades puissent alléguer en faveur de leur pratique des motifs plus puissants que ceux d'après lesquels nous croyons devoir en rejeter l'usage. Que, dans les maladies dont le siége est hors des voies digestives, plusieurs médecins, émules de Rasori, administrent des doses d'émétique capables d'effrayer les praticiens les moins timides, à la bonne heure : nous promettons d'imiter leur exemple, quand ils nous auront rigoureusement démontré: 1° que ce remède agit comme contre-stimulant; 2° que la maladie communique à nos organes une sorte de *tolérance*, pour une substance dont, dans l'état normal, ils supportent si impatiemment la présence. Mais qu'il nous soit du moins permis de nous abstenir de l'émétique dans le traitement d'une maladie qui n'est autre chose qu'une phlegmasie fébrile des voies digestives; et qu'on nous pardonne de ne pas essayer de guérir cette maladie avec le même agent dont nous nous sommes servis pour la produire en quelque sorte de toutes pièces; à moins que, semblable à la lance d'Achille, ce merveilleux médicament ne possède l'heureuse prérogative de guérir les maux qu'il a faits (1).

(1) Voyez le beau Mémoire de M. Magendie sur l'émétique.

CONCLUSION

SUR LA FIÈVRE DITE BILIEUSE.

64. 1° Cette maladie consiste essentiellement en une phlegmasie de la membrane muqueuse gastro-intestinale, avec irritation consécutive du foie, du pancréas et des autres organes avec lesquels cette membrane a des connexions immédiates.

2° Cette irritation gastro-intestinale n'est pas constamment et nécessairement accompagnée de fièvre ; par conséquent il n'est pas exact de lui donner le nom de fièvre bilieuse.

3° La fièvre que détermine l'irritation gastro-intestinale n'est et ne peut être autre chose que la transmission de cette irritation aux diverses parties dont se compose le système circulatoire ; en un mot, cette fièvre est une phlegmasie locale *généralisée*.

4° La fièvre dite bilieuse n'est donc pas une affection différente des phlegmasies, et qu'il faille placer dans une classe particulière de maladies ; elle ne saurait exister indépendamment de l'inflammation des organes digestifs : donc elle n'est pas *essentielle*.

CHAPITRE III.

DES FIÈVRES MUQUEUSES, PITUITEUSES OU ADÉNO-MÉNINGÉES.

65. « Quelque induction qu'on tire des faits par- » ticuliers, dit M. Pinel, quelque manière de rai- » sonner qu'on adopte sur l'action des mucosités » surabondantes ou viciées contenues dans le » canal alimentaire, on ne peut guère mécon- » naître une affection primitive dirigée sur l'organe » sécrétoire, c'est-à-dire une irritation particulière » de la membrane muqueuse qui revêt les premières » voies, et qui, par une sorte de correspondance » sympathique avec les autres systèmes de l'écono- » mie animale, produit l'ordre des fièvres mu- » queuses (1). » Ne doit-on pas s'étonner, après avoir lu ce passage, que M. Pinel ait considéré la fièvre muqueuse comme étant essentielle, et non symptomatique? Comment concevoir, en effet, qu'une *fièvre produite par la correspondance sympathique* de la membrane muqueuse digestive irritée avec les autres systèmes, ne soit pas une fièvre symptomatique, ou, ce qui est la même chose, une fièvre *sympathique ?*

66. D'ailleurs, si l'on consulte les principaux ouvrages publiés sur la fièvre muqueuse, on ne

(1) *Nosographie philosophique*, tom. I, pag. 131.

tardera pas à se convaincre que cette maladie, ainsi que l'a dit M. Pinel, consiste essentiellement en une irritation plus ou moins violente de la membrane muqueuse gastro-intestinale. Sarcone, qui, sous le nom de fièvre glutineuse gastrique, a décrit une épidémie de fièvre muqueuse qui régna à Naples en 1764, trouva sur les cadavres des individus qu'il eut occasion d'ouvrir, les traces les moins douteuses d'une phlegmasie gastro-intestinale. Rœderer et Wagler, qui ont également observé une épidémie de fièvre muqueuse, qu'ils ont décrite sous le nom de maladie muqueuse, déclarent qu'ils ont *toujours* trouvé des marques d'une inflammation tant externe qu'interne du canal alimentaire : *semper in canali alimentario tàm externæ quàm internæ inflammationis notæ observantur* (1). Des ulcérations aphtheuses sur la membrane muqueuse de l'arrière-bouche ; la rougeur, l'épaississement, l'ulcération, la gangrène de la membrane muqueuse gastro-intestinale ; le développement des follicules muqueux sous forme de pustules ou de végétations; l'inflammation, la *gangrène* du mésentère; la rougeur, la tuméfaction inflammatoire des ganglions mésentériques, surtout aux endroits correspondants aux portions enflammées des intestins : telles sont les principales altérations organiques signalées par Rœderer et Wagler. Est-il permis, de bonne foi, de faire, d'une maladie caractérisée par de sem-

(1) *Tractatus de morbo mucoso*, Gœttingæ, 1783.

blables altérations, une fièvre *essentielle*, une fièvre indépendante d'une phlegmasie quelconque? Quel est donc le fatal empire des préjugés sur les têtes les mieux organisées, puisque la connaissance de ces lésions organiques n'a pas empêché M. Pinel de faire de la maladie qu'elles constituent un ordre de *fièvres essentielles*, c'est-à-dire de fièvres essentiellement distinctes de celles qui accompagnent les phlegmasies? Qu'ils sont épais et difficiles à soulever les voiles dont les idées, consacrées par le temps et l'autorité de noms célèbres, enveloppent notre esprit, puisque, plus de trente ans après le bel ouvrage de Rœderer et de Wagler sur la maladie muqueuse, on trouve encore cette maladie rangée parmi les *fièvres essentielles!* Pourquoi n'a-t-on pas aperçu plus tôt les traits de lumière qui jaillissaient de cet important ouvrage? Hâtons-nous donc enfin de sortir d'un long et déplorable aveuglement, et réparons l'espèce de faute scientifique dont nous sommes coupables, en applaudissant sincèrement aux travaux des hommes, quels qu'ils soient, qui nous ont enrichi de vérités nouvelles sur la doctrine des fièvres.

67. Puisqu'on doit reconnaître que la maladie décrite sous le nom de fièvre muqueuse essentielle est le résultat d'une inflammation gastro-intestinale, on est obligé d'admettre en même temps que cette fièvre est essentiellement la même que la fièvre bilieuse.

68. Ainsi, les symptômes décrits sous le nom de fièvre muqueuse, et ceux décrits sous le nom

de fièvre bilieuse, ne sont que deux des nuances que peut affecter la phlegmasie des organes digestifs. Mais puisque nous avons tracé le tableau de la fièvre bilieuse dans le chapitre précédent, ce serait nous exposer aux plus fastidieuses répétitions que de présenter maintenant celui de la fièvre muqueuse, lequel ne diffère du précédent que par quelques traits fugitifs à peine dignes d'être notés. Qu'il nous suffise de dire que les circonstances qui favorisent plus particulièrement le développement des symptômes muqueux sont : le tempérament lymphatique, l'habitation dans des lieux froids et humides, l'usage d'une nourriture malsaine, une abstinence prolongée, et peut-être quelques autres circonstances peu connues encore, et fort peu importantes à connaître.

69. Je crois d'ailleurs que la maladie dite fièvre muqueuse, telle que l'a décrite M. Pinel, ou se rencontre très rarement, ou qu'elle est presque toujours confondue avec la fièvre méningo-gastrique. En effet, en repassant sous mes yeux les nombreuses observations que j'ai recueillies sur les fièvres dites essentielles, je n'en trouve aucune qui porte le nom de fièvre muqueuse, et depuis plusieurs années que je fréquente les divers hôpitaux de la capitale, je ne me souviens pas qu'aucun des médecins dont j'ai suivi la clinique ait désigné sous la dénomination de muqueuse quelqu'une des centaines de fièvres soumises à son observation. En parcourant le volume dans lequel mon ami le docteur Andral s'est occupé des *fièvres*,

je ne me suis pas aperçu non plus qu'il y fût question de fièvre muqueuse ou pituiteuse. Toutes ces remarques me semblent prouver que l'ordre des fièvres muqueuses ou adéno-méningées aurait dû être réuni à celui des fièvres méningo-gastriques, dont il ne diffère que par des caractères extrêmement légers.

70. Si l'on veut lire avec attention le traité de Rœderer et de Wagler sur la *maladie muqueuse*, on ne tardera pas à se convaincre que plusieurs des malades dont les observations y sont consignées présentaient la plus parfaite ressemblance avec ceux dont MM. Petit et Serres ont rapporté l'histoire dans leur ouvrage sur la fièvre *entéro-mésentérique*. Une telle ressemblance n'a rien qui nous doive étonner, puisque les altérations rencontrées à l'ouverture des cadavres par Rœderer et Wagler sont essentiellement les mêmes que celles observées par MM. Petit et Serres. Mais ce qui a véritablement droit de nous surprendre, c'est que MM. Petit et Serres aient pu regarder comme une maladie nouvelle, celle qu'ils ont désignée sous le nom de fièvre *entéro-mésentérique*. Une chose peut-être encore plus surprenante, c'est que voulant classer une maladie dont le siége résidait dans les intestins et le mésentère, et qui consistait dans l'épaississement, l'ulcération, la gangrène, etc., de la membrane muqueuse de l'intestin grêle, et particulièrement de l'iléon avec développement des follicules muqueux, gonflement des ganglions mésentériques; une chose plus surpre-

nante, répétons-nous, c'est que MM. Petit et Serres n'aient pas trouvé à placer plus convenablement leur nouvelle maladie que dans la classe des *fièvres essentielles*. Qu'auraient-ils pu faire de plus si, au lieu de l'effroyable inflammation dont les intestins et le mésentère leur présentaient des traces profondes, ils n'eussent rencontré absolument aucune lésion, soit dans ces parties, soit dans les autres organes de l'économie? M. Pinel lui-même ne put s'empêcher de refuser à la fièvre entéro-mésentérique la place que MM. Petit et Serres lui avaient assignée dans le cadre *nosographique*, et il la relégua dans la classe des phlegmasies. Il est vrai que s'il eût accordé à la fièvre entéro-mésentérique une place parmi les fièvres essentielles, il n'eût pas manqué de la mettre à côté de la fièvre adynamique, sans égard aux objections de MM. Petit et Serres. Or, par suite de cette disposition, la *fièvre adynamique* se serait trouvée auprès d'une violente entérite. Un tel rapprochement n'eût pas été sans danger pour la doctrine des fièvres essentielles. Car, comme il n'eût pas été facile de croire que la fièvre entéro-mésentérique était *essentielle*, bien qu'elle fût l'effet d'une phlegmasie violente, ulcéreuse et souvent gangréneuse des intestins, on n'eût pas tardé à réfléchir sur une opinion aussi singulière, et il était impossible que ces réflexions ne devinssent pas funestes au dogme mystérieux de l'essentialité des fièvres, tel qu'il régnait alors. En effet, dans les sciences, et surtout en médecine, un dogme qui ne repose pas sur la base immuable de la saine observation, et qui répugne à la raison, ne saurait échapper toujours à la juste réprobation dont il est digne.

Mais il est temps d'en finir sur la fièvre dite adéno-méningée, laquelle se rattache, par un de ses points, à la fièvre dite bilieuse, dont nous nous sommes déjà occupés, et par l'autre, à la fièvre adynamique ou putride, dont nous allons traiter dans le chapitre suivant.

CHAPITRE IV.

DES FIÈVRES PUTRIDES OU ADYNAMIQUES.

Considérations préliminaires.

71. Les adjectifs *angio-ténique*, *gastrique* et *adéno-méningée* placés à la suite du mot *fièvre*, en indiquant le siége primitif de la maladie, déposaient en quelque sorte contre le système d'*essentialité* que les pyrétologistes, en dépit des faits et en contradiction avec eux-mêmes, avaient si laborieusement élevé; il n'en est pas de même de l'adjectif adynamique ou putride. Plus abstrait, plus officieux que les autres, il jette le voile le plus impénétrable sur le siége de la maladie.

Il faut convenir d'ailleurs que, étymologiquement parlant, les mots putride et adynamique sont loin de représenter la même idée. Le premier paraît préférable au second, en ce qu'il est moins vague, et qu'il ne peut pas s'appliquer, comme lui, à une foule de maladies dans lesquelles on ne remarque aucun signe de putridité : quoi qu'il en soit, dans tout ce chapitre, nous nous servirons de ces expressions, comme étant pafaitement synonymes.

72. On a beaucoup disputé pour savoir s'il était possible d'observer sur l'homme vivant des symptômes d'une sorte de décomposition putride; Haller, Tissot, Cullen, Huxham, etc., se prononcent pour l'affirmative, d'autres, avec Milmann et la plupart des solidistes, soutiennent la négative. Nous respectons également toutes ces autorités; mais comme elles sont opposées, elles se font en quelque sorte équilibre, et se neutralisent réciproquement. Nous ne pourrons donc nous former une opinion positive sur le problème qui nous occupe, qu'après avoir examiné, discuté les faits déjà recueillis, et avoir consulté de nouveau l'infaillible oracle de l'expérience et de l'observation. Que de vaines disputes, que d'éternelles controverses on éviterait, si l'on suivait toujours cette marche vraiment philosophique, et si l'on suspendait son jugement, lorsque les faits se taisent absolument sur les questions à examiner, ou lorsqu'ils sont tellement obscurs, tellement vagues, que leur témoignage ne peut être d'aucune importance!

Mais, avant d'aller plus loin, nous ne pouvons nous empêcher de faire observer que sous l'expression de fièvre putride se trouvent comprises les idées de deux états morbides essentiellement différents. En effet, quel rapport y a-t-il entre la décomposition putride et la *fièvre*, double phénomène, dont l'expression de *fièvre putride* emporte l'idée avec elle? Et s'il n'existe réellement aucune ressemblance, aucune analogie entre l'un et l'autre de ces phénomènes, n'est-il pas évident qu'il faut les étudier chacun à part, et ne pas considérer comme simple la double maladie dans laquelle ils se trouvent réunis, sans être confondus? En un mot, les phénomènes putrides ou la putridité constituent une complication de la fièvre, soit que celle-ci dépende d'une irritation primitive du système circulatoire, soit qu'elle résulte d'une irritation de ce système, consécutive à une phlegmasie locale.

73. D'ailleurs, quelque distinctes que soient entre elles l'irritation et la putridité, il est très vrai que la première est souvent la cause occasionelle de la seconde; en effet, on sait que l'irritation, ou si l'on veut l'inflammation, se termine quelquefois par la désorganisation et la gangrène des parties qu'elle affecte; or, qu'arrive-t-il lorsque cette funeste terminaison a lieu? les parties désorganisées, privées de la vie, ne tardent pas à devenir le siége d'une véritable décomposition putride. C'est ce que l'on observe, par exemple, dans les phlegmons ou les érysipèles gangréneux. Mais une circonstance bien propre à nous faire sentir la différence essentielle et vraiment énorme qui

existe entre l'inflammation et la putréfaction, c'est que l'une suppose nécessairement la vie dans les parties qu'elle occupe, tandis que l'autre y suppose nécessairement la mort. Il existe donc, pour ainsi dire, entre les deux phénomènes que nous étudions la même différence qu'entre la vie et la mort; ils ne peuvent jamais exister simultanément dans le même point; ils ne s'y manifestent que successivement, et l'un après l'autre. Ce n'est, enfin, qu'après avoir été totalement désorganisée et *mortifiée* par suite d'une inflammation, qu'une partie quelconque de l'économie vivante devient le siége de la putréfaction. L'inflammation et la putréfaction ne sont donc pas des phénomènes seulement distincts; elles constituent réellement des phénomènes d'une nature essentiellement différente; l'inflammation est un phénomène vital; la putréfaction, au contraire, est un phénomène de mort.

74. Personne, je crois, ne conteste l'existence de la putréfaction locale, suite de gangrène ou de mort *partielle*.

75. Quant à la putréfaction générale, en prenant ce mot dans toute la rigueur de son acception, il est évident qu'elle ne peut se développer pendant la vie, puisque, d'après ce que nous venons de voir, son développement supposerait une mort générale; ainsi donc, les phénomènes généraux de putridité dans les fièvres putrides seraient une pure chimère, si l'on entendait par cette expression les phénomènes d'une putréfaction universelle des solides et des liquides. Mais enfin,

d'où proviennent, demandera-t-on, les phénomènes putrides dans les fièvres du même nom? Nous ne voulons répondre à cette question, qu'après avoir rapporté les observations et les expériences, propres à dissiper, sinon entièrement, du moins en partie, les épaisses ténèbres dont elle est encore environnée; et comme les fièvres dites putrides sont consécutives, tantôt à une inflammation gastro-intestinale, tantôt à une phlegmasie d'organes, autres que les viscères digestifs, nous partagerons nos observations en deux séries: dans la première série, nous placerons celles relatives aux fièvres putrides, consécutives à une gastro-entérite; la seconde renfermera les observations des fièvres putrides, consécutives à une phlegmasie autre que cette dernière.

ARTICLE PREMIER.

OBSERVATIONS PARTICULIÈRES SUR LES FIÈVRES DITES PUTRIDES OU ADYNAMIQUES.

PREMIÈRE SÉRIE.

Fièvres putrides consécutives à la gastro-entérite aiguë.

OBSERVATION XV.

Fièvre dite putride ou adynamique chez un sujet de vingt ans. Mort quinze jours après l'entrée. — Inflammation ulcéreuse de la membrane muqueuse gastro-intestinale; développement des follicules muqueux; gonflement inflammatoire des ganglions mésentériques. — Rougeur foncée de la membrane interne du cœur, avec flaccidité des parois de cet organe.

76. Turpinat, âgé de vingt ans, maçon, che-

veux châtains, très bien constitué, d'un tempérament sanguin-bilieux, était malade depuis sept jours, lorsqu'il fut apporté à l'hôpital Cochin, le 20 mai 1822. Il présentait les symptômes suivants: visage injecté d'un rouge légèrement foncé ou vineux, abattu, étonné; céphalalgie sus-orbitaire; chaleur humide de la peau; lassitudes profondes dans les membres; langue blanche au milieu, rouge à la pointe et sur ses bords, sèche; soif, anorexie nausées et vomissements; douleur et chaleur vive à l'épigastre, dévoiement; douleur dans le côté droit de la poitrine, augmentant pendant la dilatation de cette cavité et pendant la toux, qui est assez fréquente; oppression légère: à gauche le murmure respiratoire est naturel; à droite il est accompagné d'un *bruissement pneumonique;* il est même imperceptible vers la base du thorax; pouls fréquent, assez développé; insomnie depuis deux jours. (Vingt-sept sangsues à l'épigastre.) — Dans la nuit du 20 au 21, le malade éprouve du délire, se lève et court dans la salle. — Le lendemain, 21: odeur fétide, prostration adynamique, nulle réponse aux questions, assoupissement, météorisme avec légère sensibilité du ventre, qui est brûlant et couvert de sueurs; langue d'un rouge de sang, tressaillement dans les tendons de l'avant-bras. (Gomme édulcorée, diète.) — 22, 23, 24: le délire a cessé, le pouls est très fréquent, d'une mollesse extrême. (Sinapismes.) — Le 25: assoupissement, fréquence du pouls, selles copieuses, fétides, rendues involontairement. (Trois bouillons.) — 26, 27, 28 : affaissement extrême ; assoupissement profond, dont on a peine à retirer le malade ; il répond difficilement aux questions et avec une lenteur extrême ; elles semblent le fatiguer ; ses yeux sont humides, ses regards languissants. Il peut à peine tirer la langue qui est humide, couverte au milieu d'une couche limoneuse, blanchâtre, et dont les bords sont rouges ; dents et lèvres légèrement croûteuses ; toux peu fréquente, décubitus sur le dos ; le malade se découvre à chaque instant ; le dévoiement continue. (Lavement avec eau de lin et amidon ; opium grains ij.) — 29 : assoupissement, yeux à demi fermés, regardant en haut, émaciation de la face, nez effilé, dilatation des aîles de cet organe pendant l'inspiration ; décomposition des traits, cessation de la diarrhée ; la peau du tronc et du cou, depuis hier, est parsemée d'une infinité de vésicules miliaires, transparentes, semi-sphéroïdales, confluentes ou discrètes, remplies d'un fluide séreux, analogue à celui de la transpiration cutanée (sudamina) : régurgitation d'un liquide bilieux, verdâtre, crachats muqueux, légèrement ensanglantés ; moiteur continuelle de la peau, poitrine sans cesse découverte, pouls médiocrement fréquent ; soif ; chaleur excessive de tout le ventre. (Vésicatoires aux cuisses, eau de gomme, et trois bouillons.) — Le 30 : assoupissement moins profond, œil plus animé, visage moins abattu ; réponses plus faciles et moins lentes, gémissements, douleur à l'endroit qu'occupent les vésicatoires ;

amélioration sensible. — 31 mai et 1er juin : à peu près même état ; eschare au sacrum ; plusieurs selles liquides ; le malade se lève seul pour aller à la garderobe. — 2 juin : rougeur de la peau qui recouvre les trochanters , vésicules cutanées moins nombreuses, se rompant à la moindre pression. — 3 juin : le délire reparaît, le malade s'agite, tire ses bras du lit, fait des efforts pour se découvrir et pour se lever ; on est obligé de lui mettre la camisole. — Le 4 : œil fixe, visage profondément décomposé ; gémissements toute la nuit suivante ; le malade semble appeler ses parents, et rend le dernier soupir à cinq heures du matin, après une agonie tranquille.

Autopsie cadavérique, vingt-six heures après la mort.

1° *Habitude extérieure.* La raideur cadavérique est peu prononcée ; la peau, étroitement unie et comme collée aux muscles, d'une couleur légèrement vineuse, présente, çà et là sur la poitrine, quelques vésicules affaissées ; la chair musculaire est un peu brune. — 2° *Organes circulatoires et respiratoires.* Les feuillets pulmonaire et pariétal de la plèvre droite sont réunis entre eux par des adhérences celluleuses, molles, fragiles, de formation peu ancienne ; le poumon correspondant, rouge généralement à sa surface, est parsemé de quelques plaques noires ; son bord postérieur et sa base sont le siége d'un engorgement sanguin, inflammatoire et cadavérique à la fois ; là, le parenchyme pulmonaire ressemble au tissu de la rate. La cavité pectorale gauche contient environ un demi-verre d'un liquide rouge; le poumon correspondant, rouge à sa surface, est partout crépitant; les bronches et leurs ramifications ont leur membrane muqueuse injectée et rouge. *Le cœur est flasque, ses cavités sont amples ; leur membrane interne est d'un rouge foncé.* Le péricarde contenait un peu de sérosité sanguinolente. — 3° *Organes abdominaux.* — Quelques onces de sérosité rougeâtre dans la cavité péritonéale; foie et rate volumineux, et gorgés de sang; l'estomac, vu intérieurement, présente dans sa portion splénique une rougeur vive et une injection adondante; dans le reste de son étendue, il est coloré par la bile et offre çà et là quelques plaques rouges. Les intestins en général sont distendus par une grande quantité de gaz : quelques circonvolutions seulement sont flasques, minces, affaissées et comme *chiffonnées* ; toutes celles de l'iléon sont rouges à l'extérieur; le duodénum et le jéjunum contiennent beaucoup de bile; leur membrane muqueuse est saine, si ce n'est que celle du second offre une couleur verdâtre, due sans doute à la présence de la bile qui la baigne. La membrane muqueuse de l'iléon est généralement rouge et injectée; elle se déchire facilement, se détache par une légère traction des autres membranes, en laissant au-dessous d'elle une rougeur très intense ; elle est parsemée de quelques granulations miliaires, et de trois ulcères superficiels : cette membrane, vers la fin de l'iléon, est épaissie, boursouflée, fongueuse, infiltrée de sang et presque saignante; huit à dix vers lombrics, du volume d'une plume de corbeau, se trouvent dans l'intestin grêle; la valvule iléo-cæcale, partage l'altération de la fin de l'iléon et est pour ainsi dire pendante dans le cæcum : celui-ci, ainsi que le colon, est injecté et légèrement rouge; l'iliaque et le rectum offrent, çà et là, des plaques d'un rouge foncé, lenticulaires, semblables à des pétéchies ou à des ecchymoses; le mésentère est rouge et injecté; ses nombreux ganglions présentent les mêmes caractères; ils sont tuméfiés; leur tissu gorgé de sang, ressemble assez au tissu érectile.

OBSERVATION XVI.

Vingt ans. Fièvre dite putride ou adynamique. — Mort le seizième jour après l'entrée. — Inflammation ulcéreuse de la membrane muqueuse gastro intestinale; développement des follicules muqueux; gonflement inflammatoire des ganglions mésentériques.

77. Deslandes (Louis), âgé de vingt ans, d'une petite stature, mais fortement constitué, poitrine large, cheveux châtains, était malade depuis cinq jours, lorsqu'il entra à l'hôpital Cochin, le 6 novembre 1822. La maladie avait débuté, sans cause déterminée, par la céphalalgie, des frissons suivis de fièvre, des lassitudes, des douleurs dans les lombes, et le dévoiement. Deux jours après l'invasion, le malade ayant bu du vin chaud sucré, le dévoiement augmenta et il se déclara des vo-

missements. — Aujourd'hui 6 novembre : visage triste, abattu; céphalalgie, faiblesse extrême, titubation, étourdissement quand le malade se lève; langue rosée, couverte d'un enduit pâteux, un peu sèche; soif continuelle, anorexie, nausées; aucune douleur abdominale; selles encore très fréquentes, liquides; urines rouges, peau chaude, sueurs passagères; soupirs involontaires; insomnie; pouls fréquent, vif, ondulant, sans dureté. (Eau de gomme, quarante sangsues à l'anus, diète.) — Le 7, à la visite du matin: les sangsues ont bien coulé; le malade dit ne plus souffrir à la tête et n'a eu qu'une selle dans la nuit; langue toujours chargée. (Décoction blanche, trois bouillons). — Le 8 : le dévoiement n'existe plus, la langue est encore sale; le malade est, dit-il, très bien, quand il est couché; mais il ne peut rester debout. (Vingt sangsues au ventre.) Le soir, il se sent de nouveau soulagé; point de dévoiement, appétit. — Les 9 et 10 : bien, peu de fièvre, aucune douleur, étourdissements; langue saburrale; rêvasseries. (Pédiluves sinapisés). Le malade se lève seul, et s'expose au froid pour aller à la selle. — Le 10 au soir : retour du dévoiement. — Le 11 novembre : dévoiement très abondant, fièvre vive, supination. (Vingt sangsues à l'anus, diète.) Trois selles dans la nuit, plaintes continuelles. — Le 12, au matin : peu de changement, (Lavement pavot, sinapismes.) Deux selles dans la journée; amélioration le soir. — Le 13, à la visite du matin : œil triste, larmoyant, abattu; langue toujours muqueuse ; désir d'aliments et de vin. — Le 14 : abattement croissant ; pouls fréquent, mou. Cent vingt pulsations ; bouche pâteuse ; plaintes et gémissements. — Le 15, au matin : même prostration ; langue humide. — Le soir : la langue est sèche et presque croûteuse ; yeux rouges, injectés, chassieux ; assoupissement. — Le 16 : le malade est encore assoupi ; il ne répond qu'en bredouillant ; son regard est fixe et baissé ; prostration adynamique ; pouls précipité, facile à effacer. (Vésicatoires aux jambes.) — Le 17 : peau brûlante et humide ; sècheresse de la langue ; ventre saillant, sonore à la percussion ; le malade répond avec peine, lentement, et comme s'il était endormi : le soir, sueurs froides au visage ; respiration embarrassée ; le malade, presque sans connaissance, n'a pas la force de montrer la langue ; fétidité peu marquée. — Le 18 au matin : assoupissement ; moiteur de la peau en général. (Vésicatoire à la nuque.) — Le soir : point d'amélioration, nulles réponses ; stupeur et immobilité des traits ; ventre ballonné ; invité à tirer la langue, le malade n'en a pas la force, et ouvre seulement la bouche ; selles involontaires. — Le 19 et le 20 : décubitus sur le dos ; immobilité, perte de connaissance ; silence qui n'est interrompu que par quelques gémissements plaintifs ; face décomposée ; yeux entr'ouverts, fixes et immobiles : pupille droite plus large que la gauche ; l'une et l'autre mobiles ; œil gauche plus injecté que le droit ; tous deux recouverts d'une couche visqueuse qui diminue leur transparence : l'entrée des narines est comme *pulvérulente*, leurs ailes sont agitées pendant la respiration, qui est anhéleuse ; le malade tousse sans pouvoir expectorer : son haleine est fétide ; on entend un râle muqueux dans le côté droit : d'ailleurs, râle trachéal ou de l'agonie ; état comateux ; en introduisant le doigt dans la bouche, qui reste entr'ouverte, on sent que la langue est sèche et *raboteuse;* si l'on presse le ventre, le malade pousse des cris plaintifs et tousse ; les membres sont dans une entière résolution. — Le 21 : œil vitreux, incliné en haut ; respiration demi-convulsive ; la main, appliquée sur la partie inférieure du thorax, donne la sensation d'une vibration très prononcée, et l'oreille, approchée du même endroit, entend un râle à sons aigus ; si l'on pince fortement le malade, il ne manifeste aucun signe de sensibilité : au contraire, si l'on presse, même médiocrement l'abdomen, il pousse encore quelques cris plaintifs, et la respiration devient encore plus accélérée : le pouls est précipité, filiforme ; les battements du cœur, en partie couverts par le bruit de la respiration, sont néanmoins faciles à entendre ; pupilles comme les deux jours précédents ; moiteur de la peau. La vie s'éteignit enfin, à cinq heures du soir.

Autopsie cadavérique, seize heures après la mort.

1° *Habitude extérieure.* Cadavre bien conformé, ayant les muscles très développés ; rigidité cadavérique ; eschare très large au sacrum et aux fesses. 2° — *Organes abdominaux.* Le colon, énormément dilaté par des gaz, occupe toute la région épigastrique et a refoulé profondément dans la poitrine le foie, qui s'élève jusqu'à la troisième côte; plusieurs circonvolutions de l'intestin grêle, amincies, affaissées, présentent une rougeur mêlée de vert : on y rencontre une seule invagination. L'estomac est contracté; sa membrane muqueuse est d'un gris-brunâtre qui se fonce vers la région splénique : ramollie, elle s'enlève facilement par petits lambeaux et se déchire comme si elle eût éprouvé un commencement de putréfaction : elle est épaissie; le tissu lamineux sous-jacent est rouge, injecté. Le duodénum est sain, il contient, ainsi que le reste de l'intestin grêle, une matière biliforme: des circonvolutions du jéjunum, les unes sont rouges et injectées, les autres blanches, sans traces de vaisseaux, quoique minces et comme *chiffonnées :* il en est de même de celles de l'iléon; mais on y trouve de plus un grand nombre d'ulcérations, plus multipliées vers la valvule iléo-cæcale que partout ailleurs; dans cette portion de l'iléon, l'injection sanguine est très abondante, et la membrane muqueuse est recouverte d'une couche sanguinolente, dont la matière paraît avoir été fournie par la surface des ulcérations. Çà et là apparaissent de longues plaques ovalaires, à peine élevées au-dessus du niveau de la membrane muqueuse, légèrement granuleuses, très injectées, et qui sont peut-être des ulcérations en voie de cicatrisation. La membrane muqueuse du cæcum et celle du colon, dans toute sa longueur, est criblée d'innombrables ulcères, pressés, confluents, arrondis, ayant leur fond jauni par la matière fécale, et leurs bords d'un rouge de sang : ces bords sont coupés à pic et peu épais ; l'injection est très considérable dans tout le gros intestin. Dans une portion de l'arc du colon et dans la longueur d'un pied et demi du colon descendant, la membrane muqueuse, d'une couleur verdâtre ou ardoisée, comme gangrenée, tombe pour ainsi dire en lambeaux et se déchire en raclant légèrement avec l'ongle. — Les ganglions mésentériques sont très gros, rouges, injectés, ramollis, analogues à la substance testiculaire. — Le foie, aplati par la pression du colon, est élargi transversalement ; sa face inférieure, ramollie, offre une couleur d'ardoise. La rate, très volumineuse, est de la même couleur. — 3° *Organes respiratoires et circulatoires.* Adhérences cellulaires peu anciennes entre la plèvre pariétale droite et la plèvre pulmonaire ; un peu de sérosité rougeâtre à la partie postérieure des cavités pectorales droite et gauche ; adhérences isolées à gauche, plèvre généralement rouge et injectée, mais surtout à droite ; poumons sains ; leur base et leur bord postérieur sont peu crépitants, gorgés d'un sang brunâtre. (Le poumon droit était refoulé par le foie.)—La trachée, les bronches et leurs divisions, rouges et injectées, contiennent d'abondantes mucosités.—Le cœur est bien conformé ; il contient, ainsi que les gros vaisseaux, beaucoup de sang en grande partie liquide ; son tissu est assez ferme, un peu pâle. — 4° *Organes encéphaliques.* L'arachnoïde et la pie-mère, un peu laiteuses, opaques à la convexité du cerveau, sont généralement rouges et gorgées de sang. Les ventricules latéraux et *surtout le gauche* contiennent, ainsi que la base du crâne, une assez grande quantité de sérosité rougeâtre ; les vaisseaux qui rampent à la surface des ventricules latéraux sont admirablement injectés.

OBSERVATION XVII.

Seize ans. Fièvre dite putride ou adynamique. — Mort le septième jour après l'entrée. — Inflammation ulcéreuse de la membrane muqueuse gastro-intestinale ; développement des follicules muqueux ; gonflement des ganglions mésentériques. — Cœur un peu mou.

78. Gros (François), âgé de 16 ans, d'un tempérament sanguin, fort et très développé pour son âge, arrivé à Paris depuis neuf mois, était malade depuis huit jours, sans cause déterminée, lorsqu'il entra à l'hôpital Cochin, le 27 novembre 1822. L'invasion fut marquée par des frissons, de la céphalalgie, des lassitudes et la perte de l'appétit. Les jours suivants, fièvre continue avec délire. — Examiné le 28, au matin, il nous a présenté les symptômes suivants : visage abattu, étonné ; langue rouge, pointue, sèche et croûteuse ; soif très vive ; ventre douloureux à une forte pression, tendu ; haleine fétide ; chaleur âcre et brûlante à la peau ; pouls fréquent et développé ; agitation, tendance à sortir du lit, délire. (Eau de

gomme édulcorée, trente sangsues au ventre, diète.) Le soir : pas de soulagement : le pouls est facile à effacer ; le visage, qui était animé le matin, est décoloré ; le malade ne répond point aux questions ; il montre la langue et l'oublie ensuite entre ses dents : fièvre très vive, prostration. — Le 29 : peu de changement ; selles involontaires ; deux fois le malade sort de son lit ; deux défaillances en sont la suite ; pâleur du visage, tendance au sommeil ; toux fréquente, rauque et sèche : râle léger, accompagné parfois de *sons aigus*. Dans la nuit, délire très violent, cris, jurements. — Le 30 : il ne répond point, et regarde d'un air stupide ; le visage s'est animé, la langue est tremblante ; le pouls s'est agrandi ; si l'on presse le ventre, la face prend une expression de douleur : la langue est rouge et sèche ; la toux continue, le malade refuse les boissons. (Fomentations.) — Le 1er décembre : point d'amélioration ; le malade ne tire plus la langue quand on l'y engage. (Trois bouillons.) — Le 2, à la visite du matin : supination, assoupissement comateux, aucun signe de connaissance ; bouche et yeux entr'ouverts, pâleur de la face, décoloration des lèvres ; pouls faible, facile à effacer, intermittent ; ventre médiocrement tendu, sonore à la percussion ; quand on le presse le visage *grimace* comme précédemment ; selles involontaires ; corps exhalant une odeur fétide. (Vésicatoires aux jambes.) Le soir : point de changement, aucune réponse, œil triste ; sourcil froncé : selles très abondantes, râle trachéal. — Le 3 : même état, à l'intermittence du pouls près qui a disparu; oppression; râle avec sifflement. (Vésicatoire à la poitrine.) Le soir : impossibilité d'expectorer, respiration plus embarrassée, dilatation considérable des ailes du nez, râle trachéal plus bruyant, retour de l'intermittence du pouls, cent pulsations par minute. On ne peut tirer le malade de l'état comateux où il est plongé ; il témoigne cependant de la douleur quand on le pince fortement : le visage est pâle : la bouche est entr'ouverte, ainsi que les yeux qui sont tournés en haut.... Mort à minuit, après de vains efforts des organes respiratoires pour expulser les mucosités qui obstruaient les voies aériennes.

Autopsie cadavérique, trente-cinq heures après la mort.

1° *Habitude extérieure.* Rigidité cadavérique très forte, cadavre bien conformé, muscles frais et vermeils. — 2° *Organes abdominaux.* Plusieurs circonvolutions de l'intestin grêle sont affaissées; les dernières de l'iléon sont rouges à l'extérieur. Deux invaginations se rencontrent vers le milieu de cet intestin : le gros intestin est médiocrement distendu par des gaz fétides. L'œsophage, vers son commencement, présente à sa face interne une plaque noire qui, par un léger raclement, se convertit en un ulcère de la largeur de l'ongle, avec injection et infiltration sanguine de la membrane muqueuse environnante. L'estomac, à l'intérieur, présente généralement une couleur gisâtre, qui se fonce vers la région œsophagienne, et se mêle à une coloration rosée dans la portion splénique : si l'on examine de près la membrane muqueuse, on aperçoit une assez vive injection de ses capillaires, et l'on distingue bien l'orifice des follicules muqueux ; quatre ulcérations superficielles existent dans la portion splénique. Ce viscère, recouvert de mucosités, ne contient pas de bile ; tout l'intestin grêle au contraire en contient une assez grande quantité, qui, dans les points où cet intestin est rouge, offre une teinte brunâtre comme si elle était mêlée de sang. Des circonvolutions de l'intestin, les unes sont pâles, les autres injectées et rouges. Mais les dernières anses de l'iléon présentent des réseaux vraiment magnifiques, et des ulcérations, surtout très nombreuses vers la valvule iléo-cæcale. Ces ulcères, peu étendus, intéressent pour la plupart toute l'épaisseur de la membrane muqueuse, qui se détache avec une grande facilité ; ils sont en général arrondis : autour d'eux la membrane muqueuse est épaissie et infiltrée de sang. Les ganglions mésentériques les plus voisins sont volumineux, injectés, rouges, mous et tellement pénétrés de vaisseaux, qu'ils ressemblent à du tissu érectile. Le gros intestin contient une médiocre quantité de matière grumeleuse, jaunie par la bile. Le cæcum et le commencement du colon offrent une légère rougeur ; le reste du colon, remarquable par sa blancheur, est parsemé de points noirâtres très nombreux, qui donnent à la membrane muqueuse un aspect semblable à celui de la peau du nez, lorsque ses follicules sébacés sont remplis d'une matière noircie par le contact de l'air. La vessie contient quelques gouttes d'urine trouble ; sa membrane muqueuse est parsemée de plaques d'un rouge vif, comme si elle eût été trempée dans du sang, couleur due à l'injection des capillaires. La rate volumineuse, offre, à sa surface, plusieurs plaques blanchâtres. Le foie est sain. Sa vésicule est pleine d'une bile jaune. — 3° *Organes circulatoires et respiratoires*. Dans chaque côté de la plèvre existe environ un demi-verre de sérosité rouge. Les poumons, parfaitement crépitants, sont blancs en avant, rosés sur les côtés, et violacés en arrière. Les bronches et leurs ramifications contiennent une mucosité rougeâtre. Leur membrane muqueuse présente une rougeur et une injection très prononcées. Le cœur, bien conformé, est plutôt pâle que rouge, un peu mou ; ses cavités renferment à peine quelques caillots de sang. — 4° *Organes encéphaliques*. Il s'écoule de la base du crâne et du rachis une assez grande quantité de sérosité. L'arachnoïde et la pie-mère sont injectées, surtout à droite. Les ventricules contiennent une sérosité blanchâtre, un peu trouble : le tissu cérébral, d'une bonne consistance, est ponctué de sang.

OBSERVATION XVIII.

Vingt-quatre ans. Fièvre putride ou adynamique. — Mort le sixième jour après l'entrée. — Inflammation ulcéreuse de la membrane muqueuse gastro-intestinale; gonflement inflammatoire des ganglions mésentériques. — Cœur flasque, rougeur de ses valvules et de la membrane interne de l'aorte.

79. Grasse (Louis-François), âgé de vingt-quatre ans, porteur d'eau, habitant Paris depuis peu de temps, d'un tempérament sanguin-bilieux, brun, grand et bien proportionné, ayant les chairs fermes, d'un embonpoint graisseux médiocre, était indisposé depuis un mois, et alité depuis trois jours, lorsqu'il fut apporté à l'hôpital Cochin, le 14 juillet 1822. La maladie avait commencé, sans cause déterminante connue, par un grand dévoiement. La veille de son entrée à l'hôpital, on lui avait appliqué vingt sangsues sur le ventre; il avait eu des vomissements bilieux, verdâtres, amers. Le jour même où il fut admis dans nos salles, il nous offrit l'état suivant : fièvre des plus vives, abattement, décubitus et supination ; céphalalgie, langue rouge comme si *elle était écorchée*, soif ardente, anorexie, douleur à la gorge ; respiration haute ; fréquente, suspirieuse. (Eau gomm. édulc., diète.) —Le 15 : stupeur, langue et bouche sèches, adhérentes entre elles par une viscosité filante; le malade répond précipitamment, mais du bout des lèvres et en bredouillant; anhélation, respiration demi-convulsive, ronflement sonore dans toute la partie

antérieure du thorax, léger râle crépitant et sons aigus à gauche, où le malade éprouve de la douleur. (Vingt-cinq sangsues à l'épigastre.) — Le 16: prostration profonde, visage abattu, étonné; œil à demi ouvert, point de délire, sueurs abondantes; le pouls bat cent quarante fois par minute; ses pulsations précipitées, molles, effleurent le doigt plutôt qu'elles ne le frappent; respiration haute et précipitée; le côté gauche rend un son clair, et cependant la respiration s'y entend très peu, ainsi que dans le côté droit. (Quarante sangsues à l'épigastre et au côté gauche de la poitrine.) A dix heures du soir: fièvre des plus violentes; la respiration est si précipitée que le malade n'a ni le temps, ni la force de parler; toutes les facultés semblent absorbées par la maladie; il tire encore la langue, ou plutôt il ouvre la bouche pour la montrer, car il la porte à peine entre ses dents, l'oublie en quelque sorte et la retire lentement, long-temps après l'avoir montrée; il est dans un état d'angoisse extrême; insomnie. — Le 17 au matin, point d'amélioration; état désespéré. (Vingt sangsues au côté gauche.) — Le soir: agitation; délire depuis le matin à dix heures; hoquet, dilatation des ailes du nez et soulèvement des joues pendant la respiration; langue rouge, sèche, dure, racornie et comme *grillée*; les sueurs continuent. A dix heures du soir: carphologie; nulles réponses; impossibilité de la déglutition, prostation si grande que le malade ne peut tousser ni cracher. — Le 18: délire, anxiété; le malade fait des efforts pour sortir du lit, en sorte qu'on est obligé de le lier; il balbutie et parle comme une personne à demi endormie, sans ouvrir presque la bouche; tout son corps est couvert de sueurs. Le 19 à trois heures du matin, mort.

Autopsie cadavérique, vingt-six heures après la mort.

Habitude extérieure. — Pâleur, rigidité cadavérique, cadavre d'un jeune homme vigoureux, ayant les muscles bien développés et conservant encore assez d'embonpoint. — 2° *Organes respiratoires et circulatoires.* En ouvrant l'un et l'autre côté de la poitrine, un gaz s'est échappé avec sifflement. (Cette circonstance explique pourquoi la percussion donnait un son clair, bien qu'on n'entendît pas la respiration.) La plèvre pulmonaire est d'un rouge foncé, excepté au bord antérieur des poumons, où elle et srosée; les gouttières thorachiques contiennent un liquide rouge, analogue à du sang délayé dans une petite quantité d'eau; des adhérences celluleuses, molles, existent dans les scissures pulmonaires et entre les plèvres pulmonaire, costale et diaphragmatique. Les trois quarts postérieurs des poumons offrent un tissu rouge brun, d'où il ne s'écoule pas de sang par l'incision, et qui est encore un peu crépitant. Les bronches et leurs divisions contiennent peu de mucosité; leur membrane muqueuse offre une teinte violacée; *le cœur est flasque, affaissé, presque vide; ses valvules sont d'un rouge brun; la face interne de l'aorte est rosée.* — 3° *Organes abdominaux.* Le péritoine contient un peu de sérosité brunâtre; les intestins sont énormément distendus par des gaz. Dans la moitié gauche de l'estomac, la membrane muqueuse offre une rougeur foncée générale, sur laquelle se rencontrent des plaques d'un rouge plus foncé, comme si elles étaient dues à une infiltration sanguine; les réseaux capillaires sont admirablement injectés; cette moitié de l'estomac est séparée de l'autre par une ligne de démarcation, où la rougeur est à peine marquée; dans la moitié droite, la membrane muqueuse présente un fond grisâtre, sillonné de quelques lignes rosées. Les follicules du duodénum sont très développés; quelques uns ont la grosseur d'un petit grain de chènevis; le jéjunum est sain; la membrane muqueuse de l'iléon, dans toute son étendue, est parsemée d'innombrables ulcérations elliptiques, dont plusieurs ont un pouce et demi de diamètre; et de plaques, dont le fond boursouflé, fongueux, se déchire par le râclement, d'un rouge brun, s'élevant au-dessus du niveau de la membrane muqueuse; tous les follicules sont développés comme ceux du duodénum. L'altération augmente en approchant du cæcum, et la membrane devient de plus en plus épaisse, rouge et injectée : à la fin de l'iléon elle est d'un tissu comme cancéreux; ce n'est que dans les dernières circonvolutions de l'iléon que la rougeur de la membrane muqueuse est très prononcée. La membrane interne du cæcum est exempte d'ulcères; ses follicules sont très développés ; elle est injectée et d'une couleur verdâtre, qui s'affaiblit dans le colon où la rougeur, l'injection et le développement des follicules vont au contraire en augmentant : ces follicules, en quelque sorte tuberculeux, pisiformes, existent jusqu'à la fin du rectum et donnent à la membrane un aspect très remarquable : leur couleur est d'un blanc rosé. Les ganglions mésentériques, pour la plupart du volume d'une amande, ramollis, faciles à déchirer, sont d'un rouge lie de vin. Le péritoine, généralement injecté, l'est plus particulièrement aux points correspondants aux ulcérations intestinales. La langue, si rouge pendant la vie, est très pâle. La rate est volumineuse. La vessie est presque vide. — 4° *Organes encéphaliques.* Le cuir chevelu est infiltré de sang ; la pie-mère et l'arachnoïde sont vivement injectées ; les ventricules latéraux contiennent un peu de sérosité rouge ; la substance cérébrale est ferme ; la surface des incisions qu'on y pratique se couvre de gouttelettes de sang très nombreuses.

OBSERVATION XIX.

Vingt-un ans. Fièvre dite putride ou adynamique. — Mort le deuxième jour après l'entrée. — Inflammation gangréneuse et ulcéreuse de la membrane muqueuse gastro-intestinale ; développement de ses follicules ; gonflement inflammatoire des ganglions mésentériques.

80. Léopold (Claude), âgé de vingt-un ans, relieur, Italien, d'une constitution athlétique, très développé, de la taille de cinq pieds huit pouces, d'un tempérament sanguin, cheveux

bruns, d'un caractère doux, assez gai, habite Paris depuis un an, et est en proie à des chagrins domestiques; sa nourriture ordinaire est du pain bis et de l'eau. Dans les premiers jours de juin, il but environ un litre d'eau froide, au moment où son corps était baigné de sueurs. Dès le lendemain, 5 juin, Léopold se sentit indisposé, éprouva de la douleur à l'épigastre, avec sentiment de lassitude dans les membres, céphalalgie, malaise général; il conserva néanmoins un peu d'appétit et resta à peu près dans le même état jusqu'au 10, époque à laquelle la maladie éclata avec plus de violence. Alors, céphalalgie sus-orbitaire, insomnie, prostration subite des forces, décubitus sur le dos, abattement, léger assoupissement, soif peu vive, fonctions intellectuelles affaiblies, réponses lentes et embarrassées, diarrhée très abondante avec douleur dans le ventre. — Le 12: les symptômes prennent une nouvelle intensité; altération profonde des facultés intellectuelles, délire, loquacité. — Enfin le 14, le malade, transporté à l'hôpital Cochin, nous présente les symptômes suivants: prostration, abattement et affaissement extrêmes, assoupissement continuel qu'il est impossible de dissiper, en agitant et même en pinçant le malade; visage abattu, pommettes colorées d'un rouge livide, décubitus sur le dos, *haleine fétide*, langue humide, recouverte dans son milieu d'une couche blanchâtre, limoneuse, rouge à sa circonférence; le malade rejette les boissons introduites dans la bouche, ce qui semble dû à ce que la déglutition est devenue impossible; la peau du front et de l'abdomen est très chaude, elle est comme brûlante; la pression exercée sur le ventre semble développer une vive douleur qui se peint aussitôt sur la physionomie du malade; déjections alvines et urinaires involontaires; les premières sont liquides, jaunâtres, *extrêmement fétides;* le ventre est légèrement ballonné, sa percussion produit un son très clair; nulle réponse aux questions; pouls petit, précipité, comme tremblotant; peau chaude; toux peu fréquente. (Eau gommeuse édulcorée, trente sangsues sur la région épigastrique.) Cependant, vers le soir, pas de soulagement sensible. Dans la nuit, le malade est très agité; il s'est levé; on a été obligé de l'attacher.—Le 15, au matin: abattement et assoupissement profonds comme la veille; yeux à demi ouverts, rouges et injectés, surtout le droit; mouvements convulsifs des lèvres; pression abdominale douloureuse, selles involontaires, fétides; le malade peut avaler quelques cuillerées de tisane. (A neuf heures du matin on applique de nouveau trente sangsues à l'épigastre.) Sur les quatre heures du soir: exacerbation notable; poitrine et tête couvertes de sueurs froides, ramassées en gouttelettes; pouls petit, faisant éprouver au doigt qui le tâte la même sensation qu'une corde agitée d'oscillations molles, dont les intervalles seraient à peine distincts. Les battements du cœur, sans énergie, ressemblent à de simples frémissements. Le malade pousse quelques gémissements sourds; la bouche est entr'ouverte; la respiration fréquente, anhéleuse, est comme convulsive. A cinq heures du soir : visage pâle et comme décomposé, résolution des membres, pouls *frémissant*, à peine sensible à gauche; le cœur, sur le point de mourir, se débat pour ainsi dire, et n'offre plus que des battements désordonnés, au milieu desquels l'auscultation fait entendre le bruit d'un liquide agité, une sorte de fluctuation et de claquement différent de celui des oreillettes. Le corps est couvert de sueur froide : l'agonie commence.... La mort arrive en effet, à six heures du soir.

Autopsie cadavérique, quinze heures après la mort.

1° *Habitude extérieure.* — Cadavre bien conformé, long, épais; rigidité cadavérique très forte. La peau sur laquelle repose le cadavre est d'un rouge foncé; le tissu des muscles est d'un rouge brun, onctueux au toucher. — 2° *Organes abdominaux.* La membrane muqueuse de l'estomac présente une rougeur générale, dont l'intensité va en augmentant du pylore vers la région splénique, où elle est foncée et entremêlée de sillons verdâtres; là, la membrane est considérablement injectée, épaissie et prête à passer à l'état gangréneux. Le duodénum et le jujénum contiennent une grande quantité de bile d'un jaune foncé; leur muqueuse est d'ailleurs saine; mais la membrane muqueuse de l'iléon offre à son commencement une teinte rosée, dont l'intensité est d'autant plus grande qu'on approche davantage de la fin de cet intestin. Elle est parsemée de granulations grisâtres, plus nombreuses aussi vers la fin de l'iléon, où l'injection est très abondante et la désorganisation pour ainsi dire effroyable. Les surfaces d'où s'élèvent ces granulations, en forme d'excroissances, sont rouges, et dans quelques points on trouve des plaques, de la largeur d'une pièce de dix sous, formant un léger relief. Dans une grande étendue, on trouve des ulcérations de grandeur différente. La valvule iléo-cæcale est rouge et très épaissie ; la membrane muqueuse du cæcum, généralement rouge aussi, présente une infinité d'élévations pustuleuses, d'un rouge plus foncé encore ; quand on les presse, elles rendent par leur sommet une matière pultacée, et se transforment en un véritable ulcère ; la rougeur et les *élévations* indiquées se rencontrent dans toute l'étendue du colon. Les ganglions mésentériques qui correspondent aux anses intestinales enflammées sont très développés et présentent une rougeur et une injection remarquables. — 3° *Organes respiratoires et circulatoires.* Le poumon droit adhère à la plèvre costale par quelques brides celluleuses ; sa surface est d'un rouge foncé ; son tissu gorgé de sang, en état de splénisation, est très facile à déchirer ; la membrane muqueuse des bronches de ce côté est rouge et recouverte d'une mucosité sanguinolente ; le poumon gauche est sain ; les bronches de ce côté sont un peu rouges. Le cœur et l'aorte contiennent une grande quantité de sang, formant dans le ventricule droit des caillots fibrineux blancs. — 4° *Organes encéphaliques.* Le sac arachnoïdien et les ventricules contiennent un peu de sérosité; à la surface des ventricules latéraux, se dessinent fortement des vaisseaux nombreux, injectés; les méninges sont gorgées de sang; la substance cérébrale est ferme.

OBSERVATION XX.

Vingt-six ans. Fièvre adynamique. — Mort le treizième jour après l'entrée. — Inflammation ulcéreuse de la membrane muqueuse gastro-intestinale; gonflement inflammatoire des ganglions mésentériques; mollesse et flaccidité du cœur; rougeur de sa membrane interne.

81. Bousserat (George), âgé de vingt-six ans, compositeur en lettres, ayant peu d'embonpoint, mais assez fortement constitué, brun, bilieux, irritable, pâle, était malade depuis huit jours, lorsqu'il entra à l'hôpital Cochin, le 3 septembre 1822. La maladie débuta, sans cause connue, par une vive céphalalgie et une douleur dans tout l'abdomen. On appliqua trente sangsues, qui, suivant le malade, augmentèrent l'affection. — Aujourd'hui, 3 septembre, on observe les symptômes suivants : découragement, abattement, céphalalgie, bouche pâteuse, langue rouge et nette, sèche; soif, douleur à l'épigastre, dévoiement qui date des premiers jours de la maladie; peau chaude, pouls fréquent, peu développé, tremblotant; toux rare, légère douleur à la poitrine, *dédolation* générale; paroxysme et sueurs dans la

nuit. — Le 4 septembre : même état. (Gomme édulcorée, julep, trois bouillons, bouillie.) — Les 5 et 6 : le malade, toujours découragé, *se trouve de plus en plus mal :* fièvre très vive, agitation, ventre douloureux, chaleur âcre de la même partie ; selles dans le lit ; pouls fréquent et grand. (Potion opiacée, bouillie.) — Le 7 : point d'amélioration. Vomissements, la nuit suivante. — Le 8 : le malade *se trouve encore plus mal :* ses membres sont tremblants. (Il mange un peu de biscuit trempédans du vin, qu'on lui a apporté du dehors.) — Le soir, il *se sent encore plus mal :* douleur abdominale très forte, langue rouge et très sèche, ventre balloné, soupirs, gémissements plaintifs, accablement profond. — Le 9 septembre : point de changement. (Même prescription, plus qu inze sangsues au fondement.) — Les 10 et 11 : affaissement plus grand, altération des traits ; le ventre est toujours tendu et douloureux. Le 11, au soir : état des plus alarmants, cris plaintifs, respiration gênée ; quelques crachats verdâtres, diffluents, analogues à du véritable pus ; râle sec, ronflant, très sonore. (Même potion.) — Le 12 : abdomen très douloureux, rendant un son tympanique à la percussion ; poitrine plus embarrassée, respiration haute et râlante ; haleine fétide, soupirs plaintifs, léger délire, agitation, efforts pour se lever. (Vésicatoire à la cuisse.) Le soir : assoupissement, râle sec et bruyant, dilatation convulsive et saccadée des parois pectorales, œil entr'ouvert pendant l'assoupissement, et tourné vers le haut de l'orbite. Le 13 : les symptômes sont encore plus graves; membres tremblants, ventre saillant, décomposition des traits. — Le 14 : la respiration est tellement embarrassée, que le malade peut à peine prononcer quelques phrases entrecoupées ; les crachats, très peu abondants, sont toujours puriformes. Le soir : trouble des facultés intellectuelles, étonnement ; réponses étrangères aux questions, tressaillements des tendons, ventre toujours très douloureux. — Dans la nuit : perte de connaissance, agonie.... Mort, le 15, à huit heures du matin.

Autopsie cadavérique, vingt-quatre heures après la mort.

1° *Habitude extérieure.* Cadavre d'un jeune homme bien conformé, grand et un peu maigre; rigidité cadavérique médiocre. — 2° *Organes abdominaux.* Le péritoine est parfaitement sain. Le gros intestin est distendu par des gaz. La membrane muqueuse de l'estomac est généralement rouge et injectée; dans la région splénique, la rougeur est tellement vive, qu'on dirait que la membrane a été trempée dans du sang; les capillaires agglomérés forment d'élégants réseaux, plus prononcés sur les rugosités de la membrane muqueuse; çà et là, se présentent quelques érosions de la largeur de l'ongle : le tissu de la membrane est très facile à déchirer. L'œsophage et l'intestin grêle contiennent une grande quantité de bile verdâtre qui a teint leurs parois; le duodénum et le jéjunum sont parsemés de nombreuses plaques, *ponctuées* de noir, sans être d'ailleurs ni rouges ni injectées. L'iléon présente deux invaginations; la membrane muqueuse de ses dernières circonvolutions, dans l'étendue d'environ dix-huit pouces, est rouge, épaissie, comme boursouflée, et parsemée d'un très grand nombre d'ulcères, à fond rouge, d'inégale étendue, plus rapprochés, et pour ainsi dire confluents vers la valvule iléo-cæcale. Le cæcum et une grande partie du colon offrent une rougeur et une injection très prononcées, mais ils sont exempts d'ulcères. Les ganglions mésentériques correspondants aux anses intestinales *malades* sont rouges, très injectés, et d'un volume double des autres; leur substance est molle et assez analogue à celle du testicule. Les reins, la rate et le foie sont volumineux, et d'un rouge-brun. La vessie est distendue par de l'urine trouble; sa surface interne est rouge, et parsemée de plusieurs plaques analogues à des ecchymoses ou à des piqûres de puce.—3° *Organes respiratoires et circulatoires.* Les poumons adhèrent aux parois pectorales par du tissu cellulaire ancien; leur base et leur bord postérieur sont gorgés de sang; partout ailleurs ils sont parfaitement crépitants. Les bronches présentent une couleur violacée, et contiennent une mucosité rougeâtre; en pressant le tissu pulmonaire, on fait sortir, par les petits tuyaux bronchiques, une matière liquide, vraiment purulente. Le cœur est bien conformé, mais flasque; son tissu est un peu mou. *La membrane interne de ses cavités est d'un rouge brun.* — 4° *Organes encéphaliques.* Épanchement d'environ trois cuillerées de sérosité dans la cavité de l'arachnoïde. La surface du cerveau présente une couleur d'un blanc laiteux, due à l'épaississement et à l'infiltration des méninges; des adhérences celluleuses existent entre les faces correspondantes des deux hémisphères cérébraux; d'ailleurs, les méninges sont généralement rouges et injectées, surtout dans les anfractuosités. Les ventricules contiennent à peine quelques gouttes de sérosité. La substance cérébrale, d'une bonne consistance, est légèrement rosée.

OBSERVATION XXI.

Vingt-un ans. Fièvre adynamique avec péritonite. — Mort le septième jour après l'entrée. — Inflammation du péritoine et de la membrane muqueuse gastro-intestinale, avec ulcérations de l'iléon; gonflement des ganglions mésentériques.

82. Plancher (Joseph), âgé de vingt-un ans, d'un tempérament lymphatico-sanguin, taille et embonpoint médiocres, cheveux cendrés, caractère très doux, arrivé à Paris depuis trois mois, indisposé et affecté de temps en temps de dévoiement depuis cette époque, entra à l'hôpital Cochin, le 9 décembre 1822. Trois jours avant son entrée, il avait éprouvé une indigestion, à la suite de laquelle il fut pris de vomissements et de coliques très violentes, pour lesquelles on lui administra un mélange d'huile et d'eau-de-vie. — Hier,

on lui appliqua, sans succès, vingt sangsues sur le ventre.—Aujourd'hui, 9 décembre, on observe les symptômes suivants : visage tiraillé, pommettes colorées, anxiété très grande et prostration, décubitus sur le dos, lèvres sèches, langue teinte en vert par les vomissements bilieux, qui sont très fréquents, sans efforts et par regorgement; soif vive, anorexie, douleur dans tout l'abdomen, qui est tendu, volumineux et sonore à la percussion ; chaleur générale et aridité de la peau, frissons irréguliers, suivis de sueurs et de bouffées de chaleur; pouls assez large, mais mou et comme fluctuant, si fréquent qu'on peut à peine en compter les pulsations, *dicrote* ou *bisferiens;* quelques gémissements; toux rare. (Quarante sangsues sur le ventre, lavement, diète.) Peu de soulagement. — 10 : point de sommeil la nuit précédente, les vomissements continuent; le ventre est dur et tendu ; pressentiments funestes. — 11 : même état. (Trente sangsues au ventre.) — Le soir, aucune amélioration ; résolution profonde des forces ; sueurs ; dévoiement.— Le 12 : le malade se sent moins mal; le pouls a pris de la roideur ; les carotides battent très forts; les vomissements et la tension du ventre persistent; la langue est large, humide, toujours colorée par la matière verte de la bile; haleine fétide ; entrée des narines garnie d'une matière comme pulvérulente ; dilatation des ailes du nez pendant l'inspiration ; insomnie. — 13 : yeux profondément cernés ; *renvois bilieux;* dévoiement; ventre énorme, s'élevant bien au-dessus du niveau du thorax; abattement, soupirs plaintifs, intégrité de l'intelligence; pouls assez résistant. (Vingt sangsues à l'anus.) — 14 : visage *grippé*, rides entre les sourcils, soif telle, que le malade boirait, dit-il, la mer; ventre plus tendu que jamais, dur; urines difficiles, pas de dévoiement; bruissement dans les oreilles, prostration extrême.... Mort le 15 à quatre heures du matin, sans râle.

Autopsie cadavérique, onze heures après la mort.

1° *Habitude extérieure.* Cadavre bien conformé; muscles vermeils, onctueux au toucher; l'abdomen, très volumineux, rend un son tympanique; la base de la poitrine est évidemment élargie par la tuméfaction du ventre. — 2° *Organes abdominaux.* Un scalpel ayant été plongé dans la cavité du péritoine, il s'est dégagé une certaine quantité de gaz. Elle est le siége d'un épanchement purulent très abondant, dont la partie liquide occupe particulièrement l'excavation du bassin, la partie postérieure de l'abdomen et les divers sinus qui séparent les organes abdominaux; et dont la partie concrète est étendue en fausses membranes sur le péritoine, soit viscéral, soit pariétal. Les circonvolutions intestinales adhérentes entre elles, ainsi qu'avec l'épiploon et les parois abdominales, forment un paquet très pesant. Les fausses membranes ont des caractères différents, selon les points où on les examine; généralement elles sont molles, pulpeuses, friables, inorganiques; mais celles qui unissent le foie et l'épiploon aux surfaces correspondantes, sont pour ainsi dire à l'état d'organisation celluleuse naissante; on y distingue quelques vaisseaux rouges, et si on les enlève, on trouve la surface sous-jacente rouge et comme piquetée de sang. Le péritoine est généralement injecté et rouge; la rougeur très vive est distribuée en longues bandes autour des anses intestinales; la membrane enflammée se détache avec une extrême facilité, surtout sur les intestins; elle paraît épaissie, opaque; le tissu sous-séreux est très rouge; la surface du foie présente une forte injection qui règne également sur le diaphragme et toute la plèvre droite, où les capillaires forment d'admirables réseaux. Les reins et la rate sont sains; quelques portions des fausses membranes qui recouvrent celle-ci sont celluleuses. L'estomac et les intestins sont dilatés par des gaz et par une grande quantité de bile verdâtre, porracée; la membrane muqueuse gastrique, recouverte d'une abondante mucosité, est rouge et injectée, surtout vers la grande courbure et dans la région pylorique; la rougeur est très forte dans le commencement du duodénum; jusqu'à la fin de l'iléon, la membrane muqueuse de l'intestin grêle est d'une blancheur qui contraste avec la rougeur de la membrane séreuse; mais, dans les dernières anses de l'iléon, existent une rougeur très vive et des ulcères d'autant plus nombreux, qu'on est plus près de la valvule iléo-cæcale; auprès de celle-ci se trouvent deux lombrics de la grosseur d'une plume de corbeau ; plusieurs des ulcérations ne sont environnées d'aucune rougeur ; autour des autres se remarque une rougeur très foncée ; toute la surface enflammée est parsemée de points noirs ; les ulcères intéressent toute l'épaisseur de la membrane muqueuse, qui s'enlève très facilement et par larges lambeaux ; vers l'endroit où la membrane muqueuse de l'iléon commence à présenter des traces de phlegmasie, se rencontrent des plaques rouges produites par une infiltration sanguine, et un emphysème qui se prolonge dans l'étendue d'environ huit pouces ; là, la membrane muqueuse est soulevée sous forme de vésicules analogues à celles d'une salive écumeuse ; les ulcères s'arrêtent sur la valvule iléo-cæcale, qui en est pour ainsi dire criblée, et qui offre une couleur ardoisée ; la membrane muqueuse de tout le gros intestin est d'une teinte rosée très vive ; les ganglions mésentériques les plus voisins de la fin de l'iléon sont volumineux, mais pas très injectés. La face interne de la vessie est d'une couleur rosée. — 3° *Organes respiratoires et circulatoires.* Les deux poumons sont parfaitement crépitants ; le droit présente une couleur violacée générale ; celle-ci n'occupe que le bord postérieur du gauche ; la plèvre pariétale gauche est bien moins rouge que la droite ; la membrane muqueuse des bronches est injectée et rosée. Le cœur est bien conformé, un peu plus volumineux que le poing du sujet. — 4° *Organes encéphaliques.* Les méninges sont assez injectées ; les ventricules cérébraux contiennent une sérosité rougeâtre assez abondante; la substance cérébrale est d'une bonne consistance.

OBSERVATION XXII.

Vingt-un ans. Fièvre adynamique. — Mort le neuvième jour après l'entrée. — Inflammation ulcéreuse et pustuleuse de la membrane muqueuse gastro-intestinale; développement de ses follicules; gonflement inflammatoire des ganglions mésentériques; rougeur et inflammation de la membrane interne du cœur et de tout le système sanguin en général.

83. Aubart (Virginie), âgée de vingt-un ans, d'un tempérament lymphatique, fut apportée à l'hôpital Cochin, le 8 novembre 1822. Plongée dans un état de prostration extrême et de délire tranquille, elle ne put nous donner aucun renseignement sur les circonstances qui avaient précédé et déterminé sa maladie. Voici d'ailleurs les symptômes que nous observâmes : lèvres et dents couvertes d'une croûte noirâtre; pâleur de la face, de la langue et de toute la peau; cependant, langue sèche, rude, âpre, dure et comme *brûlée;* soif vive; douleur et gonflement dans la région parotidienne; ventre sensible et se contractant quand on le presse; fièvre brûlante, avec sécheresse de la peau; pouls très accéléré, petit et faible (cent quarante pulsations par minute); délire loquace; soubresauts des tendons; carphologie; toux fréquente, avec râle muqueux ou ronflant et comme *musical.* (Vésicatoires aux jambes, dont la gauche est infiltrée; gomm. édulc., looch, diète.) Les

vésicatoires, appliqués à deux reprises différentes, ne prennent point. — La fièvre continue les trois jours suivants, avec paroxysme le soir. — Les quatrième, cinquième et sixième jours après l'entrée, le délire se calme un peu; les joues, les lèvres et la langue, pâles et décolorées, rougissent seulement un peu durant l'exacerbation du soir; le pouls est à cent cinquante pulsations; la malade demande des aliments; on lui accorde trois bouillons. — Le septième jour: la langue est si sèche que la malade ne peut la remuer, et que pour la montrer elle essaie de la tirer de sa bouche avec les doigts. — Le huitième jour: fièvre la même; délire et tremblements convulsifs des tendons; prostration complète. Mort, le neuvième jour.

Autopsie cadavérique, vingt-trois heures après la mort.

1° *Organes circulatoires et respiratoires.* De chaque côté du thorax, la plèvre viscérale adhère à la plèvre pariétale par une couche pseudo-membraneuse molle, peu ancienne et déjà celluleuse; les deux poumons sont crépitants, pâles antérieurement, rouges et engorgés postérieurement; la membrane muqueuse bronchique est injectée; le péricarde contient une bonne quantité de sérosité rougeâtre; le cœur, bien conformé, est un peu mou et flasque; ses cavités sont remplies de sang en partie liquide, en partie coagulé; *leur membrane interne est rouge, surtout dans les droites; les valvules aortiques, la face interne de l'aorte et des troncs qui en partent, offrent une belle couleur écarlate, qui n'est point due*, du moins en apparence, à une injection vasculaire, et qui ressemble à une sorte de teinture; même rougeur, mais moins vive, sur l'artère pulmonaire et ses valvules; *la membrane interne du système veineux, en général, présente une rougeur brunâtre;* les veines profondes du membre inférieur infiltré sont obstruées par une longue concrétion fibrineuse, solide mais friable, s'étendant jusqu'à leur embouchure dans la veine cave (1); les veines du membre opposé contiennent du sang liquide; la veine iliaque droite présente une concrétion récente, tout-à-fait analogue au coagulum du sang qui vient d'être tiré d'une saignée. — 2° *Organes digestifs.* Vu extérieurement, l'estomac et les intestins sont d'une grande blancheur; on aperçoit seulement, sur les circonvolutions de l'intestin grêle, diverses plaques rougeâtres correspondant à des ulcérations intérieures; ces organes contiennent une grande quantité de bile, qui a fortement coloré leur membrane muqueuse; celle-ci, dans l'estomac, offre une légère rougeur ponctuée; dans le duodénum et le jéjunum, elle est pâle; mais en avançant vers le cæcum, la rougeur et l'injection reparaissent; plusieurs ulcères se rencontrent çà et là dans la fin du jéjunum et dans le commencement de l'iléon, sans aucune injection. Vers la fin de ce dernier, les ulcérations sont plus nombreuses, plus étendues, plus profondes; elles

(1) C'est à cette oblitération des veines qu'était due l'infiltration.

ont détruit en grande partie la valvule iléo-cæcale; elles sont environnées, en divers points, de granulations blanchâtres ; elles règnent en grand nombre sur le cæcum et le colon ascendant, de la membrane muqueuse desquels s'élèvent, sur un fond pâle, de petites pustules blanches ou rougeâtres qui lui donnent un aspect boutonneux et comme *variolique*; il existe aussi dans le cæcum une large plaque blanche, trace d'une ulcération cicatrisée; l'arc du colon, sa portion descendante, son S et le rectum ne présentent autre chose qu'une légère teinte rosée; la membrane muqueuse de l'œsophage, du pharynx et de la langue, est pâle. Les ganglions mésentériques sont rouges et gonflés. La rate, deux fois plus grosse que dans l'état normal, est d'un tissu très mou, fragile, d'un rouge brun qui passe à la teinte rutilante par le contact de l'air. Le foie, un peu volumineux, est d'ailleurs sain. — 3° *Organes encéphaliques.* Les méninges sont un peu infiltrées, surtout à la convexité du cerveau, où elles sont blanches et comme laiteuses ; une certaine quantité de sérosité se remarque à la base du crâne et dans les ventricules ; tissu cérébral un peu mou, sensiblement injecté.

OBSERVATION XXIII.

Dix-neuf ans. Fièvre putride ou adynamique. — Rougeur et ramollissement de la membrane muqueuse de l'estomac; ulcération, rougeur, injection de celle des intestins grêles; épanchement de sang dans le canal intestinal; gonflement et suppuration des ganglions mésentériques. Rougeur de la membrane interne de la veine porte, du cœur, de l'artère et des veines pulmonaires, de l'aorte et de la veine cave; mollesse et flaccidité du cœur; sang plus liquide que dans l'état naturel.

84. Le 13 août 1823, mourut à l'hôpital Cochin, un jeune homme de 19 ans, affecté d'une fièvre dite adynamique ou putride. Cet individu, d'une constitution athlétique, avait eu dans les derniers jours des selles sanguinolentes très abondantes. J'annonçai avant l'ouverture qui en fut faite le lendemain matin, que, outre l'inflammation gastro-intestinale, nous rencontrerions une phlegmasie de la veine porte, de la membrane interne du cœur et des gros vaisseaux. Or, voici le résultat de l'autopsie cadavérique : la membrane muqueuse gastrique était d'un rouge pointillé et ramollie; l'intestin contenait une grande quantité de sang noirâtre; sa membrane muqueuse était rouge et injectée; de profondes et nombreuses ulcérations existaient dans les dernières circonvolutions de l'iléon; les ganglions mésentériques correspondants étaient gonflés, ramollis et même en suppuration; la membrane interne de la veine porte, était d'un rouge foncé; une rougeur très forte régnait également sur les valvules du cœur, qui

était flasque, mou, et sur la membrane interne de l'artère et des veines pulmonaires, de l'aorte et de la veine cave : en plusieurs endroits, il n'existait point de sang en contact avec la membrane rougie; cependant la rougeur de l'aorte était plus considérable dans les portions où elle contenait du sang ; ce sang était plus liquide que dans l'état ordinaire ; il en était de même de celui qu'on trouva en petite quantité dans les autres vaisseaux : les cavités du cœur étaient vides, etc.

85. Les dix observations que je viens de rapporter, ont une ressemblance si frappante, soit sous le rapport des symptômes, soit sous celui des altérations organiques, que je n'ai pas cru devoir les séparer par aucunes réflexions intermédiaires. Ces dix observations, réunies aux observations IV, V, VI, VII, VIII, IX et X de cet ouvrage, qui leur ressemblent parfaitement, vont nous fournir matière à quelques considérations importantes.

86. Voilà dix-sept cas de fièvre putride ou adynamique, coïncidant avec une inflammation gastro-intestinale, dont les traces matérielles sont tellement évidentes, que nul médecin n'oserait en contester l'existence. Certes, il serait peu philosophique, aujourd'hui, d'imposer ou plutôt de conserver le nom de *fièvre essentielle* à la maladie dont il est question dans les observations précédentes : n'est-ce pas au contraire se conformer aux lois de la plus saine philosophie, et céder au vœu de l'induction la plus légitime, que de rallier les sym-

ptômes aux nombreuses altérations organiques, en considérant celles-ci comme *causes* et ceux-là comme *effets?* Une méthode si naturelle nous conduit à penser également que la phlegmasie gastro-intestinale est la cause première, la *cause-mère*, s'il m'est permis de parler ainsi, de tous les phénomènes. Toutefois, comme cette cause ne saurait rendre raison de tous les effets observés, il est évident qu'il existe des causes secondaires dont il faut nécessairement tenir compte; pour être souvent cachées, ces dernières n'en sont pas moins réelles, et l'observateur doit s'occuper sans cesse de leur recherche, bien convaincu qu'elles ne pourront toujours se dérober à l'œil pénétrant d'une attentive et infatigable exploration. La phlegmasie gastro-intestinale, ai-je dit, ne suffit pas pour expliquer tous les symptômes de la maladie qui fait le sujet des dix-sept observations déjà mentionnées; en effet, cette inflammation *locale* ayant pour limites la membrane muqueuse digestive tout entière, ou une portion plus ou moins considérable de son étendue, ne doit être regardée comme la cause essentielle que des symptômes dont le siége existe dans les viscères digestifs. Il est évident que la lésion d'un organe quelconque, considérée en elle-même, ne peut altérer que les fonctions dévolues à cet organe, et qu'une lésion locale ne peut déterminer que des symptômes *locaux*. Un telle proposition, quelque certaine qu'elle soit, ne paraîtra rien moins qu'absurde à certaines personnes, je le sais; mais j'espère que les considérations suivantes, en développant mes idées, me justifieront assez du reproche d'absurdité que quelques uns pourraient être disposés à m'adresser. Je dis qu'une lésion organique locale ne peut déterminer que des symptômes locaux : certes, je ne prétends pas pour cela qu'il ne puisse pas se manifester de symptômes généraux, par suite d'une affection locale. Mais, dans ce cas, qu'arrive-t-il ? que l'affection locale s'étend, se communique, se propage, se *généralise*. Or, il serait absurde de dire que cette affection, ainsi généralisée, est encore une affection locale : par conséquent ce n'est réellement qu'en cessant d'être locale, qu'une affection primitivement *locale* détermine des phénomènes morbides généraux. Ceci posé, nous voyons que l'inflammation gastro-intestinale ne produit les symptômes généraux qui constituent la fièvre, qu'en développant sympathiquement une irritation générale de l'appareil circulatoire. Dans ce cas, la fièvre n'est donc véritablement qu'une irritation gastro-intestinale *généralisée ;* or, cette irritation sympathique du système sanguin est précisément aux phénomènes fébriles ce qu'est aux lésions des fonctions digestives l'irritation gastro-intestinale, véritable fièvre locale. Voilà comme on peut se rendre raison des symptômes généraux ou des phénomènes fébriles qui accompagnent la gastro-entérite. Ce serait une singulière idée que de placer dans la membrane muqueuse digestive le siége de la fièvre, de rallier des symptômes, c'est-à-dire des altérations de fonctions à des organes étrangers à ces fonctions, et de localiser la lésion organique lorsque les symptômes sont généraux.

87. Mais nous avons vu que l'irritation gastro-intestinale avait manifesté sa présence par de profondes altérations de la membrane qu'elle avait occupée : en serait-il de même de l'irritation du système circulatoire? Les faits que nous avons consignés dans notre premier chapitre répondent déjà à cette question ; il en est ainsi de nos observations XV, XVIII, XX, XXII, XXIII, et de plusieurs autres que nous ferons connaître plus tard.

Dans tous les cas dont il s'agit, la membrane interne du système sanguin présente des altérations remarquables, et plus ou moins étendues, telles qu'une rougeur plus ou moins forte, un épaississement plus ou moins marqué, quelquefois même des érosions. Il est vrai que les altérations de ce système sont bien moins profondes que celles des viscères digestifs (1). Mais, pour être plus légères, elles n'en existent pas moins. Du reste, ainsi que

(1) Ce n'est pas seulement parceque l'irritation du système sanguin est secondaire ou sympathique, que les altérations organiques qu'elle entraîne sont moins profondes que celles des organes primitivement ou idiopathiquement irrités. Une autre raison de cette circonstance, c'est que la structure du système circulatoire est plus réfractaire en quelque sorte à la puissance désorganisatrice de l'inflammation, et que, d'ailleurs, telle est l'importance de ce système considéré en général, que ses lésions aiguës entraînent la mort, avant que l'inflammation ait eu le temps de le désorganiser profondément.

je l'ai dit autre part, de ce que, dans certains cas de maladies fébriles, on ne peut apercevoir aucune altération sensible de l'appareil circulatoire, il ne s'ensuit pas que cet appareil n'a pas été le siége d'une irritation, et l'on en doit seulement conclure, ou que cette irritation ne laisse pas toujours des traces de son existence, ou que celles-ci sont quelquefois si fugitives, si ténues pour ainsi dire, qu'elles mettent en défaut nos moyens actuels d'observation.

Au reste, j'ai présenté un assez grand nombre d'observations, dans lesquelles il existait des traces bien évidentes d'altération du système sanguin. Que si l'on me demande pourquoi la plupart des médecins qui ont publié des observations de fièvre adynamique ou putride, n'ont fait aucune ou presque aucune mention de semblables altérations, je répondrai qu'elles ont pu leur échapper, avec d'autant plus de facilité que leur attention n'était pas fixeé sur elles, et que, dans un très grand nombre d'autopsies cadavériques, relatives aux cas qui nous occupent, on n'examine que très rarement la membrane interne du système circulatoire. Je ne crains point de dire que, si je parviens à diriger l'attention des observateurs sur le point important d'anatomie pathologique qui nous occupe, les cas d'inflammation de cette membrane deviendront aussi communs qu'ils paraissent rares maintenant.

88. Pour moi, je puis assurer que depuis que j'examine, avec une attention scrupuleuse, le

cœur et les vaisseaux, chez les sujets qui succombent aux fièvres *adynamiques*, ils m'ont constamment présenté des lésions sensibles. Il m'est assez souvent arrivé de les annoncer avant l'ouverture, et ce diagnostic s'est toujours rencontré juste. Qu'il me soit permis d'ajouter à tous les faits que j'ai déjà rapportés, les deux suivants.

89. Le 8 octobre 1824, j'assistai à l'ouverture du corps d'une femme d'environ trente ans, morte d'une fièvre adynamique, à l'hôpital Cochin. Je pensai que l'on trouverait une angio-cardite ; or, la membrane interne de la veine porte, de la veine cave et des cavités du cœur était d'un rouge très prononcé, et se séparait facilement d'avec la membrane sous-jacente.

90. Le 17 octobre 1824, M. Legroux, interne à l'hôpital Cochin, fit l'ouverture d'un jeune homme mort de fièvre adynamique. Bien que je n'eusse pas observé la maladie, je crus pouvoir annoncer que nous rencontrerions une angio-cardite.—Nous trouvâmes effectivement une vive rougeur de la membrane interne du cœur, de l'artère pulmonaire, de l'aorte, de la veine cave et de la veine porte.

91. D'ailleurs, d'excellents observateurs ont signalé avant nous l'angio-cardite, qui se rencontre si fréquemment dans les fièvres dites putrides ou adynamiques. En effet, M. Van de Keere rapporte que M. Dupuytren, dans le cours d'anatomie pathologique qu'il fit en 1816, considérait comme le résultat d'une phlegmasie aiguë « *les colorations*

rouges et violacées qu'on observe à la suite des fièvres putrides et angioténiques. »

M. Ribes, dont l'exactitude est si généralement connue, annonça également en 1816, que les veines étaient souvent enflammées chez les individus affectés de fièvre putride ou adynamique. Je ne puis m'empêcher de rapporter à cette occasion un passage du mémoire que M. Ribes a publié dans le tome septième de la Revue médicale. « Depuis » long-temps, dit-il, j'avais vu avec étonnement » qu'on attribuait à quelques points enflammés du » canal intestinal les symptômes des fièvres adynamiques, et tous les troubles que les fonctions » avaient éprouvés pendant le cours de cette maladie. Je ne pouvais croire qu'une cause aussi » légère pût donner lieu à un pareil désordre, » quand je voyais, surtout, que dans les hernies » étranglées avec inflammation d'une grande étendue de l'intestin et même de l'estomac, les malades guérissaient souvent, lors même que l'inflammation de la partie étranglée se terminait » par la gangrène : je ne pouvais comprendre que, » dans le premier cas, une inflammation, en apparence légère, eût pu donner lieu à des accidents mortels, et que, dans le second, malgré » une inflammation si étendue, le malade eût » conservé la vie. Après avoir cherché vainement à » me rendre raison de la différence qui existe entre » ces deux états, j'ai examiné le plexus solaire » et les faisceaux nerveux qui en partent. J'ai cru » voir quelquefois que les filets nerveux qui com-

» posent ces faisceaux étaient un peu rouges ; mais » le plus souvent, quoiqu'il n'y ait pas de doute » que les nerfs ne soient troublés dans cette ma- » ladie, je n'ai pu reconnaître aucun changement » dans leur couleur. J'ai alors porté mes regards » sur les artères qui se distribuent au canal ali- » mentaire, et je n'ai jamais trouvé d'altération » assez notable pour lui attribuer aucun des acci- » dents qui accompagnent cette maladie. Mais il » n'en a pas été de même lorsque j'ai dirigé mes » recherches sur les veines. Chez presque tous les » sujets morts de *fièvre* adynamique, j'ai trouvé » des traces d'inflammation dans le tronc et les » branches de la veine porte-ventrale, et quel- » quefois même de la veine porte-hépatique, et » jusqu'à l'oreillette et aux ventricules droits du » cœur (1). J'avais rencontré si souvent les veines » enflammées dans le cas qui nous occupe, qu'en » 1816 j'annonçai que je croyais être fondé à pen- » ser que les veines et le sang veineux étaient prin- » cipalement affectés dans les fièvres adynami- » ques. On trouve, il est vrai, des sujets chez qui » les traces de l'inflammation des veines sont peu » marquées, mais *on sait avec quelle rapidité elles* » *s'effacent sur le cadavre par l'effet de la mort....* » Il est prouvé pour moi, dit en terminant M. Ri-

(1) Nos propres observations prouvent que cette inflammation est quelquefois bien plus étendue, et qu'on peut la suivre jusque dans l'artère pulmonaire, les cavités gauches du cœur, l'aorte et les artères qui en naissent, et même dans le système veineux en général.

» bes, que chez les sujets morts de fièvre adyna-
» mique, quelque légère que soit en apparence
» l'inflammation de l'intestin, il y a toujours aussi
» inflammation dans les branches de la veine porte-
» ventrale. »

92. Ces vérités, annoncées à l'époque de la publication de l'*Examen de la doctrine médicale la plus généralement admise*, furent à peine entendues, au milieu du bruit dont cet ouvrage remplit le monde médical. Nous avouons sincèrement que nous ne les connaissions en aucune manière, lorsque, en 1824, nous avançâmes, dans le Traité des maladies du cœur, que la fièvre dite *putride* ou *adynamique*, constamment accompagnée d'une irritation du cœur et du système vasculaire, laissait fréquemment pour traces une rougeur plus ou moins foncée, non seulement de la membrane interne de la veine porte-ventrale, mais de celle du cœur et des gros vaisseaux qui s'y rendent ou qui en partent. D'ailleurs, nous reconnaissons toute l'exactitude des faits recueillis antérieurement par M. Ribes; et si quelque chose peut nous être flatteur, c'est de voir que notre propre observation se trouve conforme à celle d'un observateur aussi distingué.

93. Jusqu'ici nous n'avons encore rallié à des lésions organiques que les symptômes d'irritation locale et générale qui se remarquent dans la maladie appelée fièvre *putride* ou *adynamique*. Toutes les considérations que nous avons présentées sont applicables aux autres fièvres admises par les an-

ciens pyrétologistes. Il nous reste donc à rechercher quelles sont les lésions matérielles ou organiques correspondantes aux phénomènes caractéristiques de la *fièvre* spéciale que nous étudions, c'est-à-dire aux phénomènes de putridité. Je répèterai ici que ces phénomènes, tels que la fétidité de l'haleine, des déjections alvines et urinaires, etc., ne doivent point être confondus avec les symptômes d'irritation proprement dits, puisqu'ils ne les accompagnent pas constamment et nécessairement, et que, par exemple, dans la fièvre dite inflammatoire pure et simple, les symptômes d'irritation existent à un plus haut degré que dans la fièvre dite putride; tandis que les symptômes de putridité ne font point partie de son *essence*. Donc, encore une fois, c'est à une altération particulière des solides ou des liquides, ou à leur altération simultanée, qu'il faut rapporter les phénomènes de putridité. Cette conclusion est l'expression rigoureuse des faits : il serait fâcheux pour la *physiologie* qu'elle se trouvât contraire à ses principes.

94. Dira-t-on que les symptômes de putridité sont l'effet de l'inflammation même de la membrane muqueuse gastro-intestinale ? Mais dans la fièvre dite bilieuse, ou méningo-gastrique proprement dite, il existe aussi une phlegmasie gastro-intestinale : cependant il n'existe pas de symptômes de putridité. S'ils existaient, la fièvre méningo-gastrique changerait aussitôt son nom en celui de fièvre putride ou adynamique. D'où

vient donc que la gastro-entérite est tantôt accompagnée et tantôt ne l'est pas des symptômes putrides? Voilà toute la difficulté qu'il s'agit de lever; voilà la véritable question que nous avons à résoudre. C'est à l'expérience et à l'observation qu'il nous faut avoir recours pour obtenir la solution de cet important problème pathologique. Notre premier soin doit être de comparer l'état des organes digestifs, dans la fièvre putride ou adynamique (1), avec celui qu'ils présentent dans la fièvre bilieuse ou méningo-gastrique. Mais une semblable comparaison n'est pas souvent possible: car, ainsi que nous l'avons déjà dit ailleurs, la fièvre bilieuse pure et simple ne se termine point par la mort, à moins qu'elle ne revête la forme adynamique ou ataxique. Ce que nous savons, c'est qu'il suffit d'une irritation, sans désorganisation, de l'appareil digestif pour produire la fièvre bilieuse ou méningo-gastrique. Au contraire, une simple irritation du même appareil ne détermine jamais la fièvre putride ou adynamique. Chez tous les sujets qui succombent à celle-ci, on trouve la membrane muqueuse de l'estomac et surtout celle de l'intestin grêle profondément altérée dans sa structure intime, parsemée de nombreuses ulcérations, épaissie, pustuleuse, ramollie, facile à déchirer, souvent gangrenée. Tel est l'état que m'a constamment offert la membrane muqueuse digestive chez tous les indivi-

(1) Il est inutile de rappeler que nous ne nous occupons en ce moment que de la fièvre adynamique produite par une inflammation gastro-intestinale.

dus que j'ai ouverts moi-même, et chez tous ceux que j'ai vu ouvrir, depuis huit ans, dans les divers hôpitaux de la capitale. Tous les sujets des observations contenues dans la série précédente nous ont offert des exemples des altérations organiques dont nous venons de faire mention. Il en est de même de ceux des observations IV, V, VI, VII, VIII, IX et X, de notre second chapitre, observations relatives à des fièvres bilieuses ou méningo-gastriques, transformées ou dégénérées, comme le disent les pyrétologistes, en fièvres putrides ou adynamiques. Si l'on consulte les observations analogues, récemment publiées par MM. Andral, Billard, Hutin, Van de Keere, on verra qu'elles confirment parfaitement les résultats qui découlent de celles qui nous sont propres. Tout le monde sait que les observations insérées par MM. Petit et Serres dans leur Traité de la fièvre entéro-mésentérique; que celles publiées par Wagler et Rœderer, dans leur *Tractatus de morbo mucoso*, ont également une entière ressemblance, sous le rapport qui nous occupe, avec toutes celles que nous venons d'indiquer. Du rapprochement de cette masse énorme de faits semblables, nous pouvons conclure que la fièvre putride, adynamique ou entéro-mésentérique (expressions pour nous synonymes), ne se développe jamais par suite d'une phlegmasie gastro-intestinale, qu'autant que celle-ci s'est terminée par l'ulcération, la suppuration et même la gangrène d'une certaine étendue de la membrane muqueuse digestive et du tissu cellulaire sous-jacent. Nous pouvons ajouter, sans crainte d'être démenti par l'observation, que les dernières circonvolutions de l'iléon et la valvule iléo-cæcale sont de toutes les parties du canal digestif celles où l'on rencontre, sinon exclusivement, du moins le plus constamment les altérations organiques indiquées.

95. La forme de gastro-entérite propre au développement de la fièvre putride une fois déterminée, il ne s'agit plus que d'expliquer comment elle engendre les symptômes putrides. Or, les débris ulcérés, les lambeaux gangréneux de la membrane muqueuse enflammée et désorganisée, la suppuration qu'elle fournit, toutes ces matières réunies aux excréments que peut contenir l'intestin, ne sont-elles pas propres à former un véritable foyer d'infection putride? le météorisme et le ballonnement du ventre, résultat de la distension des intestins par des gaz accidentellement produits dans leur intérieur, prouvent qu'en effet ces organes sont le siége d'une funeste décomposition putride. Ainsi donc, sans nous écarter du sentier étroit de l'observation, nous venons de trouver la cause des phénomènes putrides dont les phlegmasies intestinales sont quelquefois accompagnées. Ce n'est pas assez, il est vrai, d'avoir signalé les circonstances qui concourent à la production de ces phénomènes locaux de putridité, il importerait encore de déterminer comment se développent les phénomènes généraux de putridité qui se manifestent dans la fièvre dite putride ou adynami-

que, suite d'une inflammation gastro-intestinale. Une semblable question, pour être traitée avec toute la clarté que comporte l'état actuel de la science, exige que nous fassions connaître les effets des substances putrides, appliquées sur les surfaces absorbantes de l'économie vivante, ou injectées dans le torrent sanguin. C'est aussi la marche que nous suivrons.

96. Mais, avant de rapporter des faits et des expériences à ce sujet, nous allons présenter notre seconde série d'observations sur la fièvre putride ou adynamique, lesquelles, comme nous l'avons indiqué précédemment, se rapportent aux cas dans lesquels cette fièvre est consécutive à une phlegmasie autre que celle de la membrane muqueuse digestive. Nous reviendrons ensuite sur l'analyse physiologique des symptômes putrides généraux, produits par un foyer local d'infection accidentellement développé au sein du corps vivant.

DEUXIÈME SÉRIE.

Observations de fièvres dites putrides ou adynamiques non consécutives à la gastro-entérite.

OBSERVATION XXIV.

Vingt-sept ans. Fracture comminutive d'un membre. — Mort au bout de cinq jours, au milieu des symptômes de la fièvre dite putride. — Rougeur et inflammation de la membrane interne du cœur et des vaisseaux, avec altération évidente du sang, et dégagement de gaz dans plusieurs parties.

97. Un homme âgé de vingt-sept ans, d'une

très forte constitution, carrier, fut apporté à l'hôpital Cochin dans les premiers jours de janvier 1825; une énorme pierre venait de lui tomber sur le membre inférieur gauche. Une plaie affreuse, avec attrition de toutes les parties molles, se remarquait aux côtés externe et postérieur de la jambe; il s'en écoulait du sang avec abondance; la peau était décollée dans une grande étendue; la cuisse était le siége d'une violente contusion, et infiltrée de sang en plusieurs points; une tumeur formée par ce liquide existait autour du genou. A son arrivée, le malade était pâle, abattu, refroidi; son pouls était faible et déprimé. Mais la fièvre ne tarda pas à se déclarer; le pouls devint dur, fréquent et fort; il se manifesta de l'agitation et du délire; cependant la gangrène s'empara de la plaie; la cuisse, tuméfiée par suite de l'inflammation et de l'infiltration sanguine, résonnait comme un tambour quand on la frappait, ce qui dépendait de la présence de gaz qui s'étaient développés dans son épaisseur; les forces se perdaient; le ventre se météorisa; le malade, plongé dans une prostration profonde, semblait en proie à une sorte de décomposition putride, et succomba à une fièvre vraiment putride le cinquième jour après son entrée.

Autopsie cadavérique quarante heures après la mort.

Vergetures et extravasation sanguine sur la peau de l'abdomen et de la poitrine. Une vaste plaie, exhalant une odeur fétide, nauséabonde et gangréneuse, occupait une grande partie du membre inférieur gauche; les parties molles, abreuvées d'une sanie ichoreuse, étaient réduites en une sorte de bouillie noirâtre; la peau, brune et livide, était décollée, le tibia dénudé, et le péroné fracturé à sa partie supérieure; les veines des membres, et la veine cave ascendante, qui était distendue par des gaz, ne contenaient que quelques atomes d'un sang décomposé, sorte de matière sanieuse ou purulente, brune, jaunâtre, grasse, grumeleuse, légèrement agglutinée à la membrane interne; celle-ci était d'un rouge-brunâtre, même dans les veines qui ne contenaient pas de sang, telles que la saphène, par exemple; la rougeur de la membrane interne des veines se prolongeait dans les cavités du cœur, surtout autour des valvules, dans l'artère et les veines pulmonaires. La membrane interne de l'aorte et des artères qui en naissent était également rouge; mais sa rougeur était vive, écarlate, et non brune ou noirâtre comme celle du système veineux; la membrane du système sanguin ainsi rougie se détachait avec une grande facilité, et ne semblait pas devoir sa rougeur à une injection vasculaire; le cœur était d'ailleurs ramolli, et son tissu, dans lequel s'étaient dégagées des substances gazeuses, crépitait à la manière des poumons; ceux-ci étaient aussi mollasses, gorgés d'un sang noirâtre, évidemment altéré, dissous et parsemé de paillettes micacées; une concrétion sanguine se rencontrait dans les cavités droites du cœur ; l'aorte était vide ; la veine crurale contenait une certaine quantité de sang concrété, analogue à de la lie de vin. Le ventre était météorisé; des gaz étaient contenus dans la cavité abdominale, ils exhalaient une odeur fétide; on en trouvait dans plusieurs autres parties du corps. L'estomac et les intestins n'offraient aucune altération remarquable.

98. S'il est une observation propre à nous éclairer sur la véritable nature des fièvres *putrides* ou *adynamiques*, c'est, sans contredit, celle que je viens de rapporter (1). Après l'avoir examinée attentivement, pourrait-on révoquer en doute l'existence d'une véritable décomposition putride, commencée durant la vie de l'individu qui en fait le sujet? Les gaz qui s'étaient développés dans plusieurs parties du corps, et spécialement dans le cœur et les vaisseaux sanguins, la *dissolution* et, si j'ose le dire, la *désorganisation putride* du sang, l'état putrilagineux des poumons; toutes ces circonstances ne sont-elles pas d'irrécusables preuves d'un mouvement de *fermentation putride?* N'est-ce pas dans cette altération évidente et profonde du sang que l'on doit principalement rechercher la cause première de tous les accidents généraux et de la mort elle-même? Car, s'il est bien vrai que le sang, dans son état naturel, fournit à tous les organes les principes de leur vie, n'est-il pas

(1) M. Legroux, mon ami, interne à l'hôpital Cochin, m'a communiqué plusieurs des détails contenus dans cette observation. Nous fîmes ensemble l'ouverture du cadavre.

certain que, dans le cas que nous avons sous les yeux, le sang dont toutes les parties étaient pénétrées, loin de pouvoir y entretenir le mouvement vital, n'était propre qu'à les imprégner d'un principe de mort?

Ce n'est pas seulement par l'altération des parois vasculaires que l'inflammation du système sanguin détermine la mort, il faut ajouter à cette altération celle du liquide contenu dans le canal que représente cet important appareil. Cette vérité, que peu de personnes contestent aujourd'hui, est mise hors de toute espèce de doute par des expériences directes que nous ne tarderons pas à rapporter. Quoi qu'il en soit, on sait que l'une des causes les plus propres à porter une atteinte profonde à la composition normale du sang est l'introduction de matières putrides ou putréfiables dans le torrent circulatoire. Or, chez le malade qui fait le sujet de nos réflexions, il existait une effroyable gangrène d'un des membres inférieurs; par conséquent, les organes d'absorption, en contact avec les matières putrides, produit de la gangrène, ont pu en faire pénétrer dans le système circulatoire une quantité plus ou moins considérable. Cette hypothèse une fois admise, les phénomènes et les accidents s'expliquent comme d'eux-mêmes. Au reste, quelle que soit la cause première de l'altération observée dans le sang, la seule chose qui nous importe ici, c'est l'existence même de cette altération, et nous nous empressons d'en prendre acte.

Enfin, l'absence d'une inflammation gastro-intestinale chez notre malade ne nous permet pas d'admettre que cette affection soit la cause essentielle et unique des fièvres dites *putrides* ou *adynamiques*. Passons à d'autres observations.

Depuis que j'ai recueilli le fait précédent, quelques uns de mes amis, à qui je l'ai communiqué, m'ont dit en avoir observé récemment de semblables dans les hôpitaux de Paris, où ils sont employés comme internes. Puissent-ils les publier bientôt! En attendant, je vais rapporter une observation qui me paraît avoir des rapports assez intimes avec les faits dont nous nous occupons.

OBSERVATION XXV.

Fièvre putride ou typhoïde. — Mort le cinquième jour après l'entrée à l'hôpital. — Dégagement de gaz dans le tissu cellulaire; sorte de liquéfaction du sang, etc.

99. Au mois de juillet 1815, un homme arriva du fort royal de la Martinique au Havre, après une courte traversée de vingt ou vingt-deux jours. Le surlendemain, il vint à Rouen, tomba malade, et fut porté le même jour à l'Hôtel-Dieu. Il eut successivement de très fortes douleurs de tête, du délire, et une agitation telle, qu'il fallut lui mettre la camisole: rougeur étincelante des yeux, alternative de perte et de retour de la vue, hoquet; hémorrhagie peu abondante par le nez, la bouche et l'anus; sueur teignant la chemise en jaune; ecchymoses. — Le troisième jour: invasion générale et presque subite de l'ictère. Dès lors, cécité presque continuelle, vomissements noirs, dou-

loureux et souvent répétés : ils avaient précédé l'ictère ; coma, convulsions partielles de tous les membres et de la face ; carphologie, mais plus d'agitation depuis le troisième jour : mort le cinquième.

L'ouverture fut faite cinq ou six heures après la mort ; le cadavre était encore chaud ; la peau jaune, particulièrement aux joues, aux aisselles, aux aines, et en général là où le tissu cellulaire sous-cutané est plus abondant. La peau incisée, versait, comme sur le vivant, une petite nappe de sang. On observait quelque chose de semblable, mais à un moindre degré, en incisant la peau à l'endroit des vésicatoires où la suppuration avait commencé. A peine la dernière couche du derme fut-elle divisée, et l'instrument parvenu au tissu cellulaire, que des *gaz* s'échappèrent, en sifflant, de la section. Il s'ensuivit un affaissement notable ; les lames du tissu cellulaire étaient injectées de réseaux vasculaires très fins, comme il arrive à la conjonctive enflammée. La couleur en était d'un rouge brun. L'estomac, le cæcum et le colon contenaient la même matière noire et poisseuse qui avait été évacuée par le vomissement et les déjections alvines. Tout le canal intestinal, l'estomac et les gros intestins surtout, étaient d'un rouge brun, parsemé de plaques plus foncées. Le foie n'offrait rien de particulier ; et la vésicule biliaire, sans être distendue, contenait une bile brune-jaunâtre (1).

(1) *Journal complémentaire des sciences médicales*, t. 12, page 17.

100. « A cette époque, dit M. Desmoulins, au-
» teur de l'observation précédente, nous avions à
» l'hôpital quelques typhus provenant des évacua-
» tions de l'armée. Les cadavres que j'ouvris avant
» le refroidissement m'ont aussi montré des gaz
» distendant le tissu cellulaire, et fusant avec sif-
» flement par les petites ouvertures de la peau, con-
» jointement avec l'injection des lames du tissu cel-
» lulaire et l'écoulement du sang par les surfaces de
» section du derme; le tout à un moindre degré
» seulement. »

Je ne rapporte ici l'observation de M. Desmoulins et les réflexions qui la suivent que comme concourant à prouver que de véritables phénomènes de putréfaction peuvent se manifester pendant la vie, ainsi que l'attestent les gaz que l'on rencontre dans diverses parties du corps, et l'espèce de liquéfaction du sang qui existe en même temps. D'ailleurs, les fièvres typhoïdes, dans lesquelles M. Desmoulins a remarqué les altérations dont il s'agit, ne sont, comme on sait, qu'une variété des fièvres putrides des auteurs.

L'observation suivante, recueillie par M. Ribes, mérite toute notre attention.

OBSERVATION XXVI.

Trente-six ans. Fièvre dite putride ou adynamique, à la suite d'engelures tombées en gangrène. — Mort le vingt-cinquième jour. — Inflammation ulcéreuse de la membrane interne des veines du bras; matière purulente dans ces vaisseaux; inflammation de la membrane interne du cœur

101. Madame D***, âgée de trente-six ans, était sujette tous les hivers à des engelures aux mains, qui la faisaient beaucoup souffrir, et qui disparaissaient d'elles-mêmes lorsque les grands froids venaient à cesser. Le 18 décembre 1799, cette dame éprouvait de si vives souffrances, qu'elle se détermina à envoyer chercher M. Ribes. La main gauche était sur le point de tomber en gangrène: les veines céphalique, médiane, radiales antérieure et postérieure, étaient très dilatées; et, dans toute leur étendue, ainsi que dans leurs divisions, elles étaient remplies par un sang qui, à travers la peau, paraissait très noir; le moindre attouchement faisait jeter les hauts cris à la malade; l'avant-bras était légèrement fléchi; il était enflé, ainsi que la main, et d'un rouge obscur; dans l'intervalle des veines, on voyait des plaques analogues à des infiltrations scorbutiques; langue plutôt pâle que rouge; peu d'appétit; soif très modérée; pouls souple et calme dans la journée, un peu dur et plus fréquent le soir. Le membre fut enveloppé avec un linge enduit de styrax, et l'on prescrivit une décoction de quinquina (un gros dans une

pinte d'eau), ainsi qu'une petite quantité de vin antiscorbutique. Ce traitement fut continué jusqu'au 25 décembre. — Le 26 : profonde tristesse ; douleurs violentes ; pouls fréquent et dur. (Saignée de deux palettes.) Nuit plus calme. — Les 27, 28 et 29 : un peu de soulagement. — Le 30, retour des douleurs. (Bain de bras, cataplasme émollient, suspension du vin antiscorbutique.) — Le 1er janvier, les douleurs que la malade éprouvait dans le trajet des veines, semblaient moins intenses ; la chaleur du membre était un peu diminuée. — Le 2 : agitation très grande ; fièvre avec frissons ; douleurs intolérables dans la main, l'avant-bras et jusqu'à l'épaule ; branches des veines basilique, médiane, cubitales antérieure et postérieure, rouges et enflammées jusqu'au tronc de la basilique ; la circulation était arrêtée dans les branches de la veine céphalique, qui étaient saillantes et rougeâtres. Plusieurs phlyctènes se remarquaient à la partie externe et inférieure de l'avant-bras ; pouls très fréquent, intermittent ; respiration un peu difficile, accompagnée d'un léger râle muqueux. (Continuation de la tisane de quinquina, potion antispasmodique, cataplasme et emplâtre de styrax. — Le soir : un gros de thériaque.) — Le 3 : les accidents augmentent ; inflammation de toutes les veines du membre ; gangrène superficielle de la peau de la partie postérieure de la main et de l'avant-bras ; main froide ; pouls très petit, à peine sensible ; accéléré, et intermittent ; affaissement, tendance au sommeil. — Les 4 et 5 : peu de changement. —

Les 6 et 7 : pouls plus régulier. — Le 8 : léger délire; oppression; retour de l'intermittence du pouls; la gangrène fait des progrès; la malade avait le hoquet, surtout après avoir bu. Les jours suivants : le ventre se météorise, devient plus sensible; pouls plus petit, extrêmement fréquent; face pâle et presque livide; langue, lèvres et gencives fuligineuses; délire; gémissements plaintifs. — Le 13 : mort, à six heures du matin.

Autopsie cadavérique, vingt-sept heures après la mort.

Gangrène de la peau et du tissu cellulaire du membre malade; inflammation des veines basilique, médiane et cubitales, ainsi que du tronc basilique ; veines céphalique, médiane et radiales très dilatées, remplies d'une matière purulente, qui, dans certains endroits, ressemble à de la lie de vin, tandis que, dans d'autres, elle n'est autre chose que du pus bien formé; augmentation de l'épaisseur des parois de toutes ces veines qui, coupées en travers, restent béantes comme des artères: intérieur de ces vaisseaux inégal, parsemé d'enfoncements ulcéreux, et couvert de villosités très apparentes, quand on fait flotter la veine dans l'eau ; les ulcérations se propagent jusqu'au cinquième inférieur du tronc de la céphalique ; le reste de l'intérieur de ce vaisseau est lisse, enflammé, et rempli d'un pus sanguinolent; la veine axillaire contient du pus, et présente des traces d'inflammation qui se continuent dans la veine cave supérieure, et jusqu'à l'intérieur de l'oreillette et du ventricule droits. Un peu de sérosité sanguinolente dans le péricarde et dans la plèvre gauche, qui est légèrement enflammée ; *le poumon droit paraît avoir été atteint par l'inflammation.* Canal alimentaire fortement distendu par des gaz; inflammation bien prononcée de la membrane interne de l'estomac et du duodénum. Etat sain des autres viscères de l'abdomen. Arachnoïde épaissie, couverte d'une couche couenneuse de la largeur de la paume de la main, vers la partie supérieure de l'hémisphère droit; pie-mère gorgée de sang et très enflammée; substance du cerveau assez consistante; ventricules cérébraux et cavité rachidienne contenant deux ou trois onces d'une sérosité sanguinolente.

102. Que le pus rencontré dans le système veineux ait été le résultat de l'inflammation même de ce système; qu'au contraire, il y ait été apporté par l'intermède de l'absorption, ou qu'il provint de ces deux sources réunies, c'est à sa présence, et à la phlébo-cardite, que nous devons rapporter les symptômes généraux observés chez notre malade. Or, l'ensemble de ces symptômes constitue la maladie décrite sous le nom de *fièvre putride* ou *adynamique :* donc on peut avancer que cette *fièvre* consiste essentiellement en une irritation de l'appareil circulatoire, compliquée d'une sorte de décomposition du sang. On ne nous objectera pas, sans doute, qu'une phlegmasie gastro-intestinale, pure et simple, suffit pour déterminer les symptômes dont nous nous occupons. On sait, en

effet, que cette phlegmasie ne les entraîne pas toujours à sa suite, et nous avons vu que, dans les cas où ces symptômes se développaient, il existait précisément une phlogose du système sanguin, analogue à celle dont l'observation précédente nous offre un exemple. Ainsi donc, les altérations que l'on rencontre à la suite des gastro-entérites avec symptômes putrides, loin de déposer contre l'opinion que nous soutenons, concourent au contraire à en démontrer toute l'exactitude. Continuons cependant à rapporter de nouveaux faits à son appui.

OBSERVATION XXVII.

Quinze ans. Fièvre putride ou adynamique. — Mort, vers le vingtième jour. — Inflammation de la membrane interne des veines et du tissu cellulaire.

103. Un jeune garçon de quatorze à quinze ans, d'une constitution faible, fut affecté d'une éruption cutanée pour laquelle on pratiqua des frictions avec un onguent, et qui ne tarda pas à disparaître. Mais il survint bientôt des douleurs vives et continues dans toute l'étendue du membre abdominal droit, qui devint le siége d'une infiltration séreuse ; en même temps la fièvre s'alluma. Vers le milieu du mois de mars 1809, le malade présentait tous les symptômes généraux de la fièvre adynamique continue de M. Pinel. Tous les moyens de la thérapeutique, mis en œuvre, ne purent calmer les souffrances intolérables du jeune malade, auquel il était survenu un abcès à la partie anté-

rieure et supérieure de la poitrine, lorsqu'il expira le quatre avril suivant.

Autopsie cadavérique. Cœur flasque, pâle, contenant une assez grande quantité de sang liquide; membrane interne de la veine cave épaisse d'une demi-ligne, opaque, noirâtre en plusieurs endroits, blanchâtre ailleurs, peu résistante, se séparant facilement de la membrane celluleuse, recouverte d'une matière blanche sans cohésion, comme médullaire, et dont la quantité augmente à mesure qu'on s'approche de la naissance des veines iliaques primitives; vers ce point, cette veine est complètement obstruée par la matière dont il vient d'être parlé; la veine iliaque primitive gauche est également oblitérée par une concrétion fibrineuse: la droite est convertie en une espèce de cordon ligamenteux qui va se perdre dans un vaste foyer purulent du tissu cellulaire du bassin; le trajet de la veine crurale est occupé par une traînée de pus; veines de la jambe droite rétrécies et remplies de fibrine solidifiée; artères saines, vides. Foie et rate volumineux, rouges. Ganglions mésentériques tuméfiés.

104. Cette observation, recueillie par M. Raikem, a été publiée par M. Breschet dans son mémoire sur l'inflammation des veines. J'en ai rapporté d'analogues dans mon travail sur la phlébite, inséré dans la Revue médicale. Je pourrais les joindre aux précédentes; mais j'aime mieux en emprunter de semblables à différents observateurs. Celle qui suit est extraite de l'excellent ouvrage de M. Hod-

gson sur les maladies des artères et des veines; avant de la présenter, je crois devoir dire que l'influence de l'inflammation du système vasculaire sur la production des phénomènes adynamiques, putrides ou typhoïdes, n'avait point été méconnue par cet habile observateur. « Quand cette inflam»mation, dit M. Hodgson, se prolonge dans les »principaux vaisseaux, et qu'il y a sécrétion de »pus, elle est accompagnée d'une irritation cons»titutionnelle très intense, et de sy mptômesqui »ont la plus grande ressemblance avec ceux de la »fièvre typhoïde (1). »

OBSERVATION XXVIII.

Trente-six ans. A la suite d'une saignée, symptômes de fièvre dite putride ou adynamique. — Mort la septième semaine après la saignée. — Inflammation et suppuration de la membrane interne de plusieurs veines.

105. Un soldat robuste, âgé de trente-six ans, fut saigné au bras pour une ophthalmie, qui fut diminuée par cette opération. Toutefois il survint de la fièvre qui s'accrut par degrés.—Le dix-septième jour après la saignée : pouls faible, à cent vingt pulsations, peau chaude, langue couverte d'un enduit brunâtre, prostration des forces, douleur à la tête, au dos et aux extrémités; respiration difficile : la plaie de la veine s'était guérie; mais, le jour qui suivit la saignée, une tuméfaction et une douleur considérables se manifestèrent dans le bras,

(1) Tom. II, pag. 388.

et s'étendirent par degrés. (Le malade fut saigné de l'autre bras, et on lui fit prendre divers médicaments.)—Cependant les symptômes persistèrent. Une tumeur douloureuse apparut, le 23e jour, au-dessus de la clavicule; quelques jours après, on en découvrit une autre au-dessous de l'angle de la mâchoire inférieure; les symptômes s'accrurent peu à peu; la respiration devint plus difficile, le pouls offrit environ cent vingt pulsations par minute, le malade éprouva du délire, et mourut dans le courant de la septième semaine après la saignée.

Autopsie cadavérique. La veine céphalique, à l'endroit où l'on avait pratiqué la première saignée, ressemblait à une artère, tant pour l'épaisseur de ses membranes, que pour la forme circulaire qu'elle conservait après avoir été divisée en travers. Elle était saine au-dessous de la partie piquée; à un pouce au-dessus, elle était le siége d'une oblitération qui s'étendait jusqu'à l'épaule. Les branches qui communiquaient avec la veine céphalique au pli du bras se trouvaient saines; les glandes absorbantes, au-dessus de la clavicule, étaient tuméfiées et endurcies. La veine jugulaire interne très dilatée, indurée, était manifestement enflammée dans tout son trajet; elle avait les apparences d'une artère, si ce n'est qu'elle était plus grosse que toute autre artère, à l'exception de l'aorte; les veines sous-clavières, axillaires, et la brachiale au pli du bras, offraient des apparences semblables; les veines jugulaire externe et sous-clavière étaient remplies de pus, épaissies et tapissées de lymphe; plusieurs des veines plus petites étaient dans le même état; la veine cave supérieure et le cœur parurent sains. Les poumons renfermaient quelques petits abcès. Un liquide séreux, mêlé de flocons, existait dans la cavité thoracique. Les ventricules cérébraux contenaient une plus grande quantité de sérosité qu'à l'ordinaire.

106. On m'a communiqué, dit M. Hodgson, plusieurs observations d'inflammation des veines après l'opération de la saignée, et j'en ai observé une moi-même : les symptômes avaient une analogie frappante avec la fièvre typhoïde, comme dans le cas précédent.

Voici une autre observation que j'extrais également de l'ouvrage de M. Hodgson.

OBSERVATION XXIX.

Quarante-sept ans. A la suite de l'opération d'un anévrysme, symptômes de fièvre putride ou adynamique. — Mort le huitième jour. — Inflammation de la membrane interne des artères et des veines.

107. Un homme robuste, âgé de 47 ans, fut admis à l'hôpital de Londres, le 10 janvier 1815. Il avait, à l'aisselle gauche, une tumeur du volume d'un petit citron. Elle était environnée par une tuméfaction, qui, supérieurement, s'étendait sous le muscle pectoral jusqu'à la clavicule, et, antérieurement, presque jusqu'au sternum. Tout le membre était gonflé et œdémateux. Le malade se plaignait d'une douleur constante dans la tumeur et dans les parties environnantes, et en outre d'une sensa-

tion excessivement pénible qui, par intervalles, se manifestait à la paume de la main. Les téguments qui recouvraient la tumeur étaient d'une couleur très livide : il paraissait y avoir à sa surface une excoriation, et un léger suintement de sérosité avait lieu par sa partie la plus proéminente. La peau de la partie supérieure et interne du bras offrait une couleur rouge érysipélateuse, dans une étendue considérable. Une pulsation distincte pouvait être perçue à la base de la tumeur ; mais elle devenait moins manifeste vers son sommet, où, pour ainsi dire, elle était parfois imperceptible. Aucun battement ne se faisait sentir dans l'artère radiale du bras malade, dont la sensibilité même était très diminuée. Le pouls du bras droit battait avec une fréquence extrême. La respiration était pénible et irrégulière; la figure exprimait une grande anxiété, le membre était très douloureux. Le 21 décembre, à la suite d'un effort, le malade sentit un craquement soudain et une douleur aiguë à l'aisselle gauche.—Quelques jours après, on lui fit la ligature de l'artère sous-clavière. Après le pansement, on fit prendre au malade soixante gouttes de teinture d'opium. Dans la soirée, pouls fort, cent huit pulsations; peau moite. (Répétition de la teinture d'opium.) — Le lendemain : pouls un peu plus fréquent. (Même prescription, plus un purgatif.) — Le jour suivant: picotement dans les doigts du membre malade, gonflement au-dessus de la clavicule, suppuration de la tumeur anévrysmale. (Teinture d'opium.)—Le troisième jour:

écoulement d'une matière grumeleuse et sanguine par la tumeur; respiration naturelle, pouls à cent quatre pulsations. (Même prescription.)—Le quatrième jour : évacuation très abondante d'un sang grumeleux par la tumeur, agitation du malade, malaise général, toux, respiration plus difficile. (Second purgatif, opium, cataplasme sur la tumeur.)—Cinquième jour : douleur à la poitrine, augmentant par la toux ou par une forte inspiration; même fréquence du pouls, chaleur et moiteur de la peau. (Opium.)—Le sixième jour : respiration plus courte, pouls à cent vingt pulsations, légère confusion dans les idées, lividité légère aux doigts et à l'avant-bras. (Opium, un peu de vin.)—Le septième jour : délire, assoupissement, respiration courte, pouls à cent trente-six pulsations, langue très sèche, suppuration copieuse de l'aisselle. (Même prescription, si ce n'est qu'on augmente la quantité du vin.)—Dans la nuit, délire très violent.—Le huitième jour : pouls faible, irrégulier, à cent quarante pulsations, respiration très pénible, traits du visage égarés, langue sèche, couverte d'un enduit brunâtre; parole si rapide, qu'on peut à peine comprendre le malade; doigts annulaire et du milieu noirs. L'intensité des symptômes s'accroît, et le malade meurt dans la nuit.

Autopsie cadavérique. — La plaie au-dessus de la clavicule contenait une très petite quantité de pus. La surface externe de l'artère sous-clavière, dans le voisinage de la ligature, se trouvait environnée de lymphe. Le péricarde paraissait avoir été le siége d'une inflammation très intense, et était recouvert de flocons de lymphe. La face postérieure du cœur, après avoir été dépouillée de la lymphe qui la tapissait, était d'un rouge foncé. La surface interne de l'aorte ascendante offrait une belle couleur écarlate. Sa membrane interne se trouvait dans un état morbide, et était parsemée de beaucoup de points blancs. La surface interne des artères carotide droite, et sous-clavière gauche, était d'un rouge léger. On observait aussi la même chose, mais à un degré moindre, dans l'aorte abdominale. L'aisselle gauche offrait une large cavité, dont toute la partie interne était gangrenée. Le sphacèle s'était étendu au sac anévrysmal et à l'extrémité inférieure de l'artère qui communiquait avec lui, ainsi qu'aux nerfs brachiaux, aux veines et aux parties adjacentes. Les deux extrémités de l'artère, dans une étendue considérable, se trouvaient remplies de sang coagulé. Deux doigts étaient complètement mortifiés.

108. Si l'on parcourt les auteurs qui ont recueilli des observations d'inflammation très étendue des vaisseaux, on trouvera que les symptômes de la maladie ont constamment été ceux des fièvres *essentielles* des pyrétologistes, et particulièrement ceux de la fièvre dite *putride* ou *adynamique*. Dans ces cas, on ne rencontre pas seulement une altération plus ou moins profonde des parois vasculaires, mais aussi des traces plus ou moins marquées d'une altération du sang lui-même. Cette dernière

est l'inévitable résultat de la présence d'une certaine quantité de pus ou de quelque autre matière septique dans l'intérieur des vaisseaux.

Les observations suivantes, recueillies par MM. Andral et Dugès, me semblent propres à répandre quelque lumière sur la question litigieuse qui nous occupe.

OBSERVATION XXX.

Quarante-un ans. Fièvre putride à la suite d'un accouchement laborieux. — Mort le neuvième jour. — Désorganisation putrilagineuse du tissu cellulaire de la fesse et du muscle fessier; phlébite avec matière putrilagineuse dans les veines; développement de gaz dans diverses parties du corps.

109. La nommée Jacquet, âgée de quarante-un ans, assez forte, mère de neuf enfants, et enceinte de sept mois et demi, fut prise, le 16 décembre 1820, de frissons et de chaleur fébrile, accompagnés d'une hémorrhagie utérine qui nécessita le tamponnement, et qui était due au *greffement* du placenta sur l'orifice utérin. Le travail durait depuis trois jours, lorsqu'on fit la version du fœtus; cette femme perdit beaucoup de sang, et resta dans un état de fièvre intense et de faiblesse alarmante. Le lendemain, la fièvre augmente, et des douleurs intolérables se manifestent dans la fesse gauche, vers l'origine du nerf sciatique. Ces douleurs sont suivies, peu après, du développement d'une tumeur livide et pâteuse. Les émollients et les narcotiques ne produisirent aucun

soulagement. Le pouls perdit sa roideur, en conservant sa fréquence; la prostration adynamique et la pâleur étaient extrêmes, et, *malgré le vin et le quinquina*, la malade expira le 24 décembre, à une heure du matin, quarante heures après l'accouchement.

Examen du cadavre, trente-six heures après la mort.

Le cadavre est généralement infiltré de gaz putrides, et commence à se putréfier, bien que l'atmosphère soit froide et sèche. Les cavités droites du cœur et l'utérus contiennent également des gaz. La rate est ramollie, et convertie en putrilage. Le sang contenu dans le cœur forme des caillots décolorés et d'une teinte sale. La sérosité qui les baigne contient de petits grains d'apparence graisseuse. Dans toutes les grosses veines, surtout dans la veine cave inférieure et ses divisions, on ne trouve qu'une matière boueuse, fétide, d'un brun foncé, et semblable aux excréments humains. Dans les petites veines, le sang est encore rouge et liquide. Le muscle fessier et tout le tissu lamineux qui avoisine le nerf sciatique, sont réduits en un putrilage *tout semblable* à celui que contiennent les grosses veines. Plus loin, le tissu lamineux est infiltré d'une sérosité rougeâtre; un liquide semblable est aussi infiltré dans le tissu qui sépare les filets nerveux du tronc sciatique. La peau est violacée, et dépourvue d'épiderme (1).

(1) Dugès, *Essai physiologico-pathologique sur la nature de*

110. L'analogie des altérations observées chez cette malade avec celles que nous a présentées le sujet de notre vingt-quatrième observation, est extrêmement frappante. Chez ces deux individus, il existait des signes irrécusables d'une putréfaction qui avait commencé pendant la vie. M. Dugès, en disant que le cadavre, ouvert trente-six heures après la mort, commençait à se putréfier, a eu le soin d'indiquer que l'atmosphère était froide et sèche, double condition propre à ralentir le développement de la décomposition putride.

On doit regretter que M. Dugès ait raconté d'une manière un peu trop laconique l'histoire des symptômes, et qu'il n'ait pas fait mention de l'état des parois vasculaires, et particulièrement de celui de leur membrane interne. Il est d'autant plus probable que cette membrane offrait des traces d'inflammation, que M. Dugès a rapporté cette observation comme un exemple de phlébite. Dans la suivante, recueillie par le même auteur, les caractères propres à ne laisser aucun doute sur l'existence d'une phlegmasie veineuse ont été soigneusement exposés.

la fièvre, de l'inflammation et des principales névroses, etc., tome II, page 73.

OBSERVATION XXXI.

Accouchement. Péritonite et pneumonie guéries par les antiphlogistiques ; ensuite fièvre violente, irrégulière, rémittente. — Mort vers le quinzième jour. — Inflammation des veines utérines, rénale, cave, etc., avec matière purulente dans la cavité de ces vaisseaux, et décomposition du sang.

111. La nommée Tharoux était accouchée naturellement, après quatre heures de travail, le 24 janvier 1819 ; quelques jours après, avaient paru des symptômes de péritonite et de pneumonie, enrayés par les antiphlogistiques. Enfin, dans le cours du mois de février, il se déclara des accès d'une fièvre rémittente, irrégulière et violente, dont les frissons se répétaient plusieurs fois par jour. Cette femme y succomba, un mois après l'accouchement.

Examen du cadavre. — Entre l'ovaire gauche et la trompe utérine, on trouva un abcès du volume du pouce ; il était entouré de veines épaissies et réunies par un tissu ferme et noirâtre, se perdant, d'une part, dans l'utérus et l'ovaire, et de l'autre, formant un cordon dur, noirâtre, d'un pouce de diamètre, et parsemé de points purulents ; c'était le plexus ovarique qui, glissant sous le péritoine jusque au-dessous du rein gauche, arrivait à un nouvel abcès de deux pouces de diamètre. Cet abcès était le point de départ d'un autre cordon plus large que le premier, formé, comme lui, de veines épaissies, et remplies, au lieu de sang, d'albumine en grumeaux, puriforme et jaunâtre ; ces veines se rendaient à la rénale, qui offrait des altérations semblables jusque dans le rein, d'une part, et de l'autre, jusqu'à la veine cave ; celle-ci, depuis la quatrième vertèbre lombaire jusqu'au foie, avait des parois d'une ligne d'épaisseur ; blanchâtre, adhérente au voisinage plus intimement que de coutume, elle ne contenait pas de sang, mais bien des concrétions lamelleuses d'albumine d'un jaune verdâtre. Au-dessus et au-dessous de ces deux points, on ne trouvait que des caillots de fibrine et de cruor; mais toute la partie malade était tapissée en outre d'une couenne assez adhérente, sous laquelle on découvrait des taches ou plaques d'un rouge très foncé (1).

Les symptômes de la fièvre à laquelle cette femme a succombé n'ayant pas été décrits par M. Dugès, j'ai cru pouvoir la regarder comme une fièvre dite putride ou adynamique. Cette idée est d'autant plus naturelle, que les autres fièvres, de l'aveu même des pyrétologistes, ne déterminent la mort qu'en se changeant en fièvres adynamique ou ataxique.

(1) Dugès, *Revue médic.*, tom. III, pag. 411.

OBSERVATION XXXII.

Trente-cinq ans. Fièvre adynamique, à la suite d'une rétention d'urine et d'une inflammation gangréneuse du prépuce et du gland; érysipèle phlegmoneux du bras. — Mort vers le dixième jour. — Infiltration purulente et gangrène du tissu cellulaire. Point de gastro-entérite (1).

112. Un ancien militaire, âgé de trente-cinq ans, d'une forte constitution, entra à la Charité, le 5 janvier 1820, pour se faire traiter d'une blennorrhagie, qui céda aux adoucissants. — Dans les premiers jours de février, cet homme éprouva de la difficulté à uriner. A la suite de plusieurs tentatives de cathétérisme, le prépuce et le gland s'enflammèrent; dès lors, malaise, insomnie, pouls fréquent, peau chaude. — Le 29 février: prostration; commencement d'érysipèle phlegmoneux, avec douleur très vive dans le membre thoracique droit; langue très sèche, encroûtée de matière jaunâtre; ventre ballonné; diarrhée légère; pouls très fréquent et facilement *déprimable*; léger délire dans la soirée. (Tis. d'org. édulc, potion gomm., deux bouillons.) — Le 1er mars: même état général; bras plus tuméfié. — Le 2: délire continuel, langue très sèche, encroûtée, deux selles liquides; pouls faible; phlyctènes remplies d'une sérosité jaunâtre au pli du coude du bras malade; au-dessous, taches noirâtres peu étendues; rougeur livide de la peau. (Vésic. aux jambes, infus.

(1) Observation recueillie par M. Andral, et publiée dans la *Clinique médicale*. (Tom. I, pag. 295.)

de quinquina, limon. minér.) — Le 3 : multiplication des phlyctènes et des taches noires. (Compresses imbibées d'alcool camphré.) — Le 4, dans la nuit, agitation très grande. — Le lendemain matin : loquacité remarquable, soubresauts des tendons, langue sèche et racornie comme un morceau de parchemin. — Pendant les journées des 5 et 6, mêmes symptômes ; eschare de la peau du bras. Mort, dans la matinée du 7.

Autopsie cadavérique.

Tissu cellulaire sous-cutané du membre malade gorgé d'un liquide séro-sanguinolent, et infiltré de pus ; tissu cellulaire intermusculaire parsemé de traînées d'un pus blanchâtre. Un peu de sérosité à la base du crâne et dans le canal rachidien. Poitrine saine. Estomac, duodénum et intestin grêle d'une teinte blanche légèrement rosée à l'intérieur. Valvule iléo-cæcale et cæcum sains. Taches livides en quelques endroits du reste du gros intestin, et notamment à l'union du colon transverse avec le descendant. Rate très volumineuse, s'avançant jusque vers le sein, gorgée de sang.

113. Nous ferons remarquer, dit M. Andral, l'existence des symptômes d'une fièvre adynamique, la sècheresse extrême de la langue en particulier, sans lésion du tube digestif.

L'observation CII de la *Clinique médicale* est un exemple de fièvre adynamique sans lésion des organes digestifs. On trouva, à l'ouverture du cadavre, un vaste abcès de la glande prostate, qui n'avait pas été même soupçonné pendant la vie (1).

(1) Chez l'un des malades dont M. Andral a rapporté l'histoire, les symptômes d'une fièvre dite adynamique ou putride se sont manifestés à la suite d'une rétention d'urine. Je crois devoir faire connaître, à cette occasion, le résultat de quelques expériences sur la fièvre que détermine la rétention d'urine, fièvre que M. Richerand a désignée sous le nom d'*urineuse*, et qui présente la plus grande analogie avec la *fièvre* dite *putride*. Les faits suivants m'ont été communiqués par mon ami, M. le docteur Toussaint-Leroy.

Première expérience. Un caniche de forte taille fut enfermé pendant vingt-quatre heures dans une chambre placée au midi, pendant le mois de septembre 1820. On lui donna de la pâtée, sans aucune boisson. — Le lendemain, on lui présenta de l'eau, dont il but une grande quantité. Une demi-heure après, on lui lia la verge avec une ficelle. Pendant l'opération, l'animal poussa des cris affreux, et il ne cessa de se plaindre jusqu'à la nuit. Une heure après la ligature, il vomit des matières alimentaires mal digérées, et de temps en temps il fait des mouvements et des efforts comme pour uriner, ce qui paraît augmenter ses souffrances. Ses artères battent avec force, et il est couvert de sueurs, qui répandent une forte odeur d'urine. — Le lendemain, on le trouva couché sur le côté droit, et agité, de cinq en cinq minutes environ, de quelques mouvements convulsifs. Il s'avança vers les assistants, en se plaignant, et comme pour demander qu'on le soulageât. Sur les dix heures, vomissements d'eau et de matières muqueuses *sentant l'urine*. L'animal se traîne par terre, les cuisses écartées ; son ventre est gonflé et très douloureux au moindre contact ; sa verge est noirâtre, et exhale une odeur de gangrène insupportable : sa langue est pendante, son œil saillant et étincelant, sa gueule baveuse ; les sueurs et les envies d'uriner continuent. — Le soir, le pouls devient petit, les yeux se ternissent, les mouvements convulsifs diminuent. — Dans la nuit, cris plaintifs. — Le troisième jour, odeur infecte, détachement des poils autour de la verge.... Mort, à six heures du matin.

114. Les observations nombreuses que j'ai rapportées prouvent que l'inflammation de la mem-

L'ouverture fut faite immédiatement après. L'estomac, légèrement phlogosé, contient quelques aliments; les intestins ne présentent rien de remarquable. Vessie énormément distendue par l'urine, ainsi que le canal de l'urèthre, prêts à se rompre en plusieurs points, et se déchirant dans une grande étendue par la simple piqûre d'une aiguille. Membrane interne de la vessie généralement rouge, violacée vers son bas-fond; cette rougeur se prolonge dans les uretères, et jusqu'au rein gauche, dont la substance est plus rouge et plus ferme que dans l'état sain. Le péritoine, enflammé, contient de la sérosité. La membrane interne des veines est rougeâtre, recouverte d'une matière rosée plus adhérente, plus épaisse et plus consistante que ne l'est ordinairement le sang : en enlevant cette matière au moyen du *ratissage*, on apercevait la teinte rougeâtre dont il a été parlé. Les veines ne contenaient d'ailleurs qu'une petite quantité de sang. La rougeur de la membrane interne des veines était surtout très prononcée dans les veines rénales; le sang contenu dans les vaisseaux exhalait une forte odeur d'ammoniaque.

Deuxième et troisième expériences. On pratiqua la ligature de la verge sur un second chien : il présenta les mêmes symptômes, et vécut trois jours de plus que le précédent. Comme la chaleur atmosphérique était très considérable, les vers rongeaient, avant la mort, la partie interne des cuisses gangrenée, ainsi que la verge. L'animal succomba avec des convulsions tétaniques. — La vessie était rompue, le ventre rempli d'urine, le péritoine enflammé; la membrane interne des veines était moins rouge que dans les cas précédents; la membrane interne des artères était également rouge; les veines ne contenaient qu'une faible quantité de la matière puriforme existant dans celles du premier chien; la vessie était tellement désorganisée, qu'elle se déchirait au moindre attouchement.

Sur un troisième chien, on pratiqua la ligature des uretères: dix-huit heures après il succomba à une péritonite sur-aiguë. — On ne trouva qu'une simple injection des vaisseaux, comme cela se rencontre dans toutes les phlegmasies un peu fortes.

brane interne du cœur et des vaisseaux entre comme élément essentiel dans l'espèce de composé pathologique auquel on a donné le nom de fièvres essentielles. Si notre opinion n'est pas une vaine hypothèse, les fièvres dites éruptives, telles que la variole, la rougeole, etc., doivent être accompagnées d'une angio-cardite plus ou moins violente, et susceptible de laisser des traces de son existence, lorsque les fièvres dont il s'agit offrent une intensité assez grande pour entraîner la mort des malades. Depuis long-temps je désirais trouver une occasion de soumettre mes idées à cette nouvelle épreuve, lorsque, en 1823, j'assistai à l'ouverture d'un individu qui avait succombé à une petite-vérole confluente. Or, chez ce sujet, dont l'ouverture fut faite à l'Hôtel-Dieu, il existait une rougeur très forte de la membrane interne du cœur, de l'artère pulmonaire, de l'aorte et de la veine cave. Ce fait, par conséquent, con-

Il me semble que ces expériences tendent à démontrer que l'inflammation du système vasculaire, compliquée d'une altération encore peu connue du sang, joue un rôle important dans la production des phénomènes de la *fièvre* dite *urineuse*. Elles prouvent en même temps la vérité de l'opinion que nous avons avancée sur les phénomènes fébriles considérés d'une manière générale.

J'ai répété sur des lapins les expériences précédentes; mais ces animaux succombent si rapidement, que les altérations indiquées précédemment n'ont en quelque sorte pas le temps de se développer. Cependant, dans tous les cas, j'ai observé une rougeur inflammatoire très intense de la vessie, et une légère teinte rosacée de la membrane interne du cœur et des gros vaisseaux.

firmait pleinement les inductions de l'analogie. Je cherchai, dans les recueils d'observations, des cas semblables au précédent; ils sont très rares; enfin, j'en rencontrai un dans le *Journal complémentaire du Dictionnaire des sciences médicales :* il a été recueilli par M. Fallot; le voici.

OBSERVATION XXXIII.

Trente-huit ans. A la suite d'une petite-vérole, symptômes de fièvre putride ou adynamique. — Mort le dixième jour après l'éruption. — Rougeur et inflammation de la membrane interne du cœur et de tout le système vasculaire. — Nulle trace de phlegmasie gastro-intestinale.

115. « Le 26 mars 1821, j'assistai, dit M. Fallot, » médecin à Namur, à l'ouverture du cadavre d'un » homme qui était mort assez inopinément pendant » la nuit; il était âgé de trente-huit ans, et célibataire, d'une faible constitution, d'un caractère » apathique, et sujet à des dartres aux mains. — » Le 15 mars, après un accès de fièvre assez long, » mais peu intense, la variole se déclare. Cet exanthème parcourt ses premières périodes avec bénignité; la fièvre se calme, et ne reparaît que » faiblement du 20 au 21. Cependant, le malade » demande à manger comme à son ordinaire, et, » malgré toutes les précautions que l'on prend pour » le tenir au régime, il trouve toujours moyen de » se procurer des aliments. — Le 22 mars, dixième » jour après le début de la maladie, et le septième » après l'éruption, les boutons étant en pleine » suppuration, le malade éprouve un malaise gé-

» néral très grand ; son pouls est fréquent et serré, » sa langue jaune, épaisse, son haleine forte. On » lui ordonne un vomitif, qu'il prend le soir » même, et immédiatement après s'être rassa- » sié d'un ample plat de pommes de terre. Il ne » rend, après de grands efforts, que son souper et » quelques mucosités filantes. Depuis ce jour jus- » qu'au 25, la fièvre persiste, ainsi que la fétidité » de l'haleine ; les boutons de la figure s'affaissent » et se flétrissent plus brusquement que d'ordi- » naire, ceux des membres sont environnés d'une » aréole sombre et terne. — Le 25, sentiment in- » définissable de lassitude et d'anéantissement ; » œil triste, exprimant la souffrance. — Vers le » soir, les douleurs dans les bras et les jambes » deviennent tellement violentes, que le malade » ne peut demeurer un seul instant dans la même » situation ; elles sont surtout insupportables dans » les articulations ; l'appréhension du malade pour » la nuit est extrême ; soif très vive, langue sèche » et brune, haleine d'une fétidité repoussante, » pouls très rétréci. — Vers deux heures du matin, » cessation des plaintes et de l'agitation ; assoupisse- » ment. Bientôt la respiration s'embarrasse, le râle » survient, et le malade expire, à six heures du » matin. (Depuis l'administration de l'émétique, » le malade était revenu à la tisane de chiendent, » et n'avait pris d'autres médicaments.) »

Autopsie cadavérique, dix heures après la mort.

« Face livide, peau rugueuse et blafarde, des-

» sèchement complet de l'éruption variolique ; » gonflement œdémateux du membre supérieur » droit, et inférieur gauche ; tumeur circonscrite » rouge et fluctuante à la partie postérieure du » coude gauche ; les parties œdémateuses incisées » fournissent une quantité considérable de sérosité » sanguinolente ; l'infiltration du membre inférieur » gauche pénètre jusque dans le tissu intermuscu- » laire, tandis qu'elle se borne au tissu cellulaire » sous-cutané au membre supérieur ; le petit abcès » au coude gauche renferme un pus grisâtre et » ichoreux ; la fibre musculaire est décolorée, et » semblable à de la chair lavée. — *Appareil circula-* » *toire*. Le cœur est de dimension et de consistance » naturelles ; *sa membrane interne, vivement en-* » *flammée partout, mais plus fortement encore dans* » *les cavités droites que dans les gauches, offre di-* » *verses nuances, depuis le cramoisi jusqu'au rosé ;* » *toutes les valvules, ainsi que les colonnes charnues,* » *sont d'un rouge éclatant. Les sygmoïdes de l'ar-* » *tère pulmonaire et de l'aorte richement injectées,* » *tranchent admirablement, par la vivacité de leur* » *couleur, sur le rouge plus foncé de la tunique ar-* » *térielle. Artère et veines pulmonaires d'un rouge* » *pourpré, aussi loin que j'ai pu les suivre. Mem-* » *brane interne de l'aorte de la même couleur, jus-* » *qu'à la courbure :* depuis cet endroit elle diminue » peu à peu et s'éteint ; les carotides ne l'offrent » qu'à leur origine, et faiblement ; mais la mem- » brane interne des artères coronaires est d'un » rouge aussi foncé que celui du commencement

» de l'aorte. La membrane interne du système veineux est non seulement enflammée, mais encore épaissie partout où je l'ai examinée, et aussi loin que j'ai pu la suivre. L'intensité de l'inflammation est partout en raison directe de l'éloignement dans lequel l'endroit phlogosé se trouve du cœur. La couleur violette des racines veineuses passe successivement par toutes les nuances intermédiaires, jusqu'au rouge, qui devient d'autant plus clair, qu'on se rapproche davantage du centre circulatoire : dans le cœur même, les teintes redeviennent plus foncées. La disposition indiquée est la même dans tout le corps. Ni le lavage réitéré, ni le raclage avec le scalpel n'ont influé le moins du monde sur la nature de cette couleur. Je n'ai rencontré dans les veines ni pus ni concrétions. La membrane interne des troncs lymphatiques que j'ai ouverts n'avait éprouvé aucune altération. — *Tête.* Vaisseaux de l'arachnoïde fortement injectés ; couche gélatineuse mince sur l'hémisphère droit du cerveau. Ce viscère est sain, ses ventricules ne contiennent pas de sérosité. — *Abdomen.* Péritoine sain. *Muqueuse gastro-intestinale intacte, sans la moindre trace de phlogose.* Foie gros, rempli de sang noir, très fluide et séreux. Les reins sont gorgés du même liquide. — *Thorax.* Poumons gorgés d'un sang noir et très fluide, qui s'en échappe à flots lorsqu'on incise leur tissu ; muqueuse bronchique, laryngée et trachéale injectée. »

116. L'observation précédente, recueillie avec

tant d'exactitude, ne permet pas de douter que la fièvre violente qui se remarque dans les petites-véroles ne soit le résultat de l'irritation du système circulatoire.

L'année qui vient de s'écouler n'a fourni que de trop nombreuses occasions de vérifier les faits nouveaux contenus dans l'observation de M. Fallot. En effet, la capitale a été ravagée par une épidémie de variole vraiment meurtrière : or, les résultats fournis par les ouvertures de cadavres sont parfaitement conformes aux faits que M. Fallot avait observés dans le cas qui vient d'être rapporté, et ils confirment, d'une manière en quelque sorte admirable, l'opinion que nous soutenons, savoir, que la fièvre, quel que soit le nom qu'on lui ait imposé, consiste essentiellement en une irritation primitive ou secondaire du système sanguin. Rappelons à ce sujet le travail que M. Tanchou a publié dans le tome XL du *Journal universel des sciences médicales*, et qu'il a lu à l'académie de médecine (1).

117. Sur plus de cinquante individus morts de la petite-vérole, et que M. Tanchou a ouverts, il a constamment trouvé une inflammation plus ou moins forte de la membrane interne du cœur et des artères. Cette inflammation se reconnaît à des plaques ou à des bandes longitudinales rouges. La rougeur varie depuis le rose jusqu'à la teinte rutilante, qui est la couleur du sang artériel lui-

(1) *Recherches anatomico-pathologiques sur l'inflammation des vaisseaux dans la variole*; par le docteur Tanchou,

même. La membrane interne est quelquefois épaissie. Quelquefois l'inflammation n'occupe que le cœur et les grosses artères ; d'autres fois elle envahit jusqu'aux plus petites branches artérielles, et pénètre même jusque dans les veines. L'inflammation de ces dernières, suivant M. Tanchou, est consécutive à celle du cœur, et n'existe pas constamment; il ne l'a jamais trouvée que dans les principales veines, et particulièrement dans celles qui tiennent le plus immédiatement au cœur. L'inflammation artérielle semble souvent n'exister que dans la membrane interne, de sorte qu'en enlevant celle-ci, toute trace d'inflammation disparaît ; d'autres fois elle occupe toute l'épaisseur de l'artère, et alors la rougeur est aussi marquée à l'extérieur qu'à l'intérieur. Dans tous les cas, le diamètre de l'artère est diminué, les membranes enflammées sont épaissies, et plus friables que dans l'état naturel. M. Tanchou a trouvé presque toujours des caillots de sang jusque dans les plus petites artères enflammées. Il pense que la rougeur ne peut pas être considérée comme le résultat d'une *imbibition cadavérique;* car non seulement il l'a rencontrée peu d'heures après la mort, sur des individus encore chauds, mais il a trouvé souvent aussi des artères placées sur le même plan diversement colorées : l'aorte inférieure, par exemple, lui a paru souvent malade dans la moitié qui tient au cœur, tandis que l'autre moitié était saine. D'autres fois le système aortique supérieur, ou une de ses branches seulement, lui ont paru enflammés, tandis que les autres artères étaient dans l'état normal. Si l'altération des vaisseaux était un phénomène cadavérique, pourquoi ne se présenterait-elle pas, dit judicieusement M. Tanchou, dans toute la continuité de celles placées sur le même plan, en même temps et sous le même aspect? Pourquoi enfin serait-elle réservée exclusivement au cadavre du varioleux (1)?

A la suite de son travail, M. Tanchou a présenté sur la petite-vérole quelques idées et quelques remarques qui méritent d'être connues. Il pense que l'inflammation du cœur et des artères est la cause la plus fréquente et la plus puissante de mort chez les varioleux, sans nier toutefois que la mort puisse être quelquefois le résultat de l'inflammation des viscères. Le pouls, chez les individus affectés de l'angio-cardite, a paru à M. Tanchou, inégal, irrégulier, point isochrone aux mouvements du cœur, variable dans les diverses parties du corps, comme si les artères, différemment affectées, *obéissaient séparément au stimulant qui les tourmente*. Cet observateur a également remarqué que

(1) Cette assertion est inexacte. La rougeur dont parle M. Tanchou n'est point réservée exclusivement au cadavre du varioleux; pour s'en convaincre, M. Tanchou n'a qu'à examiner attentivement les cadavres des individus morts de fièvres dites essentielles. Il n'eût point avancé une semblable opinion, s'il eût parcouru le *Traité des maladies du cœur et des gros vaisseaux*, ouvage dans lequel ont été insérées plus de vingt observations d'inflammation de la membrane interne du cœur et des vaisseaux, et qui a été publié plus de dix-huit mois avant le travail de M. Tanchou.

chez les varioleux les sangsues saignent long-temps, et que les saignées ont une grande tendance à se rouvrir; que ces mêmes saignées, en général utiles, réussissaient rarement quand il survenait des syncopes, soit qu'alors elles fussent contraires, soit que leur insuccès dût être attribué à la gravité du cas; enfin que, malgré les syncopes, le sang continue de couler, et que c'est précisément dans ce cas qu'il est le plus difficile de l'arrêter.

118. Les faits observés par M. le docteur Tanchou, rapprochés de tous ceux que nous avons présentés précédemment, attestent que l'inflammation du système vasculaire joue un rôle important dans les phénomènes fébriles. Sans doute on observerait sur les cadavres des individus qui succombent aux autres fièvres dites éruptives les mêmes altérations vasculaires que chez les varioleux. Mon ami M. le docteur Andral possède une observation de rougeole, dans laquelle il trouva une inflammation générale du système vasculaire. M. Desruelles a communiqué à la Société médicale d'émulation une observation semblable (1).

119. Appuyé sur les faits précédemment exposés, je soupçonne que l'inflammation du cœur et des vaisseaux est une des principales altérations qui existent chez les individus affectés des fièvres typhoïdes ou *miasmatiques*, et l'on peut oser pré-

(1) L'intéressante thèse de M. Senn contient, je crois, deux cas de scarlatine, dans lesquels l'autopsie cadavérique fit voir une rougeur de la membrane interne du cœur et des vaisseaux.

dire que les médecins qui auront occasion d'observer une épidémie de ces fièvres, et qui examineront attentivement le système vasculaire des cadavres, y rencontreront les mêmes altérations que nous avons trouvées chez les individus morts de *fièvre* dite *putride* ou *adynamique*.

120. Une circonstance bien propre à nous confirmer dans cette opinion, se trouve dans les importantes recherches faites récemment par M. Dupuy, professeur à l'école d'Alfort. En effet, il résulte de ces recherches que, dans l'*épidémie* de *fièvres graves* qui, l'année dernière, a fait périr tant de chevaux, l'inflammation de la membrane interne du cœur et des vaisseaux est la maladie la plus constante dont l'autopsie cadavérique ait fait reconnaître les traces. Or, cette *épizootie*, sous le rapport des symptômes, offre la plus frappante analogie avec les *fièvres tyhpoïdes qui règnent épidémiquement* dans certaines contrées, et sous certaines conditions hygiéniques : par conséquent, les altérations organiques doivent être les mêmes dans les deux cas.

121. Quoi qu'il en soit de ce rapprochement, dont l'observation ne tardera pas, j'espère, à confirmer toute l'exactitude, il n'en est pas moins certain que les symptômes caractéristiques de la fièvre dite *putride* ou *adynamique* se rencontrent chez les individus affectés d'une inflammation générale du système vasculaire, avec altération profonde du sang que contient cet appareil. Or, c'est précisément là la question que nous nous

étions proposé de résoudre. Nous avons prouvé, par l'observation, que cette affection se rencontrait même chez les individus qui succombaient à la fièvre *putride* ou *adynamique*, suite d'une violente gastro-entérite. Il ne nous reste plus qu'à revenir, comme nous l'avons promis, sur la *physiologie* des phénomènes *putrides* proprement dits.

122. Les faits que nous avons présentés démontrent assez clairement que de véritables phénomènes de décomposition putride se développent quelquefois pendant la vie, et qu'il existe, en un mot, des maladies réellement putrides. Ainsi, en nous livrant maintenant à la recherche des causes des phénomènes putrides, nous ne craignons point qu'on nous accuse de rechercher les causes de phénomènes purement imaginaires. En examinant attentivement toutes les circonstances au milieu desquelles se sont trouvés les sujets qui nous ont offert des symptômes de putridité, il s'en trouve une qui nous paraît se rattacher essentiellement au développement de ces symptômes : je veux dire l'existence d'un foyer de putridité dans l'économie elle-même. En effet, chez les individus qui ont été affectés de symptômes putrides, consécutivement à une inflammation gastro-intestinale, le météorisme du ventre, les selles fétides, annonçaient assez la présence d'un foyer putride dans les organes digestifs, et les ulcérations, la désorganisation, la gangrène que l'inspection cadavérique faisait reconnaître, ne laissaient aucun doute sur son existence. Dans les cas, au con-

traire, où nous avons observé des phénomènes putrides, indépendamment de toute inflammation gastro-intestinale antécédente, il existait dans d'autres parties de l'économie de véritables foyers putrides, tels que des abcès, des suppurations considérables, des désorganisations gangréneuses.

123. Mais il se présente une difficulté que nous allons franchement aborder. Il s'agit de savoir comment, dans le cas d'un foyer putride local, il se manifeste des phénomènes d'une putridité générale. Cette circonstance ne peut s'expliquer, il nous semble, qu'en admettant que, à la faveur des organes absorbants, une certaine quantité des matières putrides contenues dans ce foyer, pénètre dans le sang, l'infecte, et lui communique pour ainsi dire le mouvement fermentatif auquel la partie primitivement malade est elle-même en proie. Suivant cette hypothèse, qui ne répugne pas à la plus saine physiologie, la putridité, au moyen de l'espèce de *levain* qui circule dans le sang, se généralise en quelque sorte, comme l'irritation inflammatoire se généralise de son côté, par l'intermède du système vasculaire et du système nerveux ganglionnaire.

124. Si l'hypothèse que nous venons d'émettre est juste, on pourrait produire, en quelque sorte de toutes pièces, les phénomènes putrides, en injectant dans les veines des animaux des matières septiques ou putréfiées. Or, les expériences de MM. Gaspard, Dupuy et Magendie ont démontré que les choses se passent effectivement comme la

théorie et le raisonnement l'avaient pour ainsi dire prédit.

125. J'ai moi-même fait quelques expériences qui m'ont présenté des résultats analogues. Je n'en rendrai compte qu'après avoir rappelé ici les principaux corollaires que M. Gaspard a déduits de ses belles et importantes recherches sur les maladies putrides (1).

1° Les substances putrides injectées dans les veines infectent la masse générale du sang.

2° Les maladies qui résultent de cette expérience ont la plus grande ressemblance avec les fièvres dites putrides, soit sporadiques, soit épidémiques.

3° Les causes et les symptômes de ces sortes de maladies artificielles se rattachent entièrement à la putréfaction, ainsi que les fièvres dites putrides, telles que le typhus, la fièvre jaune, etc.

4° Les symptômes généraux et locaux qui prouvent l'existence de la putréfaction sont : l'odeur fétide de l'haleine, de l'urine, de la sueur, des déjections alvines; le météorisme du ventre, le dégagement de gaz dans les intestins, dans le tissu cellulaire et même dans le sang; les gangrènes partielles, les anthrax, le ramollissement des chairs, la corruption très prompte des cadavres.

5° Dans toutes ces maladies, le sang joue le principal rôle, et se trouve le siége essentiel du mal; dans toutes, surtout à la fin, il est évidemment

(1) Voyez le *Journal de physiologie expérimentale et pathologique* de M. F. Magendie, membre de l'Institut, tom. II et IV.

altéré, très noir, comme visqueux, en grande partie privé de sa *plasticité* et de sa fibrine, en sorte qu'il sort de l'économie par une espèce de transsudation vasculaire, d'où résultent des hémorrhagies dites passives, des pétéchies, des ecchymoses.

6° Les substances putrides injectées dans les veines, en même temps qu'elles altèrent le sang, déterminent des phlegmasies graves, et particulièrement l'inflammation de la membrane muqueuse gastro-intestinale.

7° En petite quantité, ces substances n'entraînent pas la mort, pourvu qu'elles soient expulsées de la masse sanguine au moyen de quelque excrétion critique, surtout de l'urine ou des matières fécales.

126. Rapportons maintenant quelques expériences que nous avons faites nous-même, et voyons si elles s'accordent avec les résultats précédents, et par conséquent avec celles de M. Gaspard.

127. *Première expérience.* — Le 5 décembre 1825, à midi et demi, j'ai injecté dans la veine jugulaire d'un chien de moyenne taille, adulte, environ deux onces d'eau putride (1). Immédiatement après l'opération, l'animal s'est couché tranquillement, ayant le pouls inégal et intermittent, et un air de stupeur très prononcé. Quelque temps après, vomissement d'aliments, toux. L'abattement persiste pendant toute la journée; refus des aliments, soif. — Le lendemain 6 : peu de changement, fièvre. — Le 7 : la fréquence du

(1) C'était de l'eau dans laquelle j'avais fait macérer des portions d'intestin et de foie d'un autre chien.

pouls persiste, l'animal reste couché sans se plaindre, dans une sorte d'état *adynamique.* — Le 8 : il refuse les aliments et les boissons, reste étendu sur sa paille, exhalant une odeur des plus fétides, et ayant toujours de la fièvre. — Le 9 : on lui fait prendre un lavement d'eau putride ; il le rend bientôt après, ainsi que des matières extrêmement fétides, en partie liquides et en partie solides. L'abattement augmente. — Le 10 : prostration profonde; selles liquides, noirâtres ; odeur fétide ; refus des aliments, soif ; fièvre très forte, avec moiteur de la peau. L'animal, étendu sur sa paille, reste dans une immobilité presque absolue, durant toute la journée. — Le 11 : il refuse toujours les aliments, et persiste dans son immobilité. On essaie de le faire marcher, mais il peut à peine se soutenir ; sa respiration et sa circulation s'accélèrent. Replacé dans sa niche, il se couche sur le ventre, pousse quelques gémissements plaintifs, tousse de temps en temps, et reste dans une stupeur profonde. Quand on lui présente de l'eau, il la boit avec avidité; mais si on la place à côté de lui, il ne se dérange pas pour aller boire; il rend une selle noirâtre et fétide, contenant du sang, de la bile et des portions de ténia. A minuit, toux sèche, oppression très prononcée, sorte de roucoulement pendant la respiration, fièvre très forte; prostration telle, que lorsqu'il fait des efforts pour se lever, il retombe aussitôt.... Mort, le lendemain matin. — Je l'ouvris à dix heures. Le cadavre n'était pas encore tout-à-fait refroidi, et le sang était liquide et tiède. Les parties contenues dans la poitrine étaient d'un rouge foncé; la plèvre, le tissu cellulaire sous-jacent, le médiastin, le péricarde, étaient admirablement injectés et presque noirs; plusieurs plaques brunes ou noirâtres se remarquaient à la surface des poumons; ces organes, surtout à leur base, étaient gorgés d'un sang noir, en partie extravasé, ramollis, et plus faciles à déchirer que le tissu de la rate. Une fausse membrane récente, mince, albumineuse, tapissait la plèvre de la partie inférieure des poumons; et il existait dans le médiastin une masse gélatineuse, semblable à un caillot de sang décoloré. La membrane muqueuse bronchique offrait une injection rosée très fine. Le cœur, l'aorte et les autres gros vaisseaux étaient très injectés à leur extérieur; le sang qu'ils contenaient était noir et liquide. La membrane interne des oreillettes était rouge, surtout aux valvules, où la rougeur était plus *claire*. A la surface interne du ventricule droit existaient des taches d'un rouge brun qui pénétraient dans le tissu du cœur, et dont l'une, située vers la pointe de cet organe, se remarquait à l'extérieur, après avoir traversé toute l'épaisseur de la paroi ventriculaire; ces taches étaient larges et très nombreuses: je ne pus y apercevoir distinctement de vaisseaux. Des taches analogues, mais d'un rouge plus vif, moins nombreuses et moins profondes, se remarquaient à la surface interne du ventricule gauche. Le tissu musculaire du cœur, un peu flasque et mou, était plutôt pâle que rouge. La membrane interne de l'aorte et de l'artère pulmonaire offrait une rougeur jaunâtre ou safranée ; celle des grosses veines ne présentait rien d'extraordinaire. Foie et reins sans lésion notable. Rate volumineuse. Vessie contractée, à peine injectée. Estomac et intestins contractés, contenant une grande quantité de bile et des vers. Membrane interne de l'œsophage et de l'estomac généralement blanche ; celle du duodénum, un peu rouge, est parsemée de plaques ponctuées de noir, et comme chagrinées ou parsemées de petits trous, quand on a enlevé les points noirs de leur surface, ne dépassant pas le niveau de la membrane, et très probablement anciennes : de semblables plaques se rencontrent dans le reste de l'intestin grêle ; on y voit aussi de petites taches rouges, analogues à des piqûres de puce, et quelques points d'injection. Le gros intestin contenait des matières d'une odeur infecte. Sa membrane interne était enflammée, rouge, parcourue de lignes longitudinales brunâtres, ou d'un noir livide, correspondantes aux rugosités du rectum ; elle était en même temps *criblée*, surtout dans le cæcum et à la partie inférieure du rectum, de petites ulcérations arrondies, grisâtres, analogues à des chancres commençants, sans injection bien marquée à leur circonférence.

Je recueillis environ une demi-palette du sang qui s'écoula des grosses veines. Quelque temps après, il se forma un caillot mollasse, noir, qui disparut bientôt, après s'être en quelque sorte dissous dans le sérum.

128. *Deuxième expérience.* — Le 9 décembre 1825, à dix heures du matin, j'ai injecté trois onces d'un liquide putride (1), dans la jugulaire d'un chien adulte, de petite taille. Aussitôt après, mouvement de déglutition; agitation extrême, suivie d'abattement, de stupeur et de prostration adynamiques. Bientôt, résolution complète des forces; gémissements plaintifs; écoulement involontaire de matières fétides par la bouche et l'anus, comme si l'animal n'avait ni la force de vomir ni celle d'aller à la selle. Sur les deux heures, perte de connaissance; respiration lente, demi-convulsive.... Mort sans convulsions, quatre heures après l'opération.

Autopsie cadavérique, vingt-deux heures après la mort.

L'estomac contient une grande quantité d'aliments, en partie chymifiés; sa membrane muqueuse est d'un rouge légèrement vineux. Les intestins ne présentent rien de particulier à l'extérieur; mais à l'intérieur, immédiatement après le pylore, et d'une manière brusque, apparaît une rougeur, qui s'étend jusqu'à l'extrémité inférieure du canal digestif, brune et même noirâtre dans le duodénum: la rougeur diminue un peu d'intensité, vers la fin du canal intestinal. Cette rougeur qui, au premier

(1) Provenant d'eau et d'urine dans lesquelles avaient macéré des portions de foie et d'intestins.

abord, pourrait être regardée comme une sorte de teinture, ou comme l'effet d'une transsudation sanguine, est due à l'admirable injection des réseaux capillaires les plus ténus. L'aspect de la membrane muqueuse imite le velouté rouge de certains fruits, de celui de la pêche, par exemple. Les papilles sont très apparentes, et ressemblent à des aiguilles blanchâtres et comme cristallines. La membrane est épaissie, et parsemée, surtout dans le duodénum, d'érosions ovalaires ou arrondies, de l'étendue d'une pièce de dix sous. Sur la fin du rectum, la membrane muqueuse est parsemée de points grisâtres, ulcérés à leur centre qui est noirâtre, et analogues à des aphthes ou à des chancres naissants. Il n'existait point de sang épanché dans le canal digestif; on y rencontrait seulement des matières pultacées, chymeuses et des masses énormes de vers. La membrane interne de la vessie était blanche. Poumons flasques et rosés; bronches saines. Le cœur et les gros vaisseaux contiennent du sang noirâtre, en grande partie liquide, ou coagulé en une sorte de bouillie, également noirâtre; la membrane interne du cœur est peut-être un peu rouge. Quelques taches rouges à la surface interne du ventricule gauche; membrane interne des gros vaisseaux sans lésion notable. Rate volumineuse, un peu livide. Foie d'un rouge brun. Reins sains.

129. *Troisième expérience.* — Le 9 décembre 1825, à dix heures et demie du matin, j'ai injecté deux onces d'un liquide putride (le même que celui de l'expérience précédente) dans la veine

jugulaire d'un chien de taille moyenne, jeune et vigoureux. Aussitôt, mouvements de déglutition, agitation extrême, cris; puis, abattement, stupeur, prostration adynamique; selles de matières jaunâtres que l'animal n'a pas la force d'expulser, et qui coulent comme involontairement; cris plaintifs; résolution complète de toutes les forces; respiration lente, profonde... Mort sans convulsions, environ quatre heures après l'injection.

Autopsie cadavérique, vingt-trois heures après la mort.

Estomac distendu par des aliments en partie digérés; intestin grêle rempli de matières pultacées, comme chymeuses ou gélatiniformes, mêlées à des masses de vers. La membrane externe est blanche, mais l'interne est du rouge le plus intense; cette teinte, qui commence brusquement après le pylore, s'étend dans toute la longueur du canal intestinal, en s'affaiblissant un peu vers son extrémité inférieure; dans le duodénum elle est tellement foncée, qu'elle ressemble à une teinture de sang, bien qu'elle résulte de l'injection des capillaires les plus déliés. Les papilles sont tellement apparentes, qu'elles donnent à la membrane l'aspect d'une étoffe hérissée de villosités, telle que le velours, etc. La membrane est épaissie, parsemée çà et là, surtout dans le duodénum, d'ulcérations superficielles; le cæcum et le commencement du colon sont vraiment criblés de petites ulcérations en *godet*, grisâtres à leur circonférence, noirâtres à leur centre, régulièrement arrondies, sans injection de la membrane muqueuse. Quelques lignes longitudinales rouges sillonnent le rectum. La membrane muqueuse gastrique offre une rougeur vineuse qui tranche avec celle du duodénum. Vessie, foie, rate, reins, sans lésion notable. Sang liquide ou grumeleux, noirâtre, dans le cœur et les vaisseaux. *Taches rouges* dans le ventricule gauche. Membrane interne du cœur un peu rouge; celle des gros vaisseaux sans altération remarquable.

Sous le rapport des symptômes et des altérations organiques, cette expérience est absolument semblable à celle qui la précède.

130. *Quatrième expérience.* — Le 5 décembre 1825, à midi, j'ai injecté environ quatre onces d'une eau où j'avais fait macérer une portion d'intestin, dans la veine jugulaire d'un chien adulte, de moyenne taille. Aussitôt, décubitus latéral, agitation, yeux hagards, toux convulsive, expectoration d'une matière écumeuse; râle crépitant très prononcé, surtout pendant l'expiration. Au bout d'une heure, toux moins violente, moins fréquente, persistance du râle crépitant, respiration laborieuse; pouls inégal, intermittent, irrégulier; abattement extrême. L'animal se traîne dans la chambre et tombe à chaque pas; il rend une selle fétide, demi-liquide, noirâtre; la respiration s'embarrasse de plus en plus; le râle crépitant s'entend dans les deux côtés de la poitrine. Je voulus essayer si l'émétique serait de quelque utilité contre la péripneumonie dont l'animal offrait les sym-

ptômes: en conséquence, je lui fis avaler trois cuillérées d'une solution de douze grains d'émétique dans quatre onces d'eau. Toutefois je n'en espérais aucun avantage marqué, car le chien était expirant; il mourut en effet, quelques minutes après, deux heures après l'injection. — Je n'en pus faire l'ouverture que quarante huit heures après la mort. L'œsophage était rouge; l'estomac contenait des gaz et beaucoup d'aliments; la membrane interne était rouge et injectée, ainsi que celle des intestins, où l'on remarquait quelques érosions récentes et des traces d'anciens ulcères. Les papilles de l'intestin grêle étaient très apparentes. La membrane muqueuse était ramollie, et s'enlevait par le plus léger raclement; elle était recouverte d'une matière pultacée, peut-être en partie chymeuse. Le gros intestin, d'une rougeur vineuse, était parsemé de petites ecchymoses ou pétéchies, analogues à des piqûres de puce. Les poumons, à l'extérieur, étaient *marbrés* de plaques violacées; leur tissu gorgé de sang, splénisé, crépitait cependant encore et n'allait pas au fond de l'eau. Les bronches, recouvertes de mucosités, avaient une teinte rosée. Injection de l'extérieur du cœur et des vaisseaux; rougeur, injection fine de la membrane interne des oreillettes, surtout aux valvules; taches d'un rouge vif à la surface interne du ventricule gauche, qui ne s'effacent pas par le raclement, ni par le lavage. Membrane interne de l'artère pulmonaire et de l'aorte, d'un jaune légèrement rougeâtre; teinte brunâtre de celle des veines.

131. Si l'on compare les expériences précédentes avec les quatorzième et quinzième du premier mémoire de M. Gaspard, on sera frappé de leur parfaite ressemblance. La suivante diffère sensiblement des unes et des autres.

132. *Cinquième expérience.* — Le 9 décembre 1825, à dix heures, j'injectai deux onces d'eau putride dans la veine jugulaire d'un chien adulte, de moyenne taille. Aussitôt après, mouvements de déglutition; vomissement d'un liquide glaireux, grisâtre; stupeur, air triste et abattu : le vomissement se renouvelle; l'animal, de plus en plus faible, rend avec ténesme des selles dysentériques, bilieuses et sanguinolentes, horriblement fétides; urines également fétides ; il boit à chaque minute, et avec avidité; son corps est chaud; son pouls et les battements de son cœur sont très accélérés. — Le 10 : persistance de la fièvre et de la soif; tristesse et stupeur profondes ; l'animal se soutient à peine, et marche en chancelant, comme s'il était ivre, et se couche sur le carreau, comme pour chercher le frais ; la chaleur de la peau est humide. — Le 11 : il paraît ranimé, marche assez bien, mange avidement de la bouillie et de la pâtée, après quoi, il boit une grande quantité d'eau. Dans la journée, il ne veut plus manger, boit avec avidité et cherche le frais ; il exhale une *odeur fétide.* — Le 12 : il mange et paraît en grande partie rétabli. — Le 13 : idem. — Le 14 : sa santé est revenue. A trois heures, je lui injecte dans l'autre veine jugulaire deux onces d'eau moins putride

[ue la précédente. Aussitôt après, mouvement de léglutition; vomissement d'une bile écumeuse, espiration haletante; battements du cœur préci-)ités, tremblement avec chaleur de la peau. A ix heures, l'animal marche assez bien; il a vomi le nouveau une bile visqueuse, d'un jaune rou-;eâtre; il refuse les aliments, et boit avec avidité; l est toujours triste, abattu. — Le 15 : il est très aible, et marche cependant encore; air d'ivresse et le stupidité; oreilles basses, repliées, froides; œil norne, fixe, hébété; pouls inégal, fréquent ou ent, alternativement petit et fort; respiration aible, lente; refus des aliments. Cependant la)rostration augmente, les forces s'anéantissent, e pouls, précipité, s'affaiblit de plus en plus ainsi [ue la respiration; et la mort arrive, à midi et demi. –L'animal fut ouvert sur-le-champ. Viscères gastro-ntestinaux blancs à l'extérieur; bile verdâtre, et uelques vers lombrics dans l'estomac; membrane nuqueuse de cet organe d'une teinte légèrement ineuse: celle de l'œsophage blanche: celle de 'intestin grêle également blanche et parsemée l'assez nombreuses plaques enfoncées, qui sem-)lent être les traces d'ulcères cicatrisés. Le duodé-ıum contenait de la bile liquide, noirâtre; dans e reste de l'intestin grêle, cette humeur concrétée ormait une espèce de fausse membrane très ad-ıérente à la membrane muqueuse, et analogue à lu méconium. Membrane interne du gros intes-in sans ulcérations, seulement injectée à la val-ule iléo-cæcale et sur les rides longitudinales qu'elle forme. Reins, vessie, foie, rate, sans lésion notable. Poumons rosés, flasques : une seule ecchymose se remarque dans une de leurs scissures ; leur membrane muqueuse est blanche. Cœur flasque, un peu mou, plutôt pâle que rouge à l'extérieur; rougeur de la membrane interne de l'oreillette droite, surtout aux valvules ; quelques taches rouges, peu profondes, dans le ventricule droit; le ventricule gauche contenait un sang écumeux, rutilant, très liquide, et sa membrane interne était parsemée de quelques taches d'un rouge semblable à celui du sang avec lequel elle était en contact. La membrane interne des vaisseaux était sans altération. Le sang qui s'écoula pendant l'ouverture ne tarda pas à se coaguler, sans formation de couenne à sa surface.

133. Le chien qui fait le sujet de cette expérience, a présenté les mêmes symptômes que ceux des expériences précédentes, et cependant, à l'ouverture, la membrane muqueuse gastro-intestinale, au lieu d'être rouge, injectée, enflammée, comme chez les autres chiens, n'offrait presque aucune trace de maladie. J'ignore la cause de cette différence. Je ferai remarquer que l'absence de la phlegmasie gastro-intestinale n'a pas empêché l'animal de mourir, à l'instar de ceux chez qui l'inflammation indiquée se développe.

Je ferai remarquer en outre que le chien, sujet de cette observation, se rétablit complètement de la première maladie putride, après avoir rendu des selles dysentériques et des urines fétides.

Dans l'expérience suivante, je voulus savoir si les substances putrides, appliquées sur la membrane intestinale, produiraient les mêmes effets que lorsqu'on les injecte dans les veines.

134. *Sixième expérience.* — Le 28 novembre 1825, à dix heures, je fis prendre un lavement avec trois onces d'eau putride de poisson, à un chien griffon, adulte et très vigoureux. Il le rendit bientôt après, au milieu d'une extrême agitation, et eut un vomissement. Un nouveau lavement lui fut donné dans la journée: l'animal reste couché, assoupi, abattu; à onze heures du soir, il boit un peu et refuse les aliments; son pouls est petit, très fréquent; sa peau chaude. Mort dans le nuit. — Ouverture du cadavre le lendemain à onze heures. Épanchement d'un sang liquide et comme pailleté dans la cavité du péritoine, avec inflammation de cette membrane et formation de quelques filaments pseudo-membraneux. Système veineux gorgé d'un sang noir, liquide, visqueux, brillant, *micacé;* quelques petits caillots mous et noirâtres dans le cœur. Inflammation avec rougeur, injection et ulcération de la membrane muqueuse gastro-intestinale; des ulcérations se rencontrent même dans l'estomac; elles occupent les rugosités de la portion pylorique de la membrane muqueuse; les autres se remarquent dans le duodénum, le commencement et la fin de l'intestin grêle; elles sont, en général, peu profondes; quelques unes ressemblent à des chancres naissants. La membrane interne de la vessie est rouge. A l'extérieur,

cet organe, ainsi que les parties voisines, est noirâtre et ecchymosé. Dans une portion de l'intestin grêle se trouvait un liquide sale, fétide, d'un jaune verdâtre. Le gros intestin contenait des excréments fétides, mous et verdâtres. Liquide rougeâtre, sanguinolent, dans le péricarde; membrane interne des oreillettes rougeâtre. Poumons bruns, mal crépitants; membrane muqueuse des bronches rosée.

135. D'après cette expérience, il paraît certain que, introduits dans le canal intestinal, les liquides putrides sont absorbés, en même temps qu'ils enflamment la membrane muqueuse, et qu'ils produisent les mêmes accidents que s'ils étaient directement infusés dans les veines. L'inflammation du péritoine semble prouver que, par une sorte d'imbibition, les liquides, appliqués sur la membrane muqueuse, traversent toute l'épaisseur des parois intestinales et parviennent jusqu'à la membrane séreuse. On sait, d'ailleurs, que des faits très nombreux attestent la possibilité d'une semblable imbibition pendant la vie. Au reste, les expériences de M. Gaspard ont suffisamment démontré que les liquides putrides sont susceptibles d'être absorbés, bien que l'inflammation gangréneuse qu'ils déterminent, dans les parties sur lesquelles ils sont appliqués, nuise plus ou moins au libre exercice de l'absorption.

136. Les phénomènes que nous avons observés, soit pendant la vie, soit après la mort, chez les animaux que nous avons soumis aux expériences

précédentes, s'accordent exactement avec les résultats obtenus par M. Gaspard, tels que nous les avons rapportés plus haut.

137. De tous ces résultats, le plus important pour nous, c'est que l'introduction d'une certaine quantité de matières putrides dans le torrent sanguin, détermine des phénomènes essentiellement semblables à ceux que présentent les fièvres dites putrides ou adynamiques. Par conséquent, les phénomènes caractéristiques de ces dernières maladies dépendent réellement, ainsi que leur nom l'indique, de l'action de certains agents putrides sur l'économie, et la masse sanguine. Mais, de ce qu'il existe des phénomènes d'altération, de décomposition du sang, dans les maladies décrites sous le nom de fièvres putrides, on aurait tort d'en conclure qu'il n'existe rien de plus dans ces maladies, et que l'inflammation n'y joue aucun rôle. Nous avons, au contraire, démontré que les fièvres dites putrides ou adynamiques se composent essentiellement de deux ordres de phénomènes, les uns appartenant à l'irritation, les autres dépendant d'une infection putride du sang. C'est ainsi, par exemple, que les symptômes des inflammations putrides ou gangréneuses extérieures sont le produit composé d'une inflammation compliquée d'une putréfaction, produite soit par la cause morbifique elle-même, soit consécutive à la désorganisation de la partie enflammée. D'un côté, l'inflammation, en désorganisant nos parties, prépare en quelque sorte le développement

des phénomènes putrides ; et, de leur côté, les produits de la putréfaction, introduits dans le sein de l'organisme, y déterminent souvent des phlegmasies plus ou moins violentes, en même temps qu'ils y déposent le germe d'une funeste décomposition. Tel est du moins le résultat qui découle de nos expériences et de nos observations.

138. Quoi qu'il en soit, si l'on a lu attentivement les faits multipliés que nous venons de présenter, si l'on a médité les réflexions dont ils sont accompagnés ; on conviendra avec nous que la fièvre dite putride ou adynamique constitue une sorte de combinaison morbide qui n'avait pas encore été rigoureusement décomposée, et que, soumise à une analyse sévère, elle se partage en deux éléments distincts, savoir l'inflammation et la désorganisation putride. C'est par ce dernier élément que la fièvre dont il s'agit diffère de la fièvre dite angio-ténique ou inflammatoire simple. Que si vous ajoutiez à l'une cet élément, vous la transformeriez en véritable fièvre putride ou adynamique, tandis que si vous le retranchiez de l'autre, vous la réduiriez à l'état de fièvre simple ou inflammatoire. La première de ces transformations est généralement admise, et n'est malheureusement que trop commune. Quant à l'autre espèce de transformation, aussi heureuse que celle-ci est redoutable, elle peut s'obtenir au moyen d'un traitement sagement dirigé.

Après avoir rassemblé un grand nombre de

faits particuliers, les plus propres à répandre des lumières sur la maladie qui fait le sujet de ce chapitre, il est temps d'exposer les résultats généraux qui dérivent du rapprochement de tous ces faits.

ARTICLE II.

HISTOIRE GÉNÉRALE DE LA FIÈVRE DITE ADYNAMIQUE OU PUTRIDE.

§ I. ALTÉRATIONS ORGANIQUES.

A. Altérations des organes digestifs.

139. Nous commençons par la description des altérations des organes digestifs, parceque, parmi toutes les parties dont l'inflammation peut donner lieu au développement de la fièvre dite adynamique, ce sont eux qui doivent occuper le premier rang. L'estomac, les intestins grêles et les gros intestins nous ont présenté des altérations, que nous distinguerons en celles qui appartiennent à leur propre tissu, et en celles qui appartiennent aux substances contenues dans leur canal. Les premières vont nous occuper d'abord. Nous étudierons successivement les altérations extérieures et les altérations intérieures du système gastro-intestinal.

1° *Altérations extérieures.* — Le canal digestif est tantôt contracté, et tantôt dilaté. Assez constamment on trouve un certain nombre de circonvolutions de l'intestin grêle, amincies, affaissées, flasques et comme chiffonnées; elles sont ordinairement cachées sous d'autres circonvolutions qui ne présentent pas le même état. Lorsque les intestins sont énormément dilatés par des gaz contenus dans leur intérieur, ils remontent vers la région épigastrique, refoulent le diaphragme, compriment les poumons, et diminuent la capacité de la poitrine. En général, le canal intestinal est blanc à l'extérieur. Quelquefois, cependant, il offre de l'injection, et une rougeur plus ou moins foncée, surtout vers les dernières circonvolutions de l'intestin grêle. Il n'est pas rare non plus de rencontrer des espèces de plaques grisâtres, correspondantes à des ulcérations intérieures.

On rencontre souvent une ou plusieurs invaginations de l'intestin grêle: on donne ce nom à cette disposition de l'intestin dans laquelle une de ses parties se trouve engagée dans une autre. En général, c'est la partie inférieure d'une circonvolution qui s'enfonce et se cache en quelque sorte dans la supérieure (1).

2° *Altérations intérieures de la membrane muqueuse.* —A. *Injection.* — La membrane muqueuse gastro-intestinale et le tissu cellulaire sous-jacent, sont plus ou moins fortement injectés de sang. On observe tantôt des réseaux et des espèces d'arborisa-

(1) Les expériences de Peyer font assez bien connaître le mécanisme des invaginations. En irritant des intestins de grenouilles vivantes, il les vit se contracter en plusieurs points, tandis que dans d'autres ils restaient distendus par des aliments ou par des gaz, et il vit ensuite les portions contractées se cacher dans celles qui étaient dilatées. Il est probable que c'est par un mécanisme semblable que s'opèrent les invaginations qu'on observe chez l'homme.

tions d'un aspect élégant, tantôt des plaques où les vaisseaux capillaires les plus déliés sont tellement rapprochés, qu'ils semblent se confondre et ne former qu'une sorte de tache sanguine, bien qu'ils soient réellement distincts les uns des autres, comme on peut s'en assurer en examinant attentivement les taches ou plaques rouges dont il s'agit. Les plaques présentent ordinairement une surface pointillée ou comme sablée de points rouges: il ne faut pas les confondre avec l'infiltration sanguine. On peut les comparer à celles que l'on observe sur la conjonctive violemment enflammée.

B. *Altérations de couleur.*—L'injection sanguine produit nécessairement une rougeur plus ou moins vive de la membrane muqueuse: cette rougeur varie depuis le rouge le plus foncé, jusqu'au rouge le plus clair. Les nuances de la rougeur sont relatives à la *quantité* et à la *qualité*, si l'on peut ainsi dire, du sang dont les réseaux capillaires sont remplis; son étendue est variable comme celle de l'injection sanguine, dont elle est l'effet. La rougeur d'injection diffère de la rougeur par *imbibition*, en ce que celle-ci est le résultat de la *fixation* d'une certaine quantité de sang sorti de ses vaisseaux, sur le tissu même de la membrane muqueuse; tandis que la première, ainsi que son nom l'indique, dépend de la présence du sang dans les faisceaux capillaires. Ces deux espèces de rougeur se rencontrent quelquefois simultanément.

La rougeur n'est pas la seule altération de couleur que nous ait présentée la membrane muqueuse:

nous avons trouvé cette membrane, tantôt grisâtre, tantôt verdâtre, d'autres fois livide, brunâtre, ardoisée et même tout-à-fait noire. Mais ces altérations de couleur coïncidaient ordinairement avec une lésion de la structure intime du tissu muqueux; tandis que la rougeur peut exister et existe même le plus souvent sans désorganisation marquée.

C. *Altérations d'épaisseur.* — De même que l'injection sanguine ne peut exister sans rougeur, de même elle est toujours accompagnée d'un épaississement plus ou moins considérable du tissu qu'elle occupe. A la vérité, cette augmentation d'épaisseur est à peine sensible dans le cas de simple injection; mais il n'en est pas de même lorsqu'il existe une altération profonde de l'organisation de la membrane muqueuse. Alors, l'épaississement est évident, et il est quelquefois tellement considérable que la membrane muqueuse offre deux lignes et même plus d'épaisseur. Quelquefois, en même temps que la membrane est épaissie dans un point, elle est amincie et comme *usée* dans un autre. J'ai presque constamment rencontré cet amincissement dans les portions d'intestin qui, flasques et pour ainsi dire *chiffonnées*, restent cachées derrière les autres circonvolutions intestinales. L'amincissement dont il est question paraît affecter toutes les membranes intestinales; c'est une espèce de marasme local, d'atrophie partielle. Presque toujours il n'existe aucune injection; souvent même on ne rencontre presque nul vestige de capillaires dans les circonvolutions intestinales amincies. La membrane muqueuse de l'estomac n'est pas exempte de l'amincissement que nous signalons.

Il m'est arrivé de rencontrer la membrane muqueuse épaissie, au point qu'elle formait des espèces de masses d'un aspect fongueux ou même lardacé. (Observ. 15e, 18e, 19e, etc.) Cet épaississement n'est jamais très étendu, et se remarque ordinairement vers la fin de l'iléon; il coïncide avec des ulcérations profondes.

D. *Altérations de cohésion et de densité.* — Le ramollissement de la membrane muqueuse est une altération que nous avons constamment rencontrée chez les sujets dont les observations ont été rapportées dans notre première série. Chez tous, la membrane ramollie se déchirait avec une extrême facilité; elle était friable et pour ainsi dire fragile. La perte de cohésion lui était commune avec le tissu cellulaire sous-jacent; ce tissu, privé de sa résistance naturelle, unit si faiblement la membrane muqueuse à la musculeuse, que non seulement rien n'est plus aisé que de détacher plusieurs lambeaux de la première, mais que j'ai souvent, par une traction modérée, séparé cette membrane de la musculeuse dans toute l'étendue de l'iléon. On peut détacher de la même manière la membrane péritonéale de la musculeuse, dans les cas où la première a été le siége d'une violente phlegmasie. Il est important de connaître ce phénomène; c'est un des signes les plus propres à prouver l'existence d'une inflammation. Dans le cas qui nous occupe, il démontre que le tissu cellulaire sous-muqueux participe à la phlegmasie de la membrane muqueuse elle-même.

E. *Développement des follicules muqueux.* — Ces follicules nous ont présenté quelquefois le volume d'un grain de chènevis : le plus souvent ils apparaissent sous forme de granulations, semblables à celles que l'on observe sur la peau des personnes qui, par l'action du froid, ont, suivant l'expression vulgaire, la chair de poule. Dans quelques cas, les follicules forment des espèces de tubercules pisiformes, pustuleux ou boutonneux; en sorte que, là où ils existent, la membrane muqueuse ressemble, sous ce rapport, à la peau des individus affectés de petite-vérole. Si l'on presse ces pustules *varioliformes*, il s'échappe, par leur sommet, une matière pultacée, comparable au bourbillon d'un petit furoncle, et les pustules se transforment en une excavation ulcéreuse. (Obs. XVIII, XIX, XXII.)

F. *Pustules, ulcères et plaques gaufrées.* — J'ai rencontré ces altérations, soit ensemble, soit séparément, chez tous les individus affectés de fièvres dites adynamiques, consécutives à celles dites bilieuses ou méningo-gastriques. Les ulcères varient en nombre, en étendue et en figure. Leur siége de prédilection est la partie inférieure de l'iléon et la valvule iléo-cæcale. Là, ils sont quelquefois tellement nombreux et confluents, qu'ils se touchent par leurs bords, et que plusieurs se réunissent pour former de vastes excavations ulcéreuses. Ils sont, en général, arrondis ou ellipsoïdes; leurs bords sont plus ou moins épais, quelquefois rouges et comme saignants; d'autres fois très peu injectés, assez généralement perpendiculaires au fond des ulcères, ou coupés à pic, comme ceux des ulcérations syphilitiques. Il n'est pas rare de trouver quelques uns de ces ulcères dont les bords sont frangés, décollés et presque flottants; ce qui leur donne une grande ressemblance avec certains ulcères cutanés désignés sous le nom de *fistuleux*. La surface des ulcérations intestinales est inégale, granulée, le plus souvent rougeâtre; son étendue est très variable, suivant l'époque de leur formation; il en est de même de leur profondeur. Quelquefois la surface de la membrane muqueuse est seule intéressée; d'autres fois cette membrane est affectée dans toute son épaisseur, et il arrive quelquefois que les membranes musculaire et séreuse sont elles-mêmes détruites; ce qui constitue les perforations intestinales et gastriques. Les ulcères varient beaucoup en étendue, ainsi que nous venons de le dire. En effet, nous en avons rencontré qui avaient un pouce et demi et même plus de diamètre, tandis que nous en avons vû d'autres dont le plus grand diamètre avait à peine une demi-ligne ou une ligne. Ces derniers avaient la plus parfaite ressemblance avec des aphthes ou des chancres naissants. Nous sommes disposés à croire que, parmi les grands ulcères intestinaux eux-mêmes, plusieurs ont commencé par n'être que de très petites ulcérations, analogues aux précédentes. Il nous paraît également probable que ces ulcérations rudimentaires ont pour siége les follicules muqueux : mais en s'agrandissant elles attaquent et rongent en quelque sorte indifféremment, et les follicules, et le tissu propre de la membrane muqueuse. Il est même des ulcérations qui, dès leur origine, n'affectent aucune préférence pour les follicules muqueux. Dans leur nombre, se rangent naturellement ces espèces d'érosions, semblables à des écorchures, qu'il est assez commun de rencontrer sur la membrane muqueuse de l'estomac et du gros intestin. Certaines ulcérations intestinales ont un mode de développement qui n'est pas tout-à-fait le même que celui des précédentes. Ces dernières se forment en quelque sorte d'emblée. Il n'en est pas ainsi de celles dont nous allons parler. Celles-là succèdent à une espèce de bouton ou de pustule qui s'élève à la surface de la membrane muqueuse, et que MM. Lerminier et Andral ont désigné sous l'heureuse et juste expression d'exanthème interne (1). M. Billard a très exactement décrit le mécanisme des ulcérations

(1) D'après un mémoire de M. Trousseau, ancien interne de l'hôpital de Tours, il paraît que, depuis 1813, M. Bretonneau, médecin de l'hôpital indiqué, a fixé, d'une manière spéciale, son attention sur l'affection boutonneuse de la membrane muqueuse intestinale. M. Bretonneau, l'un des observateurs les plus distingués de notre époque, désigne l'affection dont il s'agit sous le nom assez barbare, quoique grec, de *dothinentérie* ou *dothinentérite*, mot dérivé de δοθιὴν, bouton, furon, et de ἔντερον, intestin *.

* Le mémoire de M. Trousseau a été inséré dans les cahiers de janvier et de février des *Archives de médecine*.

exanthémateuses de la membrane muqueuse des intestins. Les pustules intestinales, à l'instar des furoncles, contiennent une matière purulente, un véritable bourbillon, qui, au bout d'un certain temps, se fait jour à travers les parois qui l'enveloppent, et s'échappe par le sommet de la pustule. Chez un de nos malades, la mort étant survenue avant que les pustules se fussent ainsi ouvertes à leur pointe, nous les trouvâmes gorgées du bourbillon purulent; et, par une pression suffisante, nous en fîmes sortir celui-ci, à peu près de la même manière que l'on fait jaillir le bourbillon d'un véritable furoncle, en pressant entre ses doigts la peau d'où cet exanthème s'élève. Quoi qu'il en soit, aussitôt que la pustule intestinale a rejeté la matière purulente dont elle était gorgée, elle se trouve transformée en une véritable ulcération conique ou en *godet*. En s'étendant progressivement par la destruction des parties qui l'environnent, elle revêt la forme des ulcères que nous avons décrits plus haut.

D'après ce qui vient d'être dit, les ulcérations intestinales, analogues encore sous ce point de vue à celles de la peau, pourraient être distinguées en *primitives* et en *consécutives*.

Il n'est pas rare de rencontrer, en même temps que de véritables ulcérations, des plaques ovalaires, arrondies, elliptiques, que M. Billard considère comme le résultat du développement des plexus mucipares, et que d'autres regardent comme des cicatrices plus ou moins avancées des ulcérations intestinales. J'avoue qu'avant de connaître l'opinion et les belles recherches de M. Billard sur les plaques *gaufrées* (1), je les avais souvent prises pour des restes d'ulcères en voie de cicatrisation. Ces plaques intestinales, de même figure et de même étendue pour la plupart que les ulcérations co-existantes, offrent souvent une surface grenue, analogue à celle d'une plaie extérieure qui tend à la cicatrisation ; quelques unes s'élèvent à peine au-dessus du niveau de la membrane muqueuse; tandis que d'autres, d'apparence fongueuse, font une saillie considérable, comme si leur cicatrisation était moins avancée que celle des autres. La circonférence de ces plaques, ordinairement un peu plissée, est distincte de la membrane muqueuse ; et, en raclant leur fond, on en transforme quelques unes en surfaces ulcéreuses. Celles qui ne s'élèvent pas sensiblement au-dessus du niveau de la membrane muqueuse ne sont, en général, accompagnées ni de rougeur ni d'injection remarquables; au contraire, j'ai souvent observé une injection rouge très prononcée autour de celles dont la surface, inégale, grenue, ou comme fongueuse, dépasse le niveau de la membrane muqueuse, qui, dans les points qu'elles occupent, est en quelque sorte boursouflée. Les plaques dites gaufrées sont ordinairement parsemées d'un nombre infini de points brunâtres, ver-

(1) C'est l'expression sous laquelle M. Cruveilhier a désigné les plaques intestinales.

dâtres ou noirâtres; ce qui leur donne de la ressemblance, ainsi que l'a déjà remarqué M. Andral, à la peau du visage récemment rasée, ou bien encore à la peau du nez, lorsque ses follicules sont gorgés d'une matière noirâtre.

Les plaques gaufrées ou ovalaires se rencontrent dans toute l'étendue de l'intestin grêle. M. Billard les a le plus ordinairement observées vers l'extrémité cæcale de l'iléon. Chez un grand nombre de sujets, je les ai trouvées dans le jejunum et dans la moitié correspondante de l'iléon, tandis que dans l'autre moitié de celui-ci se remarquaient de nombreuses ulcérations : dans ces cas, les plaques offraient cette particularité remarquable, que plus elles étaient éloignées des ulcérations, plus elles ressemblaient à des cicatrices ; tandis que, à mesure qu'on approchait des ulcérations situées dans les dernières anses de l'iléon, les plaques devenaient de plus en plus saillantes, rugueuses, et finissaient même par se confondre avec les ulcérations elles-mêmes. C'est cette circonstance qui m'avait surtout porté à regarder les plaques gaufrées comme succédant à de véritables ulcères, terminés par cicatrisation. Que si, comme le pense M. Billard, les plaques qui viennent d'être décrites ne sont quelquefois autre chose qu'un simple développement des follicules *agminés*, ou des *plexus mucipares*, au premier degré de leur développement (nous nous servons de ses propres expressions), il n'en est pas moins certain que plusieurs de ces plaques constituent un état pathologique de la membrane muqueuse (1). Il est également certain que l'on rencontre ces plaques dans les cas où le canal intestinal a été le siége d'une violente inflammation ulcéreuse ou pustuleuse. C'est pourquoi, quel que soit d'ailleurs le mécanisme de leur développement, elles se rattachent intimement aux autres altérations, suites de la gastro-entérite.

G. *Infiltration sanguine.* — On observe quelquefois cette altération autour des ulcérations, et l'on trouve en même temps leurs bords et leur fond recouverts d'une certaine quantité de sang. Il n'est pas très rare non plus de rencontrer de petites taches rouges ou noirâtres qui ressemblent parfaitement à des pétéchies ou à des ecchymoses plus étendues.

H. *Gangrène.* — La désorganisation gangréneuse d'une portion de la membrane muqueuse gastro-intestinale, s'est présentée chez plusieurs des sujets dont nous avons rapporté les observations : très rare dans l'estomac, le duodénum et le commencement de l'intestin grèle, elle se rencontre le plus ordinairement dans la fin de l'iléon, le cæcum et la première portion du colon. On la reconnaît à l'odeur fétide qu'exhale la partie

(1) Chez presque tous les chiens que j'ai ouverts, j'ai rencontré dans leurs intestins des plaques ovalaires ou gaufrées ; le plus souvent, elles ont une ressemblance frappante avec des cicatrices. Je conviens que cette ressemblance peut être tout-à-fait illusoire. Je me propose de faire de nouvelles recherches sur ce point d'anatomie pathologique.

qui en est le siége, à la couleur ardoisée, noirâtre, à la flaccidité et à l'état putrilagineux de la membrane muqueuse.

Les altérations que nous venons de décrire se rencontrent chez tous les sujets qui succombent aux fièvres adynamiques, consécutives aux fièvres méningo-gastriques. Ce fait d'anatomie pathologique ne souffre aucune exception. S'il était possible de citer un seul cas bien observé de fièvre gastrique d'abord, puis adynamique, dans lequel l'autopsie cadavérique, la plus scrupuleusement faite, n'eût pas constaté l'existence des altérations dont nous venons de nous occuper, la doctrine pyrétologique nouvelle ne serait qu'une vaine chimère.

D'ailleurs, les altérations que nous avons décrites, sont évidemment le résultat d'une inflammation de la membrane muqueuse gastro-intestinale. Sans doute il est permis de ne pas prendre pour une preuve irrécusable de gastro-entérite la simple rougeur de la membrane muqueuse gastro-intestinale; mais lorsqu'à cette rougeur se joignent les autres altérations indiquées plus haut, telles que les pustules furonculeuses, les plaques fongueuses, les ulcérations; certes, si ces caractères ne sont pas ceux d'une véritable phlegmasie gastro-intestinale, il ne sera plus permis d'ajouter foi à aucun des signes les plus certains, les plus palpables de l'inflammation en général.

L'inflammation de la membrane muqueuse digestive ne laisse pas des traces absolument semblables dans les diverses parties dont se compose le canal digestif. De toutes ces parties, celle que l'on trouve constamment enflammée au plus haut degré, dans les cas qui nous occupent c'est la portion inférieure de l'iléon. C'est là que les ulcérations sont les plus nombreuses, les plus profondes, les plus étendues. Cette remarque n'a échappé à aucun des observateurs qui, dans ces derniers temps, ont écrit sur la gastro-entérite. Il est difficile de dire précisément pourquoi c'est dans cette division du canal digestif que l'inflammation produit les plus grands ravages. Néanmoins, il paraît assez probable que cette circonstance si remarquable tient à ce que les matières alimentaires deviennent de plus en plus irritantes et fétides, à mesure qu'on s'approche du gros intestin; à ce qu'elles séjournent plus long-temps dans les dernières circonvolutions de l'iléon, et à ce qu'enfin c'est là que les plexus mucipares sont répandus en plus grand nombre. Quoi qu'il en soit de ses causes, le fait que nous signalons n'en est pas moins certain.

Passons maintenant aux autres altérations qui nous restent à faire connaître.

α Altérations des matières contenues dans le canal digestif.

140. Sans doute, l'inflammation du canal digestif doit apporter de grandes modifications dans les propriétés physiques et chimiques de la mucosité que sécrète naturellement la membrane interne dont il est tapissé, et déterminer souvent

la formation d'une certaine quantité de pus. Mais comment recueillir les liquides dont la phlegmasie gastro-intestinale détermine la sécrétion? mêlés avec les matières alimentaires, avec les boissons, avec la bile et le suc pancréatique, quelquefois avec du sang, ils échappent complètement à l'exploration immédiate. Tout ce que nous pouvons dire à cet égard, c'est que, plusieurs fois, lorsque l'estomac et les intestins ne contenaient pas de matières alimentaires ou bilieuses en trop grande abondance, nous avons trouvé leur membrane interne recouverte d'une couche de mucosité gluante, plus épaisse que dans l'état naturel.

En général, l'estomac et l'intestin grêle sont remplis d'une bile jaunâtre ou verdâtre : très souvent la couleur de ce liquide reste en quelque sorte *fixée* sur leur membrane muqueuse. Quelquefois une matière sanguinolente, et même du sang pur, se rencontre, en plus ou moins grande quantité, dans le canal digestif.

Le résidu des matières alimentaires que l'on trouve dans l'intestin grêle et dans le gros intestin, exhale constamment une odeur des plus fétides, et n'a souvent que la consistance de la bouillie ou de la moutarde. Ce résidu, mêlé aux diverses matières que contiennent les intestins, semble avoir éprouvé une véritable putréfaction, à en juger par la fétidité des gaz qui distendent ordinairement le canal intestinal, et plus particulièrement le colon. Il est fâcheux que ces gaz n'aient point été soumis à l'analyse chimique. L'hydrogène sulfuré et les gaz ammoniacaux en forment probablement la principale partie.

B. Altérations des organes annexés au canal digestif.

141. Parmi les organes annexés au canal digestif, les seuls qui nous aient présenté des altérations constantes et remarquables, sont les ganglions mésentériques. Chez tous les individus que nous avons ouverts, les ganglions mésentériques en général, et en particulier ceux correspondant aux ulcérations intestinales, étaient rouges, injectés, tuméfiés, enflammés. Plusieurs avaient le volume d'une amande ou d'une grosse noix. Leur tissu était friable, gorgé de sang, quelquefois infiltré de pus: on le déchirait avec une extrême facilité. Dans plusieurs cas, il nous parut avoir une ressemblance frappante avec la substance du testicule, ou avec le tissu qu'on appelle érectile. Cette ressemblance provenait de la grande quantité de vaisseaux dont les ganglions étaient pénétrés, de leur ramollissement et de la présence d'une certaine quantité de sang infiltré dans leur parenchyme.

Nous avons trouvé quelquefois la rate tuméfiée, gorgée de sang et un peu ramollie.

Chez plusieurs sujets, la vessie était distendue par une grande quantité d'une urine foncée en couleur, et sa membrane interne était rouge et injectée.

Les reins, le foie et le pancréas ne nous ont offert rien de remarquable.

C. Altérations des organes circulatoires et du sang.

142. 1° Toutes les fois que nous avons examiné, de la manière la plus attentive, le système circulatoire, il nous a présenté des altérations notables. Le cœur est flasque, ramolli, d'un tissu facile à déchirer. M. Laennec, dans son traité de l'auscultation médiate, dit avoir observé cet état du cœur chez les sujets morts de *fièvres graves*, toutes les fois qu'il a fixé son attention sur l'organe indiqué. La flaccidité du cœur est un phénomène que M. Andral a rencontré chez la plus grande partie des individus qui ont succombé dans un état véritablement adynamique (*Cliniq. médic.*, t. 1, p. 410).

Nous avons essayé de démontrer, dans un autre ouvrage, que le ramollissement du cœur est un des caractères anatomiques de la cardite (1). Nous ne croyons pas devoir revenir ici sur les preuves de cette assertion.

Une autre altération que présentent les sujets morts de fièvre dite adynamique, c'est la rougeur, l'épaississement, quelquefois même l'ulcération de la membrane interne du cœur et des vaisseaux. Nous nous sommes occupé de cette altération, en décrivant celles que l'on rencontre dans les fièvres dites inflammatoires ou angio-téniques. Il serait fastidieux d'y revenir ici. On verra, dans le chapitre consacré à l'histoire des fièvres angio-téniques, les raisons d'après lesquelles nous considérons,

(1) *Traité des maladies du cœur et des gros vaisseaux*, par MM. Bertin et Bouillaud; Paris, 1824.

avec M. Andral, la rougeur de la membrane interne du cœur et des vaisseaux comme étant le résultat de l'inflammation.

M. Andral s'exprime ainsi sur la rougeur dont il est ici question : « Nous avons examiné avec » soin la surface interne des artères et des vei» nes, une seule fois nous avons trouvé une vive » rougeur à la surface interne de l'aorte.... Nous » avons rencontré assez souvent cette même rou» geur chez les individus atteints de maladies du » cœur.... Nous l'avons également observée, soit » que l'artère fût vide ou remplie de sang ; soit » que ce sang lui-même fût liquide ou caillé ; » soit enfin que le caillot fût ou non dépouillé » de sa matière colorante. Nous n'avons pas vu » que l'élévation plus ou moins grande de la tem» pérature, le temps plus ou moins long écoulé » depuis le moment de la mort, exerçassent quel» que influence sur la fréquence de ces rougeurs » artérielles. Nous avons soumis à un lavage pro» longé des portions d'artères ainsi colorées, et elles » n'ont pas dérougi (1). Enfin, il nous a été im» possible de produire artificiellement une pareille » rougeur, en laissant du sang renfermé dans un » tube artériel pendant plus de quarante-huit heu» res (2). D'après ces différents faits, nous sommes

(1) Des artères, que je n'avais pu *dérougir* par des lotions réitérées, ont perdu leur rougeur par une macération prolongée dans l'eau.

(2) Il y a quelques jours que je mis une portion d'aorte ouverte dans une soucoupe remplie de sang provenant d'un chien

» portés à penser que les rougeurs artérielles ne dé» pendent pas d'une simple imbibition sanguine, » mais d'une véritable phlegmasie. Dans les fièvres, » cette phlegmasie ne doit être considérée que » comme une complication assez rare, et qui n'est » appréciable, jusqu'à présent, par aucun signe ca» ractéristique. Les gros troncs veineux ne nous » ont jamais rien présenté de particulier. » (*Cliniq. médic.*, tom. I, pag. 411.)

Nous avons dû faire connaître ici l'opinion de M. Andral sur la nature de la rougeur de la membrane interne du cœur et des vaisseaux, et sur le rôle qu'elle joue dans les fièvres. Relativement à la nature de la rougeur, cet observateur si distingué est tout-à-fait de notre avis. Mais il ne regarde pas la phlogose vasculaire comme la cause de la fièvre. Sous ce dernier point de vue, l'opinion de M. Andral ne s'accorde pas avec la nôtre. Espérons que l'observation ne tardera pas à fournir tous les faits nécessaires au triomphe de l'une ou de l'autre de ces opinions. En attendant, nous engageons les lecteurs à méditer les observations recueillies par MM. Ribes, Tanchou, et nous-même.

2° Si nous avons rencontré des altérations constantes, soit dans le cœur, soit dans les vaisseaux des sujets morts de fièvre putride, il s'en est également présenté dans le sang qui les parcourt. Constamment il nous a paru plus noir et plus liquide

que j'avais fait périr, en lui injectant des matières putrides dans les veines. Examinée au bout de cinq à six jours, la membrane interne de l'aorte était *rougie*.

que dans son état normal, comme si sa fibrine eût éprouvé une sorte de dissolution. D'ailleurs, cette altération du sang est susceptible de plusieurs degrés, depuis celui où son coagulum est simplement mollasse et sans consistance, jusqu'à celui dans lequel le sang a perdu toute sa plasticité, et ne forme plus qu'une masse noirâtre et liquide où l'on ne distingue aucune trace de coagulum. Si l'on recueille dans un vase une certaine quantité de sang, il offre un aspect brillant, luisant, et il contient des espèces de paillettes *micacées*. Dans quelques cas, on l'a trouvé mêlé à une quantité plus ou moins grande de matière purulente ou de véritable pus. D'autres fois il est tellement altéré, et, si j'ose le dire, tellement *désorganisé*, qu'il ressemble à une espèce de substance putrilagineuse. Dans ces cas, il n'est pas rare de rencontrer une quantité plus ou moins considérable de gaz dans le canal circulatoire, preuve manifeste de la décomposition du sang.

Il est difficile de décrire avec exactitude et précision les diverses altérations que présente le sang des sujets morts de fièvres putrides; mais ces altérations n'en sont pas moins réelles, et elles doivent être prises en considération sérieuse, par tous ceux qui, dégagés de tout esprit de système, et animés du seul amour de la vérité, voudront donner une explication satisfaisante des phénomènes divers qui accompagnent les maladies *dites fièvres putrides*.

Puissent de nouvelles recherches, faites avec des moyens d'exploration plus parfaits que ceux que nous possédons, nous découvrir enfin les altérations les plus cachées du sang, et élever cette importante branche de l'anatomie pathologique à la hauteur des autres!

Les observateurs des siècles derniers, d'accord en cela avec les modernes, avaient bien signalé les altérations qu'éprouve le sang dans les maladies putrides, comme on peut s'en assurer en parcourant les ouvrages de Morgagni, d'Huxham, de Haller, etc. Et, chose remarquable, la principale altération observée par ces médecins, est précisément celle que les modernes ont reconnue eux-mêmes; savoir, la liquidité contre nature, l'espèce de dissolution du sang.

Les résultats de l'observation de M. Andral, en ce qui regarde les altérations du sang, dans les fièvres dites putrides, ont avec les précédents une si heureuse conformité, que le lecteur nous saura gré de les lui rappeler; les voici. « Le sang contenu » dans le cœur et les gros troncs artériels et veineux » était remarquable par sa grande liquidité et sa » couleur noire foncée. Chez quelques sujets, il » présenta une teinte claire rosée; dans cet état, il » ressemblait à de l'eau dans laquelle on aurait » étendu un peu de matière colorante rouge (1); » quelques petits grains fibrineux concrets étaient » disposés çà et là sur la surface interne des » vaisseaux. Chez un individu, le liquide con» tenu dans les gros vaisseaux n'était véritablement

(1) Dans deux ou trois cas j'ai observé l'état du sang que décrit ici M. Andral.

»plus du sang : c'était une matière couleur de lie
»de vin, comme sanieuse en quelques endroits,
»assez semblable au liquide mal élaboré qui sort
»des abcès de mauvaise nature (1). »

Les altérations du sang que nous venons d'indiquer sont analogues à celles que l'on rencontre chez les animaux dans les veines desquels on a injecté des substances putrides. On peut se convaincre de cette vérité, en consultant les expériences que nous avons rapportées dans ce chapitre.

D. Altérations du système nerveux.

143. 1° *Altérations du système nerveux ganglionaire.* — Nous n'avons pas fait de recherches particulières sur l'état des ganglions et des filets qui en partent, chez les sujets morts de fièvres dites putrides ou adynamiques.

M. Ribes a cru voir quelquefois que les faisceaux du plexus solaire étaient un peu rouges. Mais le plus souvent il n'a pu reconnaître aucun changement dans leur couleur.

M. Andral, chez deux individus morts avec les symptômes ataxo-adynamiques, a trouvé les ganglions semi-lunaires d'une rougeur remarquable, produite par l'injection du tissu cellulaire interposé entre les petits grains dont se composent ces ganglions.

2° *Altérations du système nerveux cérébro-rachidien.* — Ces altérations se rencontrent parti-

(1) *Clinique médicale*, tom. I, p. 410—11.

culièrement chez les sujets qui ont présenté les phénomènes dits ataxiques; nous ne les décrirons que dans le chapitre consacré à la *fièvre ataxique*. Qu'il nous suffise ici de savoir que ces altérations sont les traces d'une irritation ou d'une congestion sanguine inflammatoire.

E. Altérations des organes respiratoires.

144. Chez plusieurs sujets, nous avons rencontré le parenchyme pulmonaire plus ou moins gorgé de sang, quelquefois ramolli, *splénisé*, et même *hépatisé*. Plus souvent, nous avons rencontré la membrane muqueuse des bronches injectée, rouge, recouverte de mucosités épaisses, ou même d'une matière purulente. Chez d'autres sujets, les organes respiratoires n'étaient le siége d'aucune altération remarquable.

Toutes les fois que nous avons observé des altérations de ces organes, les malades avaient offert des symptômes de catarrhe pulmonaire. Elles ne doivent être considérées que comme des accidents ou des complications. Il en est de même de la véritable hépatisation du poumon, des fausses membranes pleurétiques, etc. En effet, 1° la fièvre dite putride peut exister indépendamment de ces altérations; et 2° lorsque ces altérations existent seules, elles produisent des symptômes particuliers, que l'on n'a jamais confondus avec ceux de la fièvre putride proprement dite. D'ailleurs, on n'a point donné le nom de fièvre essentielle à celle qui accompagne les inflammations pulmonaires.

Chez les chiens auxquels on a injecté des matières putrides dans les veines, les poumons sont souvent infiltrés de sang, ramollis, sanieux, et parsemés, à l'extérieur, de très nombreuses plaques rouges ou même noires, produites par une infiltration sanguine sous-séreuse.

F. Altérations de la peau, du tissu cellulaire et des muscles extérieurs.

145. Chez la plupart des sujets qui succombent à une fièvre dite putride, dont la durée a été longue, on trouve la peau qui recouvre le sacrum, le coccyx et les grands trochanters, enflammée, ulcérée, transformée en eschares gangréneuses. En même temps, la peau en général, et celle du visage en particulier, offre un aspect comme terreux : elle est aride, d'une teinte vineuse dans la région des joues, collée aux muscles, et presque entièrement dépourvue de la couche cellulo-graisseuse qui lui est sous-jacente. Son épiderme, particulièrement à la partie antérieure du tronc, est quelquefois soulevé sous forme de petites vésicules remplies d'une humeur séreuse. Chez les sujets qui succombent promptement, l'embonpoint est peu diminué, et l'on trouve une quantité assez considérable de graisse sous-cutanée.

On observe quelquefois de petites taches rouges, lenticulaires, dues à une infiltration sanguine du tissu cellulaire sous-cutané, et connues sous le nom de pétéchies.

Les muscles présentent quelquefois une couleur assez vermeille. Mais le plus souvent ils ont une teinte brunâtre, et un aspect comme poisseux. Lorsque le marasme est très avancé, ils ont sensiblement perdu de leur volume ; leurs faisceaux, privés de la graisse qui les enveloppent, sont pour ainsi dire disséqués.

Il est inutile de dire que dans les cas où les symptômes adynamiques ou putrides se sont développés par suite de violentes phlegmasies gangréneuses, de vastes suppurations des parties extérieures du corps, etc., l'autopsie cadavérique, en ce qui concerne ces dernières maladies, se confond, pour ainsi dire, avec l'histoire des phénomènes observés pendant la vie. Alors, on a vu sur le vivant les altérations que l'on n'aperçoit que sur le cadavre, dans les cas où la maladie occupe des organes placés à l'intérieur du corps.

§ II. DES ALTÉRATIONS FONCTIONNELLES, OU DES SYMPTÔMES, ET DE LEUR EXPLICATION ANALYTIQUE.

146. Lorsque la fièvre adynamique succède à la fièvre méningo-gastrique, il est clair que, dans ces cas, elle est précédée des symptômes que nous avons fait connaître dans le chapitre second de cet ouvrage.

147. La fièvre putride ou adynamique est-elle la terminaison de celle qui accompagne de violentes et vastes inflammations extérieures ; dans ces cas, elle a eu pour premiers symptômes ceux de la fièvre angio-ténique, dont nous avons tracé le tableau dans notre premier chapitre.

148. Que la fièvre *adynamique* soit consécutive

à la fièvre angio-ténique ou à la fièvre méningo-gastrique, ou bien qu'elle se développe sans avoir été précédée de l'une ni de l'autre, elle se manifeste par des symptômes tellement caractéristiques, qu'il est impossible de la méconnaître, pour peu qu'on l'ait observée un certain nombre de fois, et avec une attention suffisante.

Les traits portent l'empreinte d'une stupeur profonde ; ils sont presque entièrement immobiles, et expriment une sorte d'indifférence stupide, ou rappellent ceux d'un homme ivre. Plongé dans une prostration extrême, le malade reste couché sur le dos, se refuse à presque toute espèce de mouvements, ou s'il en exécute quelques uns, ils sont mal assurés, accompagnés de vacillation et de tremblement ; s'il essaie de se tenir debout, la tête lui tourne, les forces lui manquent ; s'il fait quelques pas, ce n'est qu'en chancelant, et il ne tarderait pas à tomber s'il n'était soutenu par quelqu'un. Sa peau est chaude, brûlante, sèche ou abreuvée d'une sueur visqueuse et fétide, ordinairement plus abondante sur le visage et sur le front ; elle est quelquefois recouverte d'écailles furfuracées, suite de la desquamation de l'épiderme ; d'autres fois elle est parsemée de petites vésicules pleines d'une humeur transparente, souvent de taches sanguines plus ou moins larges, et dont les moins étendues portent le nom de *pétéchies* ; ses lèvres, ses dents et sa langue sont sèches, recouvertes d'une couche brunâtre, fuligineuse et comme *sanglante* ; sa langue, ordinairement rouge, quelquefois pâle, est tellement sèche, qu'elle semble pour ainsi dire rôtie ; elle est quelquefois agglutinée à la voûte palatine, au moyen d'une salive épaisse et visqueuse ; sa surface est inégale, rude au toucher, fendillée, et quelquefois même ulcérée (1). Le malade, ordinairement tourmenté d'une soif ardente, éprouve pour les aliments une répugnance invincible; son ventre, souvent plus chaud que le reste du corps, est distendu par des gaz, et météorisé : il rend involontairement, et souvent sans en avoir la volonté ni même la conscience, des selles liquides, tantôt noirâtres, sanguinolentes, tantôt jaunâtres, bilieuses, muqueuses. Ses urines s'échappent par une sorte de regorgement; son pouls est précipité (2), mou, quelquefois assez développé, redoublé, souvent intermittent ; une plus ou moins grande quantité de sang s'écoule quelquefois par les membranes muqueuses, ou s'infiltre dans le tissu cellulaire sous-cutané, soit que ce phénomène dépende de la fluidité extraordinaire du sang, soit qu'il tienne à l'affection même des vaisseaux capillaires, soit enfin qu'il dépende du concours de ces deux causes. Le malade ne reconnaît plus ou reconnaît à peine les personnes et les objets qui l'environ-

(1) Cet état de la langue peut être considéré comme une véritable phlogose.

(2) Chez un seul malade, nous avons observé un ralentissement du pouls; nous en rapporterons plus loin l'observation. Le ralentissement du pouls, dans les fièvres dont nous nous occupons, a été observé par Sarcone et par Dehaën.

nent; son haleine est fétide; s'il parle, c'est avec lenteur, du bout des lèvres, et comme en bredouillant : souvent il s'arrête au milieu de son discours; ses réponses sont quelquefois justes, mais le plus souvent incertaines, et semblables à celles d'une personne à moitié endormie : elles semblent le fatiguer; s'il montre la langue, il l'oublie en quelque sorte sur ses lèvres, et ne la retire qu'au bout d'un certain temps; il ne dort pas d'un véritable sommeil; il est plutôt plongé dans une espèce d'assoupissement, troublé par des rêvasseries, pendant lesquelles il prononce de temps en temps, d'une voix faible, lente et étouffée, des paroles mal articulées, ou même tout-à-fait inintelligibles; tous ses sens sont émoussés; il ne souffre point, et lors même que ses intestins sont le siége de la plus violente inflammation, il n'accuse aucune douleur; seulement, si l'on exerce une pression assez forte sur le bas-ventre, il pousse quelques gémissements, et les traits de la physionomie s'agitent, se contractent, en prenant l'expression de la douleur.

Cependant, les symptômes deviennent de plus en plus alarmants : les forces musculaires tombent dans une sorte de *résolution;* le pouls se rétrécit, devient filiforme, misérable; la respiration s'embarrasse et se ralentit; le marasme est extrême, la peau ulcérée et gangrenée dans les régions qui supportent le poids du corps; le malade exhale une odeur de plus en plus fétide (1); sa physiono-

(1) Cette odeur a été comparée, avec assez d'exactitude, à celle de la souris. Elle paraît tenir à la fois à la fétidité du

mie est plus profondément altérée; il est plongé dans un état comateux; ses yeux sont à demi fermés, et tournés en haut; ses joues creuses, livides; son nez effilé, ses narines remplies d'une matière pulvérulente et lanugineuse; ses pommettes saillantes, ses tempes enfoncées, ses oreilles froides. Il ne lui reste plus aucune connaissance; il ne répond point aux questions.... Enfin, ses extrémités se refroidissent graduellement; le pouls disparaît; la respiration devient de plus en plus rare, demi-convulsive; elle s'arrête; les mouvements du cœur ne se font plus sentir.... Le malade a cessé de vivre.... Son cadavre, surtout lorsqu'il reste encore assez d'embonpoint, se décompose avec une rapidité remarquable, comme si la maladie, anticipant en quelque sorte sur les tristes prérogatives de la mort, avait livré l'individu encore vivant à ces affinités ennemies de la vie, sous l'empire desquelles s'opère la dissolution putride des corps organisés.

Les symptômes que nous venons de décrire, bien que continus, offrent cependant, par intervalles, une augmentation d'intensité. On donne à ce phénomène le nom de *paroxysme* ou d'*exacerbation*. Le paroxysme, dans la maladie que nous étudions, se manifeste ordinairement le soir ou dans la nuit. Chez un seul individu, et pendant quelques jours seulement, j'ai vu les paroxysmes se déclarer le matin ou dans le cours de la journée.

corps lui-même, et à celle des urines et des matières fécales dont les draps des malades sont souvent salis.

149. La durée de la maladie est subordonnée à une infinité de circonstances qu'il serait trop long de détailler ici. Nous avons vu des malades périr dans le premier septénaire : nous en avons vu d'autres prolonger leur existence jusqu'au sixième septénaire et même au-delà. Lorsque la maladie se termine par la guérison, ce n'est que très lentement, en général, que les malades se rétablissent, et la convalescence est elle-même très longue.

150. Si le lecteur n'a pas perdu le souvenir des observations que nous avons rapportées, il sait que les phénomènes de la fièvre dite putride se rattachent comme effets à des inflammations putrides ou gangréneuses, de siége variable. En voici la preuve. Les sujets des observations IV, V, VI, VII, VIII, IX, X, XV, XVI, XVII, XVIII, XIX, XX, XXI, XXII, XXIII, étaient affectés d'une gastro-entérite ulcéreuse ou exanthémateuse, accompagnée de tous les signes d'un mouvement de putréfaction dans l'intérieur du canal intestinal. Le malade de notre XXIVe observation était en proie à une effroyable inflammation gangréneuse du membre inférieur gauche. Le sujet de l'observation XXVIe, à la suite d'engelures, fut atteint d'une phlegmasie gangréneuse du membre inférieur gauche. Celui de l'observation XXVIIe, était affecté d'une vaste suppuration du tissu cellulaire du bassin. Celui de la XXVIIIe, à la suite d'une saignée, fut atteint d'une inflammation des veines. Le sujet de l'observation XXIXe, à la suite de l'opération d'un anévrysme de l'artère sous-cla-

vière, fut pris d'une inflammation du membre supérieur correspondant, avec suppuration et gangrène. La femme de la xxxe observation portait une inflammation gangréneuse et putrilagineuse du muscle fessier et du tissu cellulaire environnant. Celle de la xxxie observation avait un abcès dans le bassin avec inflammation des veines voisines. Le malade de la xxxiie observation fut affecté d'une inflammation du gland et du prépuce, et d'un érysipèle gangréneux du membre thoracique gauche. Enfin l'individu dont il est question dans la xxxiiie observation était atteint d'une phlegmasie générale du système circulatoire.

151. Il est donc évident que, chez tous nos malades, une phlegmasie fut la cause première de tous les phénomènes qu'ils nous présentèrent. Le siége de cette phlegmasie, ainsi que l'on vient de le voir, ne fut pas toujours le même; mais, quel que fût son siége primitif, la phlegmasie, par une sorte d'irradiation, se propagea dans toute l'étendue de l'appareil circulatoire, et après la mort, cet appareil offrit des traces plus ou moins étendues et plus ou moins profondes d'inflammation. De toutes les parties de cet appareil, le cœur, placé à leur centre, est celle qui offre le plus constamment des signes et des marques de phlogose. Les artères et les veines, dans la membrane interne et moyenne desquelles on n'aperçoit presque aucun vestige de vaisseaux, s'irritent en quelque sorte impunément pour leur structure, et l'on ne trouve pas toujours des traces évidentes de la phlogose dont elles ont

été le siége. Peut-être que de nouvelles recherches, et le perfectionnement de nos moyens d'observation, nous apprendront un jour à reconnaître dans ces organes des altérations qui se dérobent à notre exploration actuelle.

Mais la phlegmasie locale, et l'irritation vasculaire générale qu'elle détermine, ne suffisent pas pour expliquer tous les phénomènes dont se compose la maladie décrite sous le nom de fièvre putride; elles ne nous rendent raison que des phénomènes fébriles proprement dits, tels que l'accroissement de la chaleur, la fréquence du pouls, la soif, etc. Il reste donc à rechercher la cause des phénomènes caractéristiques de la maladie, de ceux qui lui ont mérité le nom de *putride*. Or, selon nous, ce nouvel ordre de phénomènes dépend de l'altération qu'éprouve la masse du sang sous l'influence de la désorganisation purulente, putride ou gangréneuse, dont les parties primitivement enflammées sont le siége. Ces parties, ainsi désorganisées, représentent en quelque sorte un véritable foyer d'infection, d'où s'échappent des matières septiques qui, introduites dans le système sanguin par la voie de l'absorption, développent cette funeste série de symptômes que les pathologistes appellent *putrides*. Il sera difficile de ne pas partager notre opinion à cet égard, si l'on veut bien considérer: 1° que, comme MM. Gaspard, Magendie et Dupuis l'avaient déjà fait, nous avons produit, en injectant des substances putrides *dans les veines*, des maladies artificielles tout-à-fait analogues à celles que les pathologistes appellent *putrides;* 2° que ces dernières ne se manifestent, chez l'homme, que dans les cas où il se trouve soumis à l'influence d'un foyer quelconque d'infection putride; foyer qui, dans les faits que nous avons jusqu'ici examinés, résidait dans l'individu lui-même, dans ses propres organes, tandis que dans ceux que nous étudierons plus tard, ce foyer existera hors des sujets exposés à sa fatale influence, c'est-à-dire dans les choses qui les environnent. Que si l'on nous demande quels sont les faits matériels sur lesquels nous établissons notre opinion, nous répondrons que non seulement on observe des phénomènes symptomatiques analogues, et chez les hommes frappés de maladies putrides, et chez les animaux dans le sang desquels on injecte des substances putrides, mais qu'après la mort, l'on rencontre chez les uns et les autres les mêmes altérations organiques, anatomiques ou matérielles : savoir, un sang noir, trop liquide, privé de sa plasticité et de sa coagulabilité naturelles, dissous et comme décomposé; des gaz fétides dans diverses parties du corps; des urines et des matières fécales d'une horrible puanteur; une flaccidité extraordinaire, une teinte livide, ou même un état putrilagineux de divers organes parenchymateux, tels que le poumon, la rate et le foie.

Ainsi donc, soit sous le rapport des symptômes, soit sous le rapport des altérations organiques, les maladies putrides de l'homme peuvent être justement comparées, assimilées, aux affections putrides que l'on produit artificiellement, chez les animaux, en injectant des matières purulentes ou putrides dans leur sang.

152. Il importe seulement de ne pas oublier que les phénomènes putrides, dans les cas qui, jusqu'à ce moment, ont été l'objet de notre attention, ne se sont manifestés que consécutivement à l'inflammation purulente, putride ou gangréneuse de quelqu'une des parties de l'économie.

153. On concevra facilement pourquoi, de toutes les inflammations viscérales, celle qui produit le plus souvent les fièvres dites putrides est l'inflammation de la membrane muqueuse intestinale, et de celle des dernières circonvolutions de l'iléon en particulier. En effet, quel autre viscère est aussi favorablement disposé pour être le siége d'une phlegmasie telle que celle à laquelle nous rapportons les phénomènes de la fièvre dite putride? Avec quelle facilité, avec quelle rapidité ne doit pas produire cette fièvre, une phlegmasie qui siége principalement dans la fin de l'intestin grêle et le commencement du gros intestin, ces foyers de matières éminemment putrescibles, ces latrines vivantes de l'économie, si j'ose m'exprimer ainsi?

§ III. DES CAUSES DE LA FIÈVRE DITE PUTRIDE OU ADYNAMIQUE.

154. Plusieurs pyrétologistes ayant confondu entre elles, et les fièvres, putrides produites par l'action d'un foyer extérieur de putréfaction, et celles

dépendant d'un semblable foyer accidentellement développé dans l'intérieur même de l'économie, ont attribué à ces dernières, ainsi qu'aux premières, des causes qui agissent sur l'économie tout entière. Toutefois, puisque nous avons fait voir que les fièvres putrides, dont il s'agit dans ce chapitre, reconnaissaient pour cause première une phlegmasie avec désorganisation purulente, ulcéreuse ou gangréneuse, il est évident que les causes *locales* capables de produire cette phlegmasie sont celles qui doivent fixer plus spécialement ici notre attention.

155. Il serait aussi fastidieux que long de rappeler toutes les causes des diverses phlegmasies dont la fièvre putride peut être la suite. Il est clair que toutes les inflammations étant susceptibles, à parler rigoureusement, de se terminer par la désorganisation et la gangrène, toutes leurs causes peuvent, d'une manière indirecte, être considérées comme propres à produire la fièvre dite putride. Cependant, parmi les causes de cette maladie, et par conséquent des phlegmasies qui la déterminent, se rangent plus naturellement les diverses substances qui à une propriété irritante joignent une propriété putréfiante, telles que les matières animales et végétales en putréfaction, et les agents gazeux ou miasmatiques qui s'en dégagent.

Appliquées sur nos organes, et particulièrement sur le tissu cellulaire et les membranes muqueuses, les substances de cette nature y développent des phlegmasies presque subitement gangréneuses. La connaissance de cette action locale est très importante. Nous verrons plus loin combien elle répand de lumières sur la nature des affections générales produites par les mêmes substances, appliquées pour ainsi dire sur la masse sanguine, et par suite sur l'économie vivante tout entière.

Comme la phlegmasie gastro-intestinale possède, sinon exclusivement, du moins particulièrement, le triste privilége de produire le fièvre dite putride, il ne sera peut-être pas inutile d'insister ici sur un fait, qui n'a point échappé à l'observation de ceux même qui n'adoptent pas notre manière de voir sur la doctrine des fièvres. Le fait que nous voulons signaler ici, c'est que, de l'aveu de tous les observateurs qui fréquentent les hôpitaux de la capitale, la gastro-entérite *putride* ou *adynamique* (qu'on nous passe cette expression) règne spécialement parmi ces ouvriers jeunes et vigoureux, que les provinces envoient chaque année dans la capitale. Cette maladie est en quelque sorte pour eux ce qu'est la fièvre jaune pour ceux qui vont habiter les Antilles (1). Il semblerait qu'elle est l'apanage des individus qui ne sont point encore *acclimatés*. Nous ne prétendons pas que les Parisiens de naissance, et ceux qui le sont, pour ainsi dire, devenus par un long séjour dans Paris, soient absolument exempts de la forme de gastro-entérite

(1) Je n'entends parler ici que de la fièvre jaune non contagieuse, de celle dont M. Rochoux s'est occupé dans l'ouvrage qu'il a publié en 1822.

qui nous occupe. Ce serait une grave erreur : mais il est certain qu'ils y sont moins sujets que les individus récemment arrivés dans cette grande ville, et qui ne s'y sont pas encore *acclimatés*. Parmi ceux-ci, comme nous l'avons déjà dit, c'est sur les ouvriers que la maladie sévit avec une sorte de prédilection. On explique assez facilement cette circonstance remarquable, en considérant que ces ouvriers sont particulièrement exposés à toutes les influences, à toutes les causes favorables au développement de la maladie. En effet, leur habitation dans les quartiers les plus malsains de Paris, l'air humide, stagnant et souvent infect qu'ils respirent ; leur encombrement ; les aliments de mauvaise nature et mal préparés dont ils se nourrissent ; les eaux elles-mêmes ; les affections morales, suite trop constante de la misère qu'ils éprouvent, et de l'éloignement des lieux de leur naissance, que de causes morbifiques réunies !

Au reste, il faut convenir que plusieurs de ces causes exercent, non seulement une action locale, mais encore une action générale. Effectivement, et l'air que l'on respire, et les aliments et les boissons dont on se nourrit, pénétrant, à la faveur de l'absorption, dans le système sanguin, modifient diversement, et ce système *général* lui-même, et toutes les parties auxquelles il apporte les matériaux de leur nutrition et les principes de leurs sécrétions.

Toutefois, dans les cas qui nous occupent, c'est l'appareil digestif qui se trouve le plus profondément affecté. Aussi est-ce lui qui reçoit le premier l'atteinte des modificateurs morbifiques les plus actifs, tels que les boissons et les aliments de mauvaise qualité, dont font usage les ouvriers récemment arrivés à Paris.

Le point de vue sous lequel nous venons d'envisager la gastro-entérite putride ou adynamique qui règne, chaque année, sous une forme en quelque sorte épidémique, dans les hôpitaux de la capitale, nous permet de concevoir assez bien pourquoi la maladie affecte une fatale préférence pour les jeunes sujets (de seize à trente ans), et pourquoi ceux qui l'ont une fois éprouvée en sont rarement atteints une seconde fois. En effet, s'il est vrai que cette maladie soit une sorte de tribut que les personnes et surtout les ouvriers venus des départements doivent payer à la capitale, pour prix de leur *acclimatement*, il n'est pas étonnant qu'elle sévisse spécialement sur les jeunes gens et qu'elle ne les attaque, en général, qu'une fois; puisque, d'une part, les ouvriers qui se rendent à Paris sont jeunes, et que, d'autre part, par cela même qu'ils sont une fois *acclimatés*, ils se trouvent pour ainsi dire *préservés* de la maladie.

156. Les réflexions que nous venons de présenter ne sont applicables qu'à ces fièvres dites adynamiques par les uns, appelées entéro-mésentériques par les autres, et dont nous avons précédemment rapporté plusieurs exemples. Elles ne s'étendent pas au-delà de cette série de faits : nous espérons qu'on ne nous fera pas le reproche de leur avoir

donné une généralité qu'elles ne comportent pas, et d'avoir pu penser que la fièvre ou plutôt la maladie en question ne se développait pas dans des circonstances autres que celles relatives à *l'acclimatement*, et sur des sujets autres que ceux dont nous venons de nous occuper. Notre unique intention a été de signaler une condition qui, à notre avis, constitue l'une des principales causes qui concourent à la production de la fièvre dite putride ou adynamique, et sous l'influence de laquelle la maladie revêt en quelque sorte une physionomie particulière. Ce n'est, en un mot, qu'un point de son étiologie, et non son étiologie tout entière que nous avons considérée, en nous occupant de l'influence que le *climat* et le régime exercent sur les jeunes ouvriers qui, des divers départements de la France, affluent, chaque année, dans son immense capitale.

A l'appui de notre opinion sur ce sujet, nous rappellerons ici que les sujets des observations IV, V, VI, VII, VIII, IX, X, XV, XVI, XVII, XVIII, XIX, XX, XXI, XXII, XXIII, étaient de jeunes ouvriers ou de jeunes ouvrières plus ou moins récemment arrivés à Paris.

Nous en dirons autant d'avance de ceux dont nous rapporterons les observations dans le paragraphe suivant, consacré au traitement, et dans le chapitre où nous traiterons de la fièvre dite ataxique. La fréquence de la maladie qui nous occupe, chez les individus de la classe de ceux que nous venons d'indiquer, est d'ailleurs une de ces vérités de fait que personne ne conteste.

§ IV. DE LA GUÉRISON SPONTANÉE (1) DE LA FIÈVRE DITE PUTRIDE, ET DES CRISES. — DE L'ÉTAT DANS LEQUEL SE TROUVENT LES INTESTINS APRÈS LA GUÉRISON, DANS LES CAS OÙ LA FIÈVRE EST PRODUITE PAR UNE PHLEGMASIE GASTRO-INTESTINALE, OU DES CICATRICES INTESTINALES.

157. Un fait constaté par tous les grands observateurs, c'est que la même force qui préside au maintien de la santé, tend, dans les maladies, surtout aiguës, à rétablir l'équilibre rompu, et à ramener l'ordre et le rhythme naturel dans les fonctions organiques bouleversées. Cette tendance du corps malade à revenir à son état normal, constitue ce que les pathologistes ont désigné sous le nom de force *curatrice* ou *médicatrice* de la nature. Sans doute, il ne faut pas accorder à cette force une puissance illimitée, et s'imaginer qu'elle rende inutiles et superflus les secours de l'art. Il est bon de nous défier de notre penchant naturel à l'exagération, et de l'espèce d'instinct qui nous entraîne comme malgré nous dans le cercle étroit des opinions exclusives.

Sachons donc reconnaître dans l'organisme l'existence d'une force qui, lorsque la maladie a dérangé l'équilibre normal des fonctions, et altéré plus ou moins la structure de nos organes, fait de salutaires efforts pour rétablir l'équilibre

(1) Par l'expression de guérison *spontanée*, nous entendons celle qui s'opère sans l'intervention d'aucun moyen de l'art. Nous ajouterons que la diète et l'usage de quelques boissons adoucissantes ne constituent pas pour nous, dans les cas en question, des moyens assez énergiques, pour que nous ne puissions pas regarder comme *spontanée* ou naturelle la guérison que l'on obtiendrait par leur seul secours.

rompu, et pour réparer les altérations organiques. Mais appliquons-nous en même temps, et de toutes nos forces, à la recherche des moyens par lesquels l'art peut seconder la nature et partager avec elle l'honneur de la guérison. Hippocrate, dont le génie observateur n'a peut-être jamais été surpassé, se plaisait en quelque sorte à signaler les heureux efforts de la nature médicatrice. Il faut en dire autant de l'illustre Sydenham et de F. Hoffmann. »Natura, dit le premier, noctes atque dies nostris »rebus invigilat, consulitque. » Les expressions du second ne sont pas moins remarquables ; les voici: « Vis medicatrix naturæ profusa medicamina »non requirit, vis medicatrix naturæ quæ ægritu-»dines valde periculosas, ut pestem, exanthema-»ticas, variolosas, morbillosas et inflammatorias »febres, depellit quam optime.»

Au reste, nous ne considérons pas la force *médicatrice* comme un être particulier, distinct des organes vivants : nous donnons, par abréviation, ce nom à l'ensemble des lois ou des phénomènes organiques qui se manifestent lorsqu'une maladie quelconque guérit sans le secours des moyens de l'art. Nous avons jugé cette déclaration nécessaire, à une époque où trop de personnes trouvent une sorte de plaisir et de gloire à interpréter les opinions les plus naturelles, de manière à les rendre ridicules ou même absurdes.

158. Ceci posé, examinons les phénomènes locaux et généraux qui s'opèrent, dans le cas de guérison *spontanée* de la maladie dite fièvre *putride*,

phénomènes que l'on observe également lorsque la guérison est le résultat combiné des efforts de la nature et des moyens de l'art. Or voici ce qui se passe.

Les phlegmasies locales diminuent graduellement d'intensité ; les altérations organiques qu'elles ont déterminées se dissipent insensiblement, et les pertes de substance ou les ulcérations qui s'étaient opérées laissent à leur place ce genre de production accidentelle, ou mieux cet organe de nouvelle formation, qu'en anatomie pathologique l'on connaît sous le nom de *cicatrice*. Rappeler le phénomène vraiment admirable de la *cicatrisation*, c'est démontrer plus solidement que par tous les raisonnements imaginables l'existence de cette force médicatrice sur laquelle nous nous sommes expliqué tout à l'heure. Quoi qu'il en soit, en même temps que les phénomènes locaux indiqués se développent, les symptômes généraux, fidèles représentants de l'affection locale, deviennent moins alarmants : la stupeur diminue, les mouvements acquièrent plus de force, la parole est moins embarrassée, la physionomie plus animée ; la langue se nettoie, s'humecte ; il survient des sueurs et des urines abondantes, des selles copieuses, quelquefois de salutaires épistaxis ; la fièvre, ombre de la phlegmasie locale, suit le mouvement décroissant de celle-ci ; la soif et la chaleur sont moins prononcées ; le pouls se relève, en même temps qu'il perd de sa fréquence ; enfin, l'appétit commence à se faire sentir, le malade se ranime de plus en plus, et s'avance à grands pas vers la convalescence. Le moment est venu de lui permettre quelques substances alimentaires ; il les digère; on en augmente graduellement la quantité ; les forces se réparent chaque jour, l'embonpoint se reproduit en quelque sorte, et bientôt il ne reste plus aucune trace extérieure de la dangereuse maladie dont la nature est sortie triomphante.

159. On désigne sous le nom de *crises* les évacuations salutaires qui surviennent dans les maladies aiguës en général. Nous nous garderons bien de nous engager dans toutes les misérables controverses dont les *crises* ont été l'éternel sujet; il nous suffit que les évacuations, qui surviennent quelquefois au déclin des maladies aiguës, aient été observées par tous les médecins, quelle que soit la secte à laquelle ils appartiennent. Le fait une fois bien constaté, chacun peut s'efforcer d'en trouver une légitime et satisfaisante explication. Quant à nous, nous ferons seulement observer que le soulagement qui se manifeste à la suite des évacuations de ce genre concourt à prouver l'existence de l'altération secondaire du sang dans la fièvre dite putride. On dirait que ces évacuations constituent une sorte de sécrétion accidentelle, au moyen de laquelle le système circulatoire rejette, expulse, *vomit*, pour ainsi dire, les matières nuisibles, dont la masse sanguine était imprégnée.

Il n'est pas inutile de rappeler, d'ailleurs, l'analogie qui existe entre ces évacuations accidentelles, ces crises pathologiques, et les évacuations naturelles, sorte de crises physiologiques ou normales, au moyen desquelles le torrent sanguin se débarrasse journellement des principes dont il ne pourrait supporter impunément la présence. N'est-ce pas, en effet, par le libre exercice des sécrétions normales, telles que celles de l'urine, de la transpiration cutanée, etc., que l'économie se maintient dans son état de santé? Si donc, dans les maladies, nous voyons des évacuations accidentelles produire les plus avantageux résultats, ce phénomène n'est pas plus étonnant que les sécrétions naturelles, dont l'objet est de dépouiller le réservoir sanguin de tout ce qu'il peut contenir de nuisible. En un mot, pour nous, les crises ne sont autre chose qu'une modification des évacuations naturelles ou normales. Considérées sous ce point de vue, elles ne présentent rien qui répugne à la plus saine physiologie: elles se rangent parmi les nombreux phénomènes dont l'ensemble constitue *la force médicatrice*. C'est peut-être ici le lieu de répéter, à l'appui de ce que nous venons de dire, que chez les animaux, dans le sang desquels on injecte des matières putrides, presque constamment, il survient d'abondantes évacuations, soit par les urines, soit par les selles. Ces évacuations sont souvent suivies de soulagement, quelquefois même d'une complète guérison. Toutefois, dans le plus grand nombre des cas, elles n'empêchent pas les animaux de succomber. Or, nous le demandons à tous les médecins de bonne foi, ces évacuations n'ont-elles pas la plus frappante analogie avec les évacuations dites critiques, ne constituent-elles pas de véritables crises ?

Par tout ce qui précède, on voit que les phénomènes appelés du nom de *crises* ne sont, pour ainsi dire, que les phénomènes naturels modifiés; et que si la doctrine des *crises*, telle que la conçoivent quelques uns, est un assemblage bizarre de grossières hypothèses et d'opinions incohérentes, il n'en est pas moins vrai que cette doctrine repose sur des faits que l'observation journalière nous fournit. Que ces faits aient été mal interprétés, qu'ils aient été expliqués d'une manière ridicule, à la bonne heure : mais ce n'est pas une raison d'en nier l'existence. Certes, s'il fallait nier tous les faits qui ont été mal expliqués, surtout en médecine, parmi la masse énorme de ceux que nous possédons, il en resterait un très petit nombre auxquels nous pussions ajouter foi.

160. En voilà bien assez sur un sujet tant de fois rebattu et si fécond en controverses. Passons à des choses qui donnent moins de prise aux vaines et stériles subtilités de l'école.

D'après ce que nous avons dit, il est évident que, dans les cas où la fièvre est consécutive à une inflammation gastro-intestinale ulcéreuse, si la guérison s'opère, les ulcérations intestinales se terminent par une véritable cicatrisation. Les occasions de constater directement un semblable fait sont assez rares ; elles se présentent cependant quelquefois, comme l'observation suivante le prouve.

OBSERVATION XXXIV.

Vingt-deux ans. Convalescence de fièvre dite putride ou adynamique. — Mort par une asphyxie dépendante d'une affection du larynx. — Ulcères cicatrisés dans les dernières circonvolutions de l'iléon, etc.

161. Michel (Thomas), âgé de vingt-deux ans, convalescent d'une fièvre dite putride, pour laquelle il avait passé deux mois à la maison de santé, dans le service de M. Léveillé, était sorti, depuis huit jours, de cette maison, lorsqu'il entra à l'hôpital Cochin, le 26 juin 1822. Voici quel était son état : enrouement considérable depuis un mois ; toux râpeuse, avec violente douleur au larynx ; étouffement, suffocation imminente au moindre effort ; d'ailleurs, bon appétit ; langue blanche ; nulle douleur dans le ventre ; point de dévoiement ; pouls fréquent, vif et mince ; absence de la respiration et son mat, à la partie inférieure du côté droit de la poitrine.

Diagnostic. Péripneumonie de la base du poumon droit ; inflammation chronique du larynx.

Prescription. Gomme édulcorée, looch, julep ; quart d'aliments.

Le lendemain, agitation, étouffement ; inspirations laborieuses, profondes, prolongées et fréquentes, accompagnées de sifflement et d'un ronflement âpre, bruyant, analogue au bruit d'une corde de basse ; pouls à peine sensible : le malade, menacé d'une suffocation prochaine, a les yeux saillants et comme égarés; ses traits portent l'empreinte d'une extrême frayeur.

Le 28, au matin: un peu de calme. (Vésicatoire à la partie antérieure du cou.) Dans la journée, retour de la suffocation. Le malade, au milieu des angoisses auxquelles il est en proie, arrache son vésicatoire, et éprouve la même sensation que si on l'*étranglait*; sa tête est haute et redressée, son cou fortement tendu.

Le 29: étouffement au plus haut degré: ce malheureux porte la main vers son larynx, comme pour en expulser un corps étranger qui l'étranglerait: il implore de prompts secours; son visage exprime, de la manière la plus pathétique, la frayeur, l'anxiété, le désespoir; ses yeux sont largement ouverts, ternes et saillants, ses sourcils relevés; sa bouche et ses narines se dilatent comme pour introduire l'air qui lui manque; il n'existe presque nul intervalle entre l'inspiration et l'expiration; les muscles du cou, de la poitrine, le diaphragme, en un mot tous ceux qui sont respirateurs, se contractent avec une énergie convulsive... Enfin le 30, à quatre heures du matin, l'asphyxie et la mort terminent cette scène déchirante.

Autopsie cadavérique, trente heures après la mort.

1° *Habitude extérieure.* Cadavre bien conformé, maigre; rigidité assez prononcée.

Examen du larynx: abcès à la partie postérieure et latérale de cet organe; abcès qui, vidé du pus qu'il contient, forme de chaque côté une cavité capable de contenir une aveline : la surface interne de chaque cavité est lisse et *muqueuse*. Aux points correspondants, le cartilage cricoïde est libre, dénudé de son périchondre, et comme disséqué. En examinant les parties avec soin, j'ai vu que cet abcès ne se bornait point aux endroits indiqués, mais qu'il faisait pour ainsi dire tout le tour du cartilage cricoïde : les muscles crico-aryténoïdiens, *disséqués* comme ce cartilage, ont une couleur verdâtre. Les cartilages aryténoïdiens sont confondus avec les muscles précédents, soit postérieurs, soit latéraux : ces muscles, ainsi que le tissu cellulaire sous-muqueux et intermusculaire, sont durs, épaissis, lardacés. Je n'ai pu y découvrir aucune trace de nerfs Le muscle aryténoïdien et ses nerfs sont au contraire bien conservés: ces derniers s'épanouissent dans le muscle thyro-aryténoïdien et dans les lèvres de la glotte. Celle-ci ne paraît pas avoir plus de trois à quatre lignes de diamètre longitudinal. Les articulations des cartilages aryténoïdes avec le cricoïde sont entièrement détruites ; le cartilage thyroïde, peu développé, est plus flexible que dans l'état ordinaire : les points par lesquels il correspond aux muscles crico-aryténoïdiens et au cartilage cricoïde sont verdâtres. La membrane muqueuse de la glotte est tout-à-fait blanche; la cavité du larynx est pleine d'un liquide rougeâtre, écumeux.

2° *Organes circulatoires et respiratoires.* Les bronches, la trachée-artère et les ramifications des premières contiennent un liquide semblable à celui du larynx, et seulement mêlé de sang dans les dernières ramifications bronchiques; la membrane muqueuse respiratoire est généralement d'un rouge-brun; la partie inférieure et postérieure du poumon droit est dans un état d'hépatisation rouge; partout ailleurs ce poumon est parfaitement sain; on remarque dans ce côté quelques adhérences et une médiocre quantité de sérosité citrine. Le poumon gauche est bien crépitant partout. Les quatre cavités du cœur contiennent des caillots fibrineux, blancs, qui nous semblent antérieurs à la mort; le ventricule gauche est un peu plus épais que dans l'état naturel. On trouve dans tout l'intérieur de l'aorte un sang noir, coagulé.

3° *Organes abdominaux.* — Le foie et la rate sont volumineux, et d'une consistance peu considérable. L'estomac est rouge, injecté, surtout vers sa grosse tubérosité; le gros intestin est sain. Plusieurs circonvolutions de l'intestin grêle, *minces, affaissées*, sont cachées par d'autres, qui sont au contraire distendues et *météorisées*. Les dernières anses de l'iléon offrent une rougeur qui se dissipe brusquement vers le cæcum. La membrane muqueuse est *noirâtre, parsemée d'ulcères entièrement cicatrisés, offrant un fond rouge et injecté. Les bords de ces anciens ulcères sont à peine plus élevés que le fond, avec lequel ils se continuent, et l'on voit manifestement des vaisseaux se prolonger de la membrane muqueuse dans le tissu de la cicatrice elle-même.* Le jéjunum et le duodénum contiennent une grande quantité de bile : ils ne sont ni rouges ni injectés.

Les ganglions mésentériques sont légèrement développés, et d'une couleur jaunâtre.

162. Le fait précédent, digne de remarque sous tant de rapports, est pour nous un précieux exemple de cicatrisation de la membrane muqueuse intestinale (1). Il nous prouve que les ulcères de cette membrane ne constituent point un obstacle invincible à la guérison de la maladie locale, ni par conséquent à celle de l'affection générale, dont la phlegmasie gastro-intestinale est le premier foyer. Il nous donne en même temps une idée de toute la puissance de la nature médicatrice, de cette nature qui, si l'art en secondait toujours les heureux efforts, produirait les guérisons les plus merveilleuses, et triompherait des maladies en apparence les plus rebelles, et en réalité les plus graves.

Nous aurions voulu pouvoir offrir au lecteur des exemples de guérison *spontanée* de fièvre dite putride. Mais nous n'en possédons aucun qui nous soit propre, si l'on prend l'expression de *spontanée* dans toute la rigueur de son *acception*. Dans le prochain paragraphe, nous rapporterons des observations de guérison qui, eu égard au petit nombre, à la simplicité et au peu d'activité des moyens employés, se rangeraient, sans effort et comme d'elles-mêmes, parmi celles où la guérison appartient presque tout entière au bénéfice de la na-

(1) Je conserve, dans ma collection d'anatomie pathologique, l'intestin desséché du malade dont je viens de rapporter l'observation. La dessication n'empêche pas d'y reconnaître les cicatrices dont il est le siége.

ture. C'est d'ailleurs ce dont on pourra bientôt se convaincre.

§ V. DU TRAITEMENT DE LA FIÈVRE DITE PUTRIDE OU ADYNAMIQUE.

163. Pour mettre autant de clarté qu'il nous sera possible dans cette importante partie de l'histoire de la fièvre putride, nous nous servirons ici de la division que nous avons établie précédemment, et nous exposerons successivement le traitement de cette maladie, soit qu'elle dépende d'une phlegmasie autre que la gastro-entérite, soit qu'elle ait pour cause primitive cette dernière inflammation.

1° Traitement de la fièvre dite putride, en tant qu'elle est consécutive à une phlegmasie autre que celle des intestins et de l'estomac.

164. Nous avons rapporté des observations de fièvre dite putride ou adynamique, produite par une inflammation désorganisatrice ou gangréneuse des diverses parties plus ou moins extérieures du corps. Prenons, parmi les cas de ce genre, le plus simple, celui, par exemple, où la fièvre est le résultat d'un érysipèle ou d'un phlegmon gangréneux, et plaçons-nous en quelque sorte au point de contact entre la médecine et la chirurgie. Que fait la thérapeutique, soit chirurgicale, soit médicinale, dans un cas semblable? Quel est le traitement mixte que l'art met en pratique? Les moyens dont il se compose sont *locaux* ou *généraux*.

A. *Les moyens locaux* consistent dans l'emploi des saignées capillaires, des émollients, et des topiques propres à déterger la surface ulcérée et gangrénée, et à neutraliser en quelque sorte l'action délétère des substances septiques ou putrides qui peuvent se développer au sein des parties malades.

Parmi les topiques de ce genre se distinguent la poudre de quinquina, la décoction de cette même substance, le chlorure de calcium ou de sodium, dont des observations récentes attestent l'efficacité, etc.

B. *Les moyens généraux* sont : la diète, les boissons rafraîchissantes, légèrement acidulées, quelquefois les saignées générales, enfin les médicaments appelés du double nom de toniques et d'antiseptiques, et particulièrement le quinquina.

Les moyens que nous venons d'indiquer satisfont à toutes les indications que présentent les cas dont nous nous occupons ; tous, à l'exception du quinquina et de ses moyens succédanés, sont adoptés par la généralité des médecins. Quant à l'administration intérieure du quinquina, elle ne saurait cependant être improuvée, même par les partisans exclusifs de la doctrine de M. Broussais ; puisque, dans les circonstances où nous nous trouvons actuellement, les voies digestives ne sont pas le point de départ de la fièvre, et que nous donnons le quinquina, non à titre d'irritant ou de stimulant, mais comme tonique ou antiseptique.

Nous ne croyons pas devoir entrer dans tous les détails des moyens purement chirurgicaux qui conviennent en pareille circonstance, nous les supposons connus des lecteurs. Quant au traitement médical ou interne, comme il est le même, quel que soit le foyer primitif de la fièvre, nous y reviendrons tout à l'heure. Il nous suffit, pour le moment, d'avoir, par l'exposition d'un cas de fièvre putride pour ainsi dire *chirurgicale*, fait jaillir un rayon de lumière sur le traitement de la fièvre putride *médicale*, nous voulons dire celle produite par une phlegmasie intérieure, et spécialement par l'entérite, soit simple, soit compliquée de gastrite.

2° Traitement de la fièvre putride, consécutive à une phlegmasie des intestins et de l'estomac.

165. Nous savons que, dans les cas dont il s'agit maintenant, les symptômes qui par leur ensemble constituent la fièvre dite bilieuse, ont précédé la fièvre putride ou adynamique. Or, nous avons exposé précédemment la méthode qui convient au traitement de la fièvre bilieuse. Nous renvoyons le lecteur au chapitre consacré à cette forme de la gastro-entérite. Nous nous bornerons à rappeler ici que le traitement approprié à cette dernière, est essentiellement et purement antiphlogistique, et qu'appliqué à temps et par une main habile, il suffit souvent pour prévenir le développement des redoutables symptômes de la putridité ou de l'adynamie.

Enfin, soit par l'effet des progrès naturels et spontanés de la maladie, soit par l'emploi d'un traitement malheureux, la fièvre dite *bilieuse* s'est transformée en fièvre putride, ou, ce qui est la même chose, la phlegmasie gastro-intestinale a revêtu cette forme qui donne naissance aux symptômes putrides (adynamiques) : il s'agit de déterminer quels sont les moyens que l'art doit opposer à cette grave et dangereuse nuance de la maladie. Ce problème de thérapeutique était sans doute difficile à résoudre, pour ne pas dire entièrement insoluble, avant que les recherches d'anatomie pathologique nous eussent fait connaître le genre d'altération qui correspond aux symptômes. Mais aujourd'hui que l'inspection anatomique nous a surabondamment appris que, dans les cas qui nous occupent, l'inflammation a déterminé la désorganisation ulcéreuse, purulente et même gangréneuse de la membrane muqueuse gastro-intestinale, et surtout de celle des dernières circonvolutions de l'iléon, nous possédons les principales données nécessaires à la solution du problème indiqué.

Rapprochons le cas, actuellement soumis à notre examen, de celui dans lequel les phénomènes de la fièvre putride sont produits par une phlegmasie extérieure, par un phlegmon ou par un érysipèle gangréneux, ainsi que nous le supposions un peu plus haut. Un tel rapprochement ne répugne ni à la saine physiologie, ni aux lois de la plus évidente analogie. Faisons plus, et, par la pensée, retournons pour ainsi dire le corps vivant, et supposons que la membrane muqueuse malade, au lieu de former une portion de son enveloppe ou de sa *doublure* interne, en constitue l'enveloppe extérieure. N'est-il pas évident que, par cette sorte d'artifice, nous nous plaçons précisément dans les mêmes circonstances où nous étions dans l'article précédent, et que nous avons en quelque sorte transformé une fièvre putride *médicale*, ou produite par une phlegmasie interne, en une fièvre putride *chirurgicale*, c'est-à-dire occasionée par une inflammation externe? N'est-il pas évident, par conséquent, que le traitement qui convient dans un cas est également applicable à l'autre, sauf les modifications que réclament la différence de position et d'organisation des parties malades? Mais nous avons exposé les moyens thérapeutiques appropriés aux cas dans lesquels la fièvre est en quelque sorte *engendrée* par une phlegmasie extérieure: par conséquent encore, nous connaissons ceux qui doivent faire la base du traitement de la maladie, lorsqu'elle est l'effet d'une phlegmasie gastro-intestinale; car ils doivent être essentiellement les mêmes que les précédents. Il reste seulement à les accommoder pour ainsi dire aux accidents de situation et de structure de la membrane muqueuse de l'estomac et des intestins. Reproduisons ici la division que nous avons adoptée plus haut, celle de moyens locaux et de moyens généraux.

A. *Moyens locaux.* Si, comme nous l'avons supposé, la membrane muqueuse gastro-intestinale était réellement placée à l'extérieur, nous appliquerions autour de la portion enflammée un nombre suffisant de sangsues, nous la couvririons de topiques émollients, et nous chercherions à déterger, à nettoyer pour ainsi dire la surface des ulcérations, ou même à neutraliser, par l'emploi local des *anti-septiques*, l'action délétère des matières putrides qui existent dans le canal digestif: mais puisque cette membrane occupe l'intérieur et non l'extérieur du corps, il faut adapter à cette circonstance les modificateurs thérapeutiques. Voici comment on y parvient. Au lieu de pratiquer les saignées locales ou capillaires sur l'organe malade immédiatement, on les pratiquera sur le ventre ou à l'anus. On les proportionnera, soit pour leur abondance, soit pour leur nombre, à l'âge, à la force, au tempérament des sujets, et à la violence de l'inflammation. On sait que les saignées de cette espèce s'opèrent particulièrement par le moyen des sangsues. Le lieu de leur application varie suivant le siége principal du mal. L'estomac est-il plus enflammé que les autres portions du tube digestif? on les applique à la région épigastrique. Est-ce la portion inférieure de l'iléon ou le cæcum qui sont le siége de la phlegmasie la plus violente? on applique les sangsues sur les parties de l'abdomen qui leur correspondent. On les applique de préférence à l'anus, quand la phlegmasie est prédominante dans le colon et le rectum. L'expérience confirme journellement les avantages de cette méthode. Quant aux émollients et aux moyens dits anti-septiques, il est clair que ce n'est que sous forme de boissons, de tisanes ou de lavements que l'art peut les administrer. Les lavements faits avec la graine de lin, la racine de guimauve, l'amidon, etc., conviennent surtout dans les cas de phlegmasie du gros intestin : on peut ajouter aux substances émollientes dont on les compose, les substances calmantes, telles que le pavot et les préparations opiacées, mais en petite quantité. Enfin, on donnerait aux lavements une propriété anti-septique, en y mettant une certaine quantité de quinquina, soit en poudre, soit sous une autre forme.

B. *Moyens généraux.* — La diète doit être prescrite dans toute sa rigueur : elle est d'autant plus nécessaire dans le cas qui nous occupe, que les organes malades sont précisément ceux sur lesquels s'appliquent immédiatement les substances alimentaires.

Les boissons délayantes, gommeuses, rafraîchissantes, émollientes, ont le double avantage d'agir directement sur l'irritation locale, et de calmer l'irritation générale qui l'accompagne. On doit les faire prendre en petite quantité, chaque fois, et en répéter fréquemment l'administration. Considérées sous le rapport de leur action locale, les boissons constituent de véritables moyens topiques, auxquels on peut donner, à volonté, la propriété émolliente, calmante, tonique, anti-septique, etc.

Personne ne conteste l'utilité des tisanes émollientes, gommeuses ou acidules, dans le traitement de la fièvre, ou mieux de la phlegmasie, qui fait l'objet de nos recherches. Mais il n'en est pas de même des boissons toniques ou antiseptiques. Vantées par les uns, elles sont irrévocablement proscrites par les autres. Chaque parti apporte des faits à l'appui de sa pratique et de son opinion. Il faut donc examiner, non pas seulement ces opinions opposées, mais surtout les faits que leurs partisans allèguent en leur faveur.

Sans doute, dans la maladie compliquée qui nous occupe, il est important de remédier aux accidents que développe la décomposition putride, qui a lieu dans l'intérieur même des organes malades. En principe, ou si l'on veut en *théorie*, nous convenons donc des avantages de la méthode anti-septique, combinée au traitement antiphlogistique : mais c'est l'application du principe qui nous embarrasse. En effet, la plupart des moyens dits anti-septiques jouissent d'une action irritante ; action diamétralement opposée à celle que réclame l'état des parties sur lesquelles ces moyens doivent être appliqués. Que si l'art possède des substances anti-septiques à la fois et non irritantes, leur emploi convient admirablement aux cas que nous étudions. S'il existe une substance de cette espèce, c'est peut-être l'écorce du Pérou ou la poudre de quinquina. Il faut avouer du moins que les nombreuses expériences faites sur ce médicament prouvent que, chez lui, les propriétés tonique et anti-septique l'emportent sur la propriété irritante ou excitante. C'est pourquoi, sans oser en recommander expressément l'emploi, nous pensons que ce n'est pas déroger aux préceptes avoués par la pratique et la théorie, que de prescrire ce médicament, lorsque l'irritation a été préalablement combattue avec une énergie convenable, que les phénomènes fébriles sont sensiblement calmés, et qu'il existe encore des signes de désorganisation putride, soit locale, soit générale. En un mot, le quinquina est convenable dans ce cas, comme dans celui d'une phlegmasie gangréneuse extérieure, avec cette particularité importante, que la membrane muqueuse sur laquelle il est appliqué, dans le premier cas, est d'une texture et d'une organisation bien plus *délicates*, que les parties externes avec lesquelles on le met en contact dans le second cas. Dans une question d'une si haute importance que celle où nous venons de nous engager, et sur laquelle les praticiens sont encore partagés d'opinion, notre devoir est de recueillir, avec une impartialité religieuse, tous les faits propres à dissiper les doutes et à faire triompher la vérité. Nous sommes persuadé de la bonne foi des détracteurs du quinquina. Mais parmi les observateurs et les praticiens qui en recommandent l'emploi, il en est de trop habiles, de trop respectables, pour qu'il soit permis de rejeter, avec une sorte de dédain, les résultats de leur expérience.

Que l'on veuille bien considérer, d'ailleurs, que ce médicament est conseillé par ceux mêmes qui professent l'opinion de M. Broussais sur la nature de la fièvre dite *putride essentielle*. C'est ainsi que tout récemment, M. Van de Keere a publié des observations de cette maladie guérie par l'usage du quinquina, combiné aux antiphlogistiques. Or, ceux qui sont au courant des journaux, savent que M. Van de Keere a fait imprimer, dans le *Journal universel des Sciences médicales*, un nombre considérable d'observations propres à démontrer que la fièvre adynamique ou putride consiste en une phlegmasie des viscères digestifs.

166. Ne pouvant offrir aux lecteurs aucune observation qui nous appartienne de guérison de fièvre dite putride, par l'emploi du quinquina, nous les engageons à consulter celles publiées par M. Petit, dans son *Traité de la fièvre entéro-mésentérique*, et par MM. Andral et Lerminier, dans le premier volume de leur *Clinique*. Nous leur recommandons surtout de suivre, si les circonstances le leur permettent, la pratique des médecins d'hôpitaux qui combattent la maladie qui nous occupe par l'administration du quinquina. Qu'ils observent les malades avec attention, qu'ils étudient avec bonne foi les effets de ce médicament, et ils ne tarderont pas à se former, sur ses avantages ou ses inconvénients, une opinion plus solide que celles qui ne reposent que sur des raisonnements plus ou moins ingénieux, et sur des conjectures plus ou moins heureuses. Ce point important de la thérapeutique n'a pas encore été suffisamment approfondi, et ne peut l'être complètement que par de nouvelles recherches expérimentales.

Que si les moyens antiseptiques, et le quinquina spécialement, peuvent être employés avec quelque avantage dans le traitement de la fièvre dite putride, suite d'une phlegmasie gastro-intestinale, il n'en est pas de même des médicaments stimulants ou excitants proprement dits. Ceux-ci méritent, sous tous les rapports, la juste proscription à laquelle le fondateur de la nouvelle doctrine pyrétologique les a pour jamais condamnés. Quel médecin serait assez audacieux, ou plutôt assez imprudent, pour appliquer sur une membrane profondément enflammée des substances brûlantes et plus ou moins incendiaires, telles que les médicaments alcooliques, éthérés, les vins les plus généreux, le camphre, etc.!

Ce que nous disons des excitants appliqués immédiatement sur l'organe enflammé, ne regarde pas les excitants révulsifs et extérieurs, tels que les sinapismes et les vésicatoires. Ceux-ci, vers le déclin de la maladie, et lorsqu'il reste moins d'irritation que de stupeur, peuvent être employés avec succès.

Quelques praticiens, à l'imitation de feu Bosquillon, ont recours aux saignées générales, dans les cas de fièvre putride ou adynamique, qui sont le sujet de nos réflexions. Cette méthode peut réussir quelquefois, surtout chez les individus vigoureux, sanguins, pléthoriques : mais les saignées locales nous paraissent généralement préférables.

167. On nous demandera peut-être pourquoi nous n'indiquons pas des moyens particuliers contre l'altération que le sang éprouve dans la fièvre dite putride, et contre l'irritation générale du système vasculaire. Nous répondrons à cela que l'irritation générale n'étant que l'effet de l'irritation

locale, elle cède aux mêmes moyens qui sont dirigés contre celle-ci. Quant à l'altération du sang, elle est également consécutive à la désorganisation locale, et les agents que l'on met en usage contre celle-ci étendent leur action jusqu'à l'autre.

Ainsi, les boissons légèrement acidulées avec les acides minéraux, et particulièrement avec l'acide hydrochlorique, la limonade citrique, les astringents, le quinquina en décoction, etc., semblent fournir à la masse sanguine des matériaux propres à combattre directement, du moins jusqu'à un certain point, l'altération dont elle est affectée. Peut-être obtiendrait-on d'heureux et salutaires effets de la dissolution du chlorure de sodium ou de calcium, donnée soit dans les tisanes, soit dans les lavements que l'on fait prendre aux malades. Ce médicament agirait à la fois sur le siége même de la maladie primitive, et à la faveur de l'absorption, sur l'affection consécutive de la masse sanguine tout entière. Nous nous occupons d'expériences sur ce sujet, et nous en publierons les résultats, si la thérapeutique peut en retirer quelque utilité.

168. Quoi qu'il en soit, l'affection locale doit principalement fixer l'attention du praticien. En effet, c'est de là que partent, comme d'une espèce de foyer, et les phénomènes fébriles, et les phénomènes putrides; c'est donc attaquer ceux-ci dans leur source première, que de diriger les moyens thérapeutiques sur l'appareil digestif lui-même. La cause première de tous les accidents

étant une fois vaincue, les désordres consécutifs ne tarderont pas à disparaître eux-mêmes.

169. C'est peut-être ici le lieu de rapporter le résultat des expériences que M. le docteur Gaspard a faites sur les antiseptiques, et dont quelques unes avaient déjà été pratiquées par plusieurs célèbres médecins du siècle dernier.

Sur cinq chiens, dans les veines desquels M. Gaspard a injecté des antiseptiques, tels que des acides étendus, une décoction de quinquina, une solution de *gaz acide muriatique oxygéné* (chlore), après y avoir introduit d'abord des substances putrides, les effets pernicieux de ces dernières n'ont point été neutralisés, soit que les poisons putrides eussent été employés à trop forte dose, soit que les antiseptiques l'eussent été à trop faible, soit enfin que le mal fût au-dessus des ressources de l'art.

170. M. Gaspard a tenté de nouvelles expériences pour s'assurer si les antiseptiques, mélangés préliminairement avec les matières putrides, neutraliseraient celles-ci au point de rendre à peu près innocente leur introduction dans les vaisseaux sanguins. Or, il résulte de ces expériences que le mélange des antiseptiques avec les matières putrides diminue réellement l'activité délétère de celles-ci, et que quelquefois même il leur fait perdre leurs qualités meurtrières, comme le constatent les expériences XIX et XX (1).

(1) Voici ces deux expériences :

Première expérience. — Le 29 juin, furent injectées, en six

171. Au reste, on conçoit qu'il existe des différences d'intensité considérables entre les phénomènes putrides que produit l'injection de matières putréfiées dans le torrent sanguin, et ceux qui résultent d'une *inflammation putride* locale, telle que celle de l'estomac et des intestins. On conçoit en

fois, dans la jugulaire d'une petite chienne, trois onces de liquide blanchâtre et lactiforme, composé d'une demi-once de putrilage très infect, mélangé avec deux onces et demie d'*acide muriatique oxygéné* récent, mais faible, potable, agaçant à peine les dents, et plutôt astringent que décidément acide. Chaque injection fatigua beaucoup l'animal, qui ne tarda pas de vomir et de rendre ses excréments: au bout d'une heure, soif vive, fièvre forte, ventre douloureux au toucher, déjections alvines gélatiniformes, avec ténesme et rougeur inflammatoire de la muqueuse de l'anus, etc.... Dans le reste de la journée, et pendant la nuit, vomissements mucoso-bilieux, renouvelés à tout instant, et surtout chaque fois que la chienne, en proie à une soif ardente, avait bu de l'eau; cinq à six selles, avec ténesme, d'abord jaunes, puis rougeâtres, noirâtres, sanguines et tout-à-fait dysentériques. — Le lendemain, mêmes symptômes, et de plus, museau sec, conjonctive rouge, vibrations sonores du cœur, démarche vacillante. — 1er juillet au matin, même fièvre, même soif; narines très sèches, yeux pleins de chassie puriforme, avec rougeur et inflammation de la conjonctive, qui, sur la cornée, est blanchâtre et comme recouverte d'une toile d'araignée, ventre rénitent, mais indolent; cessation des vomissements, des selles et des vibrations du cœur.... Dans la journée : mieux être; retour de quelque appétit et de quelque gaieté; narines moins sèches, évacuations fréquentes et insolites d'urine; déjection en partie dysentérique et en partie naturelle, suivie d'une grande amélioration. — 2 juillet: guérison, fièvre nulle, museau humide, appétit ordinaire, excréments comme en santé; conjonctive moins enflammée, mais yeux toujours chassieux, opaques, blanchâtres. — 3 juillet : retour d'une santé parfaite, à part l'opacité et l'état encore un peu chassieux des yeux.

Deuxième expérience. — Le 13 juillet après midi, furent in-

même temps que si l'emploi des antiseptiques est d'une nécessité presque indispensable pour la guérison de la putridité qui se manifeste dans le premier cas, il n'en est pas rigoureusement ainsi de celle que l'on observe dans les cas du second genre. En effet, lorsque l'on injecte des matières putrides

jectées, en huit reprises, dans la veine de la même chienne, une once d'eau putride de viande de veau, et trois onces d'*acide muriatique oxygéné* mêlées ensemble, et formant un liquide lactescent, avec sédiment floconneux abondant. — L'animal a été gai, leste et sans fièvre après l'injection; mais, pendant près de trois quarts d'heure, il s'est frotté sans cesse le nez, les lèvres, les paupières et toute la tête, comme pour se soulager d'une grande démangeaison, se léchant aussi continuellement le museau, se traînant et se roulant dans toute la longueur de son corps. Dès lors, malaise, nez sec, refus des aliments et des boissons, nausées, vomiturition.... Puis évacuation d'urine, déjection alvine pultacée.... Ensuite, mieux-être, diminution de la fièvre, retour de l'appétit.... Dans la nuit, selle diarrhéique jaune. — Le lendemain matin, de mieux en mieux; appétit presque naturel, ventre indolore; fièvre presque nulle; yeux encore troubles et opaques dans la moitié inférieure de la cornée.... Dans la même journée, la chienne fut soumise à une expérience d'un autre genre, à laquelle elle succomba.

Il me semble prouvé, dit M. Gaspard, que l'acide muriatique oxygéné détruit les qualités nuisibles du putrilage avec lequel on le mélange, propriété analogue à celle en vertu de laquelle cet agent détruit l'odeur des matières putrides, et neutralise en quelque sorte les miasmes qui s'en dégagent, ainsi que l'attestent les belles recherches de M. Guyton de Morveau. Il est certain, ajoute l'habile expérimentateur: 1° qu'une dose de putrilage bien moindre que celle injectée chaque fois dans les veines de la petite chienne lui aurait causé la mort; et, 2° que si l'*acide muriatique oxygéné* eût été introduit seul, il eût également fait périr l'animal *.

* *Journal de Physiologie* de M. Magendie, tom. IV, page 52.

dans le sang, celui-ci est pour ainsi dire le siége primitif et principal de la maladie, et les inflammations diverses qui se développent, ne sont que des effets secondaires ; par conséquent, c'est contre l'altération primitive du sang qu'il est surtout urgent de diriger les moyens de l'art. Au contraire, lorsque les phénomènes putrides se manifestent sous l'influence d'une phlegmasie quelconque, de l'entérite, par exemple, ces phénomènes sont purement secondaires, ainsi que l'altération du sang qui les accompagne, tandis que la phlegmasie des intestins est l'affection primitive, principale, par conséquent celle qui réclame le plus impérieusement les secours de la médecine, c'est-à-dire la méthode antiphlogistique. Dans ce cas, les moyens antiseptiques ne sont que d'une utilité secondaire, et la guérison peut même être souvent obtenue sans leur emploi, quelque rationel qu'il soit d'ailleurs.

Cette assertion mérite d'être prouvée par des faits concluants. J'espère que les observations suivantes serviront à sa démonstration.

Nous terminerons ici les considérations relatives au traitement de la fièvre dite putride. Sans doute, nous pourrions leur donner plus de développement; mais comme, en médecine, les faits sont plus utiles que les préceptes, nous allons rapporter un certain nombre d'exemples de fièvre putride ou adynamique guérie par la méthode antiphlogistique. Tous les faits que nous présenterons appartiennent à la fièvre putride produite par une phlegmasie gastro-intestinale. Il nous a semblé que les faits de ce genre, eu égard à leur fréquence, méritaient une attention toute particulière, et que l'on ne saurait trop multiplier les cas où la guérison a été obtenue par le seul bienfait de la nature, secondée par la diète, les émollients et quelques saignées locales.

§ VI. OBSERVATIONS DE FIÈVRES DITES PUTRIDES OU ADYNAMIQUES, CONSÉCUTIVES A UNE PHLEGMASIE GASTRO-INTESTINALE, ET GUÉRIES PAR LE TRAITEMENT ANTIPHLOGISTIQUE.

OBSERVATION XXXV.

Vingt-quatre ans. Fièvre adynamique ou putride.—Saignée de trois palettes; quarante-six sangsues (en deux fois); boissons acidulées, gommeuses, diète; vésicatoires aux jambes.—Convalescence longue.—Guérison, cinquante-quatre jours après l'entrée à l'hôpital.

172. Babelon (César), agé de 24 ans, cordonnier, d'une constitution vigoureuse et sanguine, du département de la Haute-Marne, arrivé à Paris depuis un mois seulement, était malade depuis six jours, lorsqu'il entra à l'hôpital Cochin, le 6 novembre 1822. Les mauvais aliments dont il se nourrissait paraissaient être la cause principale de sa maladie, qui débuta par des étourdissements, de la céphalalgie, du dégoût pour les aliments et de la fièvre.

6 novembre : élancements douloureux dans la tête, face très injectée, langue rouge, surtout à la pointe et sur les bords, couverte d'une couche muqueuse, blanchâtre à sa partie moyenne; amertume du goût, soif, épigastre sensible au

toucher; peau chaude, pouls fréquent, développé et résistant, haleine chaude, toux rare.

Diagnostic : gastro-entérite, avec congestion cérébrale (fièvre gastrique avec tendance ataxo-adynamique).

Prescription : eau gommeuse, lavement émollient, diète.

7 : Même état. (Saignée de trois palettes.) — Le sang se couvre d'une couenne d'un gris jaunâtre ; la saignée fait disparaître l'injection du visage, et procure un léger soulagement. — 8 : fièvre moins vive, un peu de toux, même état de la langue, douleur dans le côté gauche de la tête et surtout dans l'œil ; épistaxis, suivie de soulagement, visage animé, peau chaude et sèche. (Trente sangsues à l'épigastre.) — Nouvelle épistaxis dans la nuit. — 9 : le malade se trouve soulagé, l'intelligence est nette; cependant la fièvre est encore très vive. — Délire dans la nuit suivante. — 10 : fièvre plus vive ; prostration, peau brûlante, lèvres encroûtées, langue sèche, ventre un peu ballonné. (Limonade tartarique, émulsion édulcorée, trois bouillons.) — 11 : adynamie plus prononcée, décubitus en supination, fièvre ardente, parole lente, lèvres, dents et langue d'une extrême sécheresse, ventre brûlant, tendu, douloureux à une forte pression, constipation (Lavement, fomentations sur l'abdomen, pédiluve sinapisé ; diète.) — Le soir, à quatre heures : point d'amélioration, langue fendillée et croûteuse. (Trente sangsues à l'épigastre.) — Moins de

délire la nuit suivante. — 12 : le malade dit se sentir assez bien ; un peu de sommeil dans la journée; langue toujours sèche et fendillée, gênée dans ses mouvements pour la parole. (Sinapismes aux pieds.) — 13 et 14 : air d'indifférence et d'étonnement, même état de la langue, le malade la remue avec peine, et l'oublie entre ses dents après l'avoir montrée; fièvre toujours très forte. (Vésicatoires aux jambes.) — 15 : fièvre un peu moins forte, pouls comme redoublé, ventre assez souple, douleurs aux vésicatoires. — 16: assoupissement, joues d'un rouge pourpre. (Seize sangsues aux tempes, trois bouillons.) — Dans la nuit, délire loquace.—17 : joues moins rouges, dents, lèvres et langue couvertes de croûtes fuligineuses, qui gênent la prononciation ; ventre ballonné, sonore à la percussion, borborygmes, dévoiement, intelligence assez nette. — Le soir : assoupissement, peau brûlante et sèche, prostration extrême; le malade, interrogé, commence des phrases sans pouvoir les achever. — 18 : bouche remplie d'une salive gluante très visqueuse, assoupissement moindre, langue moins sèche, désir de bouillon (diète). — 19 : amélioration plus sensible, douleur très vive à l'endroit des vésicatoires, borborygmes et dévoiement, surtout après avoir bu. (Bouillon.) — 20 : à peu près même état. —21 : pouls moins raide, à quatre-vingt-cinq pulsations, langue moins croûteuse, chaleur et sécheresse de la peau diminuée, intelligence nette, sommeil plus calme. — 22 : la langue s'humecte de plus en plus, la fièvre est presque nulle et la convalescence commence. — 23 : le malade est gai, il prend son bouillon seul, et sent ses forces renaître. — 24 : état très satisfaisant, point de chaleur fébrile, ni de fréquence du pouls, ni de soif, bien que la langue soit encore sèche, rugueuse et fendillée à sa surface ; ventre souple ; parole libre et facile, visage riant ; maigreur extrême, peau ridée et comme collée aux muscles. — 25 : appétit très vif. (Trois bouillons, un potage.) — 26 : point de fièvre, la langue se nettoie et s'humecte de plus en plus ; le malade mangerait, dit-il, à chaque quart d'heure. (Soupes.) — 27 : épistaxis, sueurs; le malade se lève pour qu'on fasse son lit et éprouve un peu de froid.— Dans la journée, céphalalgie, visage d'un rouge foncé, mouvement fébrile. —Dans la nuit nouvelle épistaxis. — 28 : cessation de la fièvre. — 29 : un peu de fréquence du pouls, épistaxis.— 30 : nulle fréquence du pouls, langue humide et rosée. (Trois bouillons, deux soupes, œuf.) — 1er, 2, 3 et 4 décembre : la convalescence fait des progrès. (Quart de pain, côtelette.) — Les huit jours suivants, on augmente graduellement la quantité des aliments, l'embonpoint se rétablit un peu ; cependant la peau, pour ainsi dire trop grande, est ridée, surtout au visage et aux mains ; il survient de temps en temps un peu d'accélération du pouls. Enfin, le malade était complètement rétabli, lorsqu'il sortit de l'hôpital le 30 décembre, sept semaines environ après son entrée. A cette époque, le pouls était sans fréquence, la langue nette, humide et rosée, l'appétit très bon, la digestion facile, la peau fraîche, quoique sèche encore, l'embonpoint revenu à peu près à son état naturel.

173. Il serait difficile de dire, d'une manière précise, si ce malade est plus redevable à l'art ou à la nature du bienfait de sa guérison. En effet, malgré la saignée générale et locale, malgré la diète et les boissons adoucissantes, les symptômes avaient pris un aspect des plus alarmants, lorsqu'à la suite de plusieurs épistaxis, ils éprouvèrent une diminution sensible. D'ailleurs, cette circonstance même semble attester l'utilité des évacuations sanguines. Car, que ces évacuations soient naturelles ou artificielles, leur effet est toujours essentiellement le même. Or, si celles qui sont l'ouvrage de la nature soulagent les malades, pourquoi l'art, heureux imitateur de la nature, n'obtiendrait-il pas de succès de celles qu'il provoque à son tour ?...

OBSERVATION XXXVI.

Vingt-quatre ans. Fièvre adynamique ou putride. — Une saignée ; soixante-quinze sangsues (en quatre fois) ; boissons adoucissantes ; sinapismes ; diète. — Convalescence longue. — Guérison, deux mois après l'entrée à l'hôpital.

174. Bergeron (Marie-Basilide-Ulysse), âgé de vingt-quatre ans, perruquier, né à Moret, arrivé à Paris depuis deux mois, blond, d'un tempérament lymphatique, était malade depuis huit jours, lorsqu'il entra à l'hôpital Cochin, le 23 décembre

1822. Il attribuait sa maladie au mauvais régime et à l'eau pure dont il avait fait un usage immodéré. Les premiers symptômes avaient été des douleurs de ventre, du dévoiement et de la toux. Il avait pris du vin chaud pour tout remède.

23 décembre : visage coloré, lèvres croûteuses, langue rouge, sèche; soif, dévoiement; toux rare, sèche; fièvre avec pouls plein, dur, fréquent et intermittent; peau chaude, aride; abattement, insomnie.

Diagnostic : Gastro-entérite aiguë. (Fièvre gastro-adynamique.)

Prescription : Eau de gomme édulcorée; diète.

24 : intermittences du pouls très fréquentes, suivies de pulsations qui se succèdent avec une extrême rapidité, et comme coup sur coup (1); battements du cœur d'ailleurs semblables à ceux des autres individus affectés de fièvre. (Gomm. édulc., saignée du bras, trois bouillons, soupe.) — 25 : cinq selles liquides dans la journée, persistance de l'intermittence et de l'irrégularité du pouls, lèvres encroûtées; fièvre assez forte. (Diète.) — 26 et 27 : peu de changement, si ce n'est que la diarrhée est moins considérable. —

(1) Ce jeune homme n'est point sujet à des palpitations, et n'a point habituellement la respiration courte. D'où provient cette irrégularité du pouls? je l'ignore. Je rappellerai seulement que Solano de Lucques a souvent observé l'intermittence du pouls chez les individus affectés de diarrhée, ainsi que l'est celui qui fait le sujet de cette observation. Je l'ai observée souvent dans la fièvre dite adynamique, suite de gastro-entérite.

28 : lèvres toujours croûteuses, ulcération de l'inférieure, bouche très mauvaise, anorexie, fièvre vive, intermittences du pouls moins nombreuses. — Dans la nuit, cinq à six selles liquides. —29 : même état. (Vingt sangsues à l'anus, looch, avec laudanum, diète.) Les sangsues saignent abondamment. — 30 : une seule selle depuis l'application des sangsues, amélioration sensible, langue moins sèche; cependant la prostration est très forte, les réponses sont lentes et embarrassées. — 31 : fièvre toujours très vive, réponses plus lentes, air d'indifférence; le malade oublie en quelque sorte de retirer sa langue après l'avoir montrée. (Vingt-cinq sangsues à l'épigastre.) — 1er janvier : il répond plus vivement, et il se sent soulagé; son pouls est fréquent, un peu rebondissant et sans intermittence. — 2 janvier : air d'indifférence et de stupidité, assoupissement, regard hébété, réponses difficiles; langue assez humide et peu rouge. —3: délire, commencement de surdité; peau chaude et sèche, retour du dévoiement; joues d'un rouge vineux. — 4 : stupeur plus profonde, pas de réponses; selles des plus fétides, et mêlées de sang; langue assez humide, plutôt pâle que rouge. —5, 6, 7 et 8 : à peu près même état; stupeur profonde; langue humide, nette, pâle, large; douleur dans l'abdomen, vers la région correspondante à la fin de l'iléon et au cæcum, quand on presse cette partie; peau chaude et sèche, teint jaunâtre; odeur de souris très prononcée; selles involontaires, verdâtres; pros-

tration telle que le malade ne peut présenter son bras quand on le lui demande pour explorer le pouls; délire loquace. — 9 : pouls fréquent, peu développé, non intermittent; stupeur et délire loquace. (Quinze sangsues au front, diète.)—10: continuation de la loquacité; mouvement continuel des paupières; le malade urine involontairement, et ne paraît plus avoir de dévoiement; il peut présenter le bras quand on l'y invite, et il demande brusquement, et d'un air stupide, ce que l'on pense de son état; son pouls est sans force, et médiocrement accéléré. (Sinapismes aux pieds, diète.) — 11 : point d'amélioration; le malade fait des efforts de défécation dans son lit; ses membres sont tremblotants; quand on l'interroge, il ne répond autre chose sinon qu'il a la fièvre. (Quinze sangsues au front.) — 12 et 13 : visage contracté, d'une teinte vineuse, air de stupidité, délire loquace, pouls petit, fréquent, facile à déprimer; ventre rétracté, douloureux à la pression, sécheresse, chaleur et couleur terreuse de la peau. — 14, 15 et 16: même état, si ce n'est que le dévoiement a cessé; sueurs copieuses. — 17 : réponses exactes; interrogé comment il se porte, il répond, *tout doucement;* son état est sensiblement amélioré; visage moins étonné, prostration et tremblotement des membres moins prononcés; peau moins chaude, pouls moins fréquent; langue humide, nette, sans rougeur; pas de soif, appétit; visage affaissé, ridé vers ls commissures des lèvres. (Julep musqué.) — 18 : délire, tremblement des doigts, pouls petit, fréquent, redoublé ; ventre crispé, se contractant quand on le presse, visage triste, grippé ; écorchures au sacrum. (Deux bouillons, suspension du musc.) — 19 et 20 : les écorchures du sacrum font cruellement souffrir le malade ; d'ailleurs même état. — 21, 22 et 23 : visage plus gai ; pas de soif, presque plus de fièvre, appétit, intégrité des facultés intellectuelles, si ce n'est le soir, qu'il se manifeste un peu de loquacité. — 24 : amélioration très grande, intelligence nette, pas de fièvre ; l'ulcération du sacrum s'est étendue à la fesse, où elle a mis l'aponévrose à découvert ; maigreur extrême, tremblement au moindre refroidissement. (Bouillon.) — 25 et 26 : l'amélioration se soutient ; cependant le malade a légèrement déliré, et il s'impatiente et pleure, parceque ses écorchures ne lui permettent de trouver aucune position commode. — 27, 28 et 29 : l'amélioration persiste malgré l'anxiété. (Bouillon, potage ; décoction de quinquina pour déterger les écorchures.) — 30 : très bien ; visage calme, riant ; intelligence parfaitement rétablie, appétit extrême. (Outre le potage, il mange un peu de pain avec des confitures, et boit un peu d'eau rougie.) — 31 janvier, 1er, 2 et 3 février : il va de mieux en mieux, il se met aisément sur son séant pour manger sa soupe, et dit *qu'il a un appétit à manger quatre livres de pain par jour ;* l'ulcère a pris un aspect vermeil, et est moins douloureux. — Les jours suivants, la convalescence continue, et le visage seul est tellement changé, qu'il suffirait pour faire reconnaître l'amélioration survenue dans l'état du malade. — Le 7 février : les eschares ne sont pas encore complètement guéries ; elles incommodent toujours le malade. (Il mange le quart.) — Il se lève toute la journée vers la fin de ce mois, et mange avec un appétit vorace. Enfin, vers la fin de mars, les ulcérations sont cicatrisées et la guérison est complète. (Il est survenu, vers le talon, un abcès, que le malade attribue à la pression de son soulier sur une peau qui est, dit-il, encore si tendre.)

175. Ce malade nous offre un exemple remarquable, et du soulagement qui suit l'application des sangsues, et du peu de durée que présente trop souvent ce soulagement (au moins en ce qui regarde l'état général des malades). En effet, le 29, on applique vingt sangsues à l'anus ; et, le 30, le malade se trouve mieux ; son dévoiement est considérablement diminué....... Mais, dès le lendemain, il ne reste presque plus aucune trace de cette amélioration : on applique vingt-cinq sangsues sur le ventre, et le jour suivant le malade se sent de nouveau soulagé. Cette amélioration elle-même ne tarde pas à disparaître. Des phénomènes d'irritation cérébrale se manifestent, et sont combattus par deux nouvelles applications de sangsues. Cependant, ce n'est que quelques jours après que l'irritation commence à se calmer. Enfin, le malade, abandonné ensuite aux seuls efforts de la nature, secondés par la diète et les boissons anti-

phlogistiques, guérit lentement de sa dangereuse affection.

Au reste, quelque courte que soit l'amélioration produite par des saignées locales, quelque douteuse que paraisse quelquefois leur utilité, il n'en faut pas conclure que ce puissant moyen de la thérapeutique ne convient jamais aux cas qui nous occupent. L'expérience démentirait une semblable conclusion.

OBSERVATION XXXVII.

Dix-sept ans. Fièvre adynamique ou putride. —Cinquante-trois sangsues (en quatre fois); boissons gommeuses; diète; vésicatoires aux jambes. — Convalescence longue. — Guérison, deux mois après l'entrée.

176. Gros (Giles), âgé de dix-sept ans, maçon, d'une complexion délicate, blond, lymphatique, arrivé depuis cinq mois à Paris, habitant auparavant le département de la Creuse, était malade depuis quatre jours, par suite d'une indigestion (1), lorsqu'il fut admis à l'hôpital Cochin, le 8 août 1822. Les premiers symptômes furent des vomissements, du dévoiement, une fièvre violente avec céphalalgie très vive. On fit prendre au malade de l'eau vineuse, qu'il vomissait aussitôt.

21 août: sentiment de malaise universel, faiblesse

(1) Ce jeune homme éprouva cette indigestion après avoir mangé, outre mesure, d'une préparation de charcuterie que les ouvriers désignent sous le nom de *tirants*, et qui est fortement épicée.

profonde ; langue rouge, sèche ; soif, inappétence ; nulle douleur abdominale ; peau chaude ; pouls fréquent, fort, dur, raide et développé ; anxiété, céphalalgie.

Diagnostic. Gastro-entérite. (Fièvre gastro-adynamique.)

Prescription. Quinze sangsues au ventre, eau de gomme, bouillon.

22 : le malade dit se sentir soulagé ; cependant il vomit toujours, la bouche est mauvaise, la langue recouverte d'une couche saburrale ; la fièvre encore très vive. — 23 : même état, vomissement de la tisane ; langue rouge, sèche, comme si elle était brûlée ; altération des traits, œil cave, sourcils froncés, gémissements plaintifs. (Vingt sangsues à l'épigastre, diète absolue.) — 24 : les vomissements continuent ; lèvres et dents couvertes d'une croûte brunâtre, douleur à la tête et au ventre, injection des yeux, disposition au délire, fièvre ardente. (Limonade au lieu de l'eau gommeuse, que le malade trouve trop fade.) — 25 : vomissement de la tisane, ventre élevé, météorisé, peu sensible ; langue dure, âpre et rugueuse au toucher ; agitation des ailes du nez ; chaleur brûlante, âcre, surtout à la région du ventre. Le malade répond lentement, presque sans ouvrir la bouche, et à la manière d'une personne à demi-endormie. — 26 : agitation qui oblige de lier le malade ; mauvaise humeur ; œil injecté, regard sévère, dents noires, fétidité commençante ; intermittence du pouls et des battements du cœur ; refus des boissons.

— 27 : pouls régulier, très fréquent; somnolence; croûte noire sur les dents. Invité à tirer la langue, il dit *que cela lui fait mal, et qu'on le laisse dormir.* Dévoiement. (Lavement avec pavot, vésicat. aux jambes.) — Le soir : retour de l'intermittence du pouls; assoupissement; œil entr'ouvert; bredouillement lorsque le malade veut parler. — 28 : il pousse des cris plaintifs pendant le pansement des vésicatoires ; du reste, même état. — 29 : il pousse des cris perçants par intervalles ; il montre la langue quand on l'en prie, et l'oublie ensuite sur ses lèvres; ses traits sont décomposés, son œil injecté, mais il est moins assoupi. (Six sangsues à chaque tempe, fomentations sur l'abdomen.) — Le soir : facultés intellectuelles ranimées, cessation de l'intermittence du pouls; le malade tousse de temps en temps, il ne crie plus, il refuse les boissons ; son ventre est moins tendu et peu douloureux. — 30 : amélioration sensible; chaleur de la peau et fréquence du pouls diminuées, parole encore embarrassée et plaintive, ventre assez souple ; la peau de l'hypogastre est parsemée de pustules pisiformes, blanches à leur sommet, rouges à leur base, et entourées d'une auréole également rouge, semblables à des boutons de variole ; léger dévoiement. — 31 : le malade dit très distinctement qu'il va mieux ; sa langue est d'une sécheresse extrême, rugueuse, inégale, et comme granulée ; il refuse obstinément les lavements, et dans le cours de la journée, pleure et pousse des cris déchirants. — 1er septembre : ni dévoiement, ni vomissement ; agitation , gémissements , injection des yeux , visage contracté, douleurs aux vésicatoires. (Trois sangsues à chaque tempe , sinapismes aux pieds.) — 2 : enrouement, toux. (Le malade s'est levé seul pour aller à la selle , et s'est probablement refroidi.) Gémissements ; désir de soupe, bien qu'il ait eu un vomissement de bile dans la matinée ; le ventre est souple et non douloureux ; la bouche n'est plus noire , mais la langue est sèche , rude , et comme papilleuse. — 3 : fièvre peu vive. (Quatre-vingt-cinq pulsations du pouls.) Ulcération blanchâtre de la partie inférieure de la cornée transparente de l'œil gauche , ulcération assez profonde , et de la largeur d'une petite lentille. — 4 : l'amélioration persiste. (Bouillie.) — 5 : le malade se plaint de ne pas bien voir de l'œil gauche ; la pupille de cet organe est déformée et alongée , suivant son axe vertical ; l'ulcération indiquée s'est changée en une véritable perforation, à travers laquelle la membrane interne de la chambre intérieure de l'œil , et la portion inférieure de l'iris , se sont échappées en formant une espèce de tumeur, et pour ainsi dire de hernie du volume d'un grain d'orge , adhérente à la circonférence de la perforation ; l'état général du malade est d'ailleurs satisfaisant ; il n'a plus de fièvre , et désire se promener. — 6, au soir : retour du mouvement fébrile ; langue d'un rouge vif, sèche ; un peu de délire , cris plaintifs. (Soupe au lieu de bouillie , qui paraît donner du dévoiement.) — 8 : amélioration plus sensible que les jours précédents ; maigreur extrême ; peau sèche et adhérente aux muscles. — Un vomissement a lieu dans la journée du 9. — 10 : le malade veut manger des pommes cuites, et demande la permission de se promener au jardin ; la langue s'amollit et dérougit un peu. (Un peu de confitures, bouillon, potage.) — 11 : le malade se trouve guéri, et ne songe qu'à manger. (Crème de riz, échaudé avec des confitures.) — 12, 13, 14, 15, 16, 17, 18, 19 et 20 : les forces reviennent graduellement ; le malade se promène, son visage exprime la gaieté, son ventre est en bon état. (Quart d'aliments.)

La convalescence fut longue ; la langue resta long-temps rouge ; il survint fréquemment des envies de vomir. Cependant l'embonpoint était complètement rétabli, et toutes les fonctions étaient rentrées dans leur état normal, lorsque le malade sortit de l'hôpital, le 11 octobre, la septième semaine après son entrée.

L'ulcération de la cornée avait laissé à sa place une petite tache ou cicatrice blanchâtre ; la pupille avait recouvré sa forme et sa mobilité naturelles ; l'iris n'adhérait plus à la cornée ; et l'œil jouissait de la même force que l'autre.

177. On peut appliquer à ce malade la plupart des réflexions que nous avons faites au sujet de celui qui le précède.

Je rappellerai seulement ici que, quelques mois après avoir traité et guéri le jeune homme qui fait le sujet de l'observation présente, nous reçûmes dans nos salles son frère. Il était affecté de la même maladie. Il fut traité par les mêmes moyens, et ependant, au lieu de guérir comme celui-ci, il succomba quelques jours après son entrée (1).

Tous ceux qui ont observé un grand nombre des maladies dont nous nous occupons savent combien il est commun de voir que, de deux individus offrant des symptômes en apparence identiques, et traités de la même manière, celui-ci guérit, tandis que celui-là succombe. Cette circonstance, vraiment singulière, est sans doute la raison principale pour laquelle plusieurs praticiens prennent le parti de confier leurs malades aux seuls efforts de la nature, en se contentant de prescrire la diète et les boissons rafraîchissantes (2).

OBSERVATION XXXVIII.

Vingt-deux ans. Fièvre adynamique ou putride. — Une saignée, cinquante-cinq sangsues (en deux fois); boissons adoucissantes; diète. — Convalescence longue. — Guérison, le troisième mois après l'entrée.

178. Manouré (Jacques), âgé de vingt-deux ans, menuisier, assez récemment arrivé de son pays à Paris, d'un tempérament lymphatique, cheveux un peu rouges, bien constitué, était malade depuis huit jours, lorsqu'il fut admis à l'hôpital Cochin,

(1) Voyez l'observation XVII, rapportée page 144 et suiv.

(2) L'illustre Corvisart avait bien remarqué le fait que nous signalons ici; aussi avait-il coutume de dire: « On a beau traiter les fièvres *continues* graves, elles *n'en continuent* pas moins. » Il est vrai qu'à l'époque où florissait Corvisart, ces maladies ne pouvaient pas être traitées aussi avantageusement qu'aujourd'hui.

le 30 juillet 1822. Les premiers symptômes furent des frissons, suivis de chaleur, la céphalalgie, le dévoiement, la perte d'appétit et la fièvre.

30 juillet : abattement, prostration, malaise général, céphalalgie très forte, injection de la conjonctive ; langue rouge et sèche, soif très vive, douleur dans la région épigastrique, alternative de frissons et de sueurs, peau chaude, pouls fréquent, toux, crachats muqueux, râle très sonore, accompagné d'une espèce de miaulement qu'on entend à l'oreille nue, même placée à une certaine distance de la poitrine.

Diagnostic. Gastro-entérite avec bronchite. (Fièvre gastro-adynamique.)

Prescription. Gomme édulcorée, diète.

31 : mêmes symptômes. (Saignée du bras.) — 1er août : assoupissement, décubitus en supination, langue embarrassée, sèche comme du parchemin; fièvre très vive, son mat et absence de la respiration dans une partie du côté droit de la poitrine. (Vingt-cinq sangsues à l'épigastre.) — 2 et 3 : à peu près même état, dévoiement. (Décoction blanche.) — 4 : air de stupeur et d'indifférence plus prononcé, fétidité, assoupissement, continuation du dévoiement, râle sec et ronflant des deux côtés de la poitrine, toux fatigante, presque continuelle. — 5 : assoupissement plus marqué, indifférence absolue sur son état, peau de l'abdomen recouverte de vésicules transparentes, respiration comme convulsive, sons aigus et râle ronflant à la partie supérieure de la poitrine, murmure respiratoire

peu prononcé à sa partie inférieure, pouls de quatre-vingt à quatre-vingt-dix pulsations, tressaillement dans les tendons. (Trente sangsues à l'épigastre.) Le sang qui coule des piqûres est peu épais et presque aqueux. — 6 : outre les *sudamina*, on observe quelques taches lenticulaires d'un rouge vif sur diverses régions de la peau; assoupissement, borborygmes, dévoiement, prostration; du reste, à peu près même état. — 7 et 8 : respiration moins gênée. — 9 : maigreur considérable, visage ridé, œil injecté, assoupissement, ventre moins tendu et moins ballonné; les vésicules cutanées ressemblent à des boutons dont le sommet seul serait rempli d'une humeur transparente; fièvre un peu moins vive, langue légèrement humectée, respiration plus facile, râle à peine sonore. — 10 : retour de la sècheresse et de l'encroûtement de la langue et du râle sibilant, assoupissement continuel. — 11 et 12 : cessation de l'assoupissement, prostration moins profonde; langue un peu humectée, mais encore croûteuse; affaissement des vésicules cutanées; desquamation de l'épiderme. (Le malade prend lui-même un bouillon, qu'il trouve bon.) — 13 et 14 : amélioration; peu de fréquence du pouls, sueurs abondantes, toux, ulcérations au sacrum; le malade est si faible qu'il peut à peine se tourner dans son lit; pouls de quatre-vingt à quatre-vingt-dix pulsations. — 15, 16, 17 et 18 : progrès de l'amélioration, langue humectée, appétit, visage épanoui, peau fraîche, respiration libre; pouls à soixante-seize pulsations. (Soupe, potage.) — 19 : le malade est en pleine convalescence, ses écorchures se cicatrisent. (Il mange le quart.) — 20 : il se lève ; sa langue est un peu rouge, mais nette ; le pouls un peu fréquent ; le soir, ses pieds sont enflés. Jusqu'au 31, la fréquence du pouls persiste ; cependant rien ne trouble la convalescence, et le malade mange la demie. Les jours suivants, le pouls, de soixante-huit à soixante-dix pulsations le matin, s'accélère un peu le soir ; les pieds sont œdémateux ; il se manifeste un abcès phlegmoneux de la grosseur d'un œuf de pigeon, vers la malléole externe ; les eschares du sacrum guérissent lentement.

Enfin les forces et l'embonpoint se rétablissent complètement. Un nouvel abcès se forme à l'autre jambe ; il suppure long-temps, et retient le malade à l'hôpital. Ce jeune homme ne sort que le 26 octobre, époque à laquelle sa santé était parfaite.

OBSERVATION XXXIX.

Quinze ans. Fièvre adynamique ou putride. — Trente sangsues (en une fois) ; boissons adoucissantes ; diète. — Convalescence longue. — Guérison, le troisième mois après l'entrée.

179. Houdouze (Léonard), âgé de quinze ans, carrier, du département de la Creuse, arrivé à Paris depuis trois mois, d'un tempérament sanguin, très développé pour son âge, cheveux d'un blond cendré, d'un caractère doux et vif, était indisposé depuis une vingtaine de jours, et conti-

nuait cependant à travailler, lorsque, le 12 décembre, il éprouva des frissons, de la fièvre, des lassitudes dans les membres, un malaise général, de la céphalalgie, et fut obligé de s'aliter. Le dévoiement, le délire, de l'agitation, se joignirent aux symptômes précédents. Le malade fut mis à l'usage des boissons délayantes. Conduit à l'hôpital Cochin, le 21 décembre 1822, il nous a présenté l'état suivant : abattement tel, que le malade peut à peine parler; il répond sans presque ouvrir la bouche, et comme du bout des lèvres; ses réponses sont brusques, et rarement en rapport avec ce qu'on lui demande; visage étonné, languissant; pommettes d'un rouge foncé, yeux injectés, céphalalgie sus-orbitaire, lèvres sèches, langue teinte en vert par la matière bilieuse des vomissements, qui sont très fréquents, ainsi que les éructations; ventre assez souple, douloureux à la pression; dévoiement, toux fréquente, râpeuse; râle roucoulant, entrecoupé de sons aigus; chaleur et sécheresse de la peau, pouls peu résistant, et pas très fréquent (soixante-quinze pulsations); décubitus en supination.

Diagnostic. Gastro-entérite aiguë, avec irritation méningo-cérébrale. (Fièvre gastro-ataxique.)

Prescription. Eau gommeuse, diète.

22 au matin : à peu près même état; on a été obligé de lier le malade pour l'empêcher de sortir de son lit. (Trente sangsues à l'épigastre.) Dans la journée, deux selles volontaires, point de vomissements; amélioration. — 23 : cessation du

élire; œil toujours injecté, chassieux, fixe, et omme étonné; langue humectée, verdâtre au milieu : le malade, après l'avoir montrée, l'oublie our ainsi dire entre ses lèvres, et la retire lentenent; son ventre est souple; il reste couché sur e dos, les bras étendus le long du tronc; pouls nédiocrement fréquent, et comme redoublé; chaeur et sècheresse de la peau, soif modérée. (Diète, avement.) Le soir : le malade, dans la journée, 'est levé deux fois seul, pour aller à la garde-robe; l répond exactement aux questions, peut se couher sur le côté, et n'éprouve plus de soif ni de ouleur de ventre. Il se lève trois ou quatre fois ans la nuit, et goûte un peu de sommeil. — 24 : isage moins abattu; œil sans injection; lèvres et angue encore sèches; le malade demande instamnent du bouillon. (Même boisson, diète.) — 25 : pistaxis suivie de la cessation de la céphalalgie, oint de dévoiement, peau chaude, pouls fréquent, intelligence nette. (Bouillon.) Dans la ournée, deux selles liquides, accélération du pouls, haleur plus vive de la peau, injection du visage. — 26 : le malade demande des aliments; il est noins faible; son pouls bat cent fois par minute. Deux bouillons.) — 27 : dévoiement, langue sèhe, rude au toucher, comme villeuse; soif très ive, désir des aliments, peau sèche, pouls vif, edoublé; le malade se met sur son séant pour réondre aux questions, et pour demander des alinents. — 28 : langue encore rouge et sèche, pouls quatre-vingt-six pulsations, un peu de toux.

(Trois bouillons, looch.) — 29 : langue toujours sèche, rouge, nette, hérissée de papilles ; désir ardent des aliments, continuation du dévoiement, vésicules remplies d'une humeur transparente sur la peau de l'abdomen. (Trois bouillons.) — 30 : Desquamation de l'épiderme à l'endroit qu'occupaient les vésicules, langue et dents un peu humectées, encore du dévoiement, pouls sans fréquence, un peu raide ; peau sèche, visage moins injecté, retour sensible des forces, appétit. (Même prescription.) — 1er janvier : on s'aperçoit qu'il existe une écorchure au sacrum ; yeux bouffis, encore du dévoiement. — 2 : peau sudorale, point de fièvre, aucune douleur, si ce n'est à l'endroit des écorchures. — 3 : convalescence commençante. (Soupe, un peu de confitures de groseilles.) — 4 : il reste encore un peu de diarrhée, yeux toujours bouffis, langue humectée. — 5, 6 et 7 : le malade continue à avoir un peu de dévoiement. (Il mange un peu.) — 8, 9, 10 et 11 : les forces se relèvent un peu, bien que le dévoiement ne soit pas encore complètement arrêté.

Enfin, vers les premiers jours de février, la bouffissure du visage est dissipée, le teint est frais, l'embonpoint revenu, le dévoiement nul, et le malade ne se plaint que de n'avoir pas assez à manger. (On ne lui donne encore que le quart.)

Dans la première quinzaine d'avril, la santé se rétablit parfaitement, et le malade sort de l'hôpital.

OBSERVATION XL.

Vingt-trois ans. Fièvre adynamique ou putride. — Une saignée du bras ; quarante-cinq sangsues (en deux fois) ; boissons adoucissantes, diète ; vésicatoires aux jambes et aux cuisses. — Convalescence longue. — Guérison, le deuxième mois après l'entrée.

180. Gardet (Jean-Pierre), âgé de vingt-trois ans, commissionnaire, du département du Mont-Blanc, habitant Paris depuis quelque temps seulement, fortement constitué, mais d'un naturel indolent, avait un dévoiement très abondant, et des douleurs dans le ventre, lorsqu'il fut admis à l'hôpital Cochin, le 30 juillet 1822.

31 juillet : abattement, malaise général, céphalalgie violente, langue rouge, recouverte d'une couche jaunâtre ; inappétence, soif, dévoiement, frissons passagers, surtout dans le dos ; peau chaude, fièvre, toux, crachats épais, assez abondants. (Gomme édulcorée, trente sangsues au ventre ; trois bouillons.) — 1er août : à peu près même état. (Saignée du bras.) — 2 : le dévoiement et les coliques continuent ; fièvre avec pouls d'une mollesse extrême ; prostration extraordinaire avec agitation légère des membres. — 3 et 4 : vomissements de bile et de bouillon, langue sèche et dure comme une feuille de parchemin, croûteuse ; pas de douleur à l'épigastre, dévoiement, visage anxié, haleine fétide, assoupissement, pouls déprimé, mou, plutôt lent que fréquent ; crachats

légèrement striés de sang, son obscur, respiration presque nulle à la base de la poitrine. — 5 : nulle douleur locale, prostration profonde, pouls à soixante-cinq pulsations par minute; le malade se trouve très mal; il ne vomit plus le bouillon; réponses exactes, mais très lentes; peau parsemée de taches rouges, *pétéchiales*, analogues à des piqûres de puce. Le soir : légère accélération du pouls. — 6 : à peu près même état. — 7, au matin : *pouls à cinquante-huit pulsations*, langue sèche, comme brûlée, recouverte, ainsi que les dents et les lèvres, d'une croûte brunâtre, fuligineuse. — Prostration telle, que le malade peut à peine prononcer quelques mots; léger délire, peau chaude et sèche, selles involontaires. (Vésicatoires aux jambes.)—8 : les pétéchies sont plus nombreuses, fétidité générale, même état de la langue; pouls tremblotant, à soixante-dix pulsations. — 9 : un peu d'amélioration, pouls lent, pommettes d'un rouge vineux, quelques stries de sang dans les crachats, gémissements plaintifs, dévoiement. — 10, 11 et 12 : pouls redoublé, agitation, soupirs fréquents, langue moins sèche, dévoiement, assoupissement, haleine fétide, crachats rougeâtres, respiration peu abondante, à la base de la poitrine; sons aigus et comme luctueux dans le côté gauche; on entend à peine les battements du cœur. — 13, 14 et 15 : le pouls toujours lent, s'accélère un peu le soir; visage brunâtre, terreux, sècheresse et chaleur âcre de la peau, somnolence. (Vésicatoires aux cuisses.) — 16 : vomissements verdâtres, après avoir pris du bouillon. — 17 : pas d'amélioration. (Quinze sangsues au côté.) — 18 : même état fuligineux des lèvres, des dents et de la langue; haleine fétide, visage d'un rouge foncé, lenteur du pouls, dévoiement. (Décoction blanche.) — 19, 20, 21 et 22 : aucun changement notable. — 23 : rêvasseries et un peu de délire pendant la nuit, prostration un peu moindre, langue légèrement humectée. (Le malade mange quelques pruneaux.) — 24 : amélioration plus sensible; le malade demande du pain. (Même prescription.) — 25, 26, 27, 28 et 29 : l'état du malade devient de plus en plus satisfaisant. — 30 : convalescence confirmée. (Deux potages.) — Les jours suivants : le malade se promène; il conserve un air d'indolence et d'apathie qui lui est en partie naturel; il mange le quart de la portion d'aliments. — Le 6 septembre : point de fièvre ni de dévoiement. (Demi-portion.) — Enfin, l'embonpoint se rétablit, les forces reviennent, et, le 21 septembre, le malade, parfaitement guéri, sort de l'hôpital.

181. Le sujet de cette observation a présenté un phénomène qui mérite de fixer l'attention des médecins vraiment physiologistes. Ce phénomène est la lenteur du pouls coïncidant avec une chaleur fébrile des plus ardentes, et avec tous les autres symptômes de la fièvre dite adynamique ou putride. Nous avons vu précédemment que la lenteur du pouls, chez les sujets affectés de cette fièvre, avait déjà été observée par quelques praticiens,

et entre autres, par Sarcone (1) et par Dehaen (2).

Cependant un semblable phénomène est très rare. Il serait assez intéressant de pénétrer la cause de cette espèce d'*anomalie*. Je crois que, dans l'état actuel de la science, il n'est guère possible d'en donner une explication entièrement satisfaisante.

Il faudrait, avant tout, savoir quel est, dans l'état de santé, le nombre des battements du pouls, chez les individus qui, affectés d'une fièvre dite adynamique, ont un pouls qui ne bat que de quarante, cinquante à soixante fois par minute. Car, il est évident que si ces individus, dans l'état normal, avaient un pouls extraordinairement lent, le phénomène que nous signalons n'aurait rien de très étonnant.

OBSERVATION XLI.

Vingt-cinq ans. Fièvre adynamique ou putride. — Soixante sangsues (en deux fois). — Boissons adoucissantes ; sur la fin, eau vineuse; vésicatoires aux jambes. — Convalescence longue. — Guérison, le deuxième mois après l'entrée.

182. Bouyer (Jean), âgé de vingt-cinq ans, maçon, arrivé de son département à Paris depuis

(1) Sarcone, pendant l'épidémie de Naples, dit avoir observé quelques malades dont le pouls, loin d'être accéléré, présentait à peine *quarante* pulsations par minutes.

(2) Ce célèbre observateur cite l'observation d'un jeune homme atteint de tous les symptômes d'une fièvre grave, chez lequel le pouls ne battait que quarante-quatre fois par minute.

eux mois, d'un tempérament lymphatique, cheeux blonds, peu développé pour son âge, était ɔdisposé depuis dix jours, et alité depuis trois, ɔrsqu'il fut admis à l'hôpital Cochin, le 10 juillet 822. Un malaise universel, de la céphalalgie, des ɔssitudes, du dévoiement, de la fièvre, annoncèent l'invasion de la maladie. Le mauvais régime n fut vraisemblablement la principale cause.

10 juillet : prostration telle, que le malade ne eut soutenir sa tête, et que ses bras tombent de out leur poids sur les côtés du tronc; visage abattu, ommettes rouges; bouche mauvaise, langue ouge à la pointe et sur les bords, inappétence, oif ardente, épigastre douloureux à la pression; haleur âcre et sècheresse de la peau en général, et le celle de l'abdomen en particulier; pouls lâche, ans résistance, précipité (cent vingt pulsations); émissements involontaires, assoupissement acompagné de rêvasseries.

Diagnostic. Gastro-entérite aiguë. (Fièvre gasro-adynamique.)

Prescription. Gomme édulcorée, diète.

11 : même état. (Trente sangsues au ventre, ɔouillon.) — 12 et 13 : aux symptômes précédents e sont joints ceux d'une bronchite; toux, crachats gélatiniformes, adhérents au vase; râle ronflant, à ons très aigus dans les deux côtés de la poitrine, nais surtout dans le gauche. (Trente sangsues au ventre.) — 14 et 15 : douleur du ventre nulle, lents encroûtées, prostration adynamique encore rès grande, fièvre très vive. — 16 et 17 : odeur

fétide de tout le corps, analogue à celle de la souris; décubitus en supination, assoupissement, injection de la conjonctive. — 18, 19 et 20 : dents et lèvres recouvertes d'une croûte noirâtre, langue sèche et rouge (le malade la laisse hôrs de la bouche après l'avoir montrée, comme s'il l'avait oubliée); aucune douleur locale, parole lente, faible, semblable à celle d'un homme à moitié endormi; réponses d'ailleurs assez justes; râle muqueux, crachats puriformes et mêlés de quelques stries de sang. (Vésicatoires aux jambes.) — 21 : même état. (On prescrit un peu de vin.) 22 : prostration et stupeur plus profonde, décomposition des traits, dents et lèvres fuligineuses, haleine fétide, toux, râle sibilant, maigreur extrême. (Le malade ne vomit pas l'eau vineuse qu'il a prise.) — 23 : langue moins sèche, dévoiement, un peu d'amélioration. (Eau vineuse, décoction blanche.) —24, 25 et 26 : encroûtement de la bouche presque nul, odeur moins fétide, râle moins fort, visage plus animé, pouls de cent vingt à cent trente pulsations. Le malade demande à manger. — 27 : abattement plus profond, conjonctive injectée; petites taches rouges, analogues à des piqûres de puces, sur différents endroits de la peau, laquelle présente en outre plusieurs vésicules sphéroïdales, remplies d'un liquide transparent et cristallin (sudamina); râle muqueux assez bruyant. — 28 : amélioration vraiment extraordinaire; les yeux ne sont plus injectés, et le regard est plus vif et plus animé; la langue est encore rouge, mais humectée; pouls moins fréquent, respiration libre, parole plus facile, fétidité presque nulle ; les taches pourprées ou pétéchiales et les sudamina sont en partie disparus ; le malade désire instamment des aliments. (Bouillon, un verre de vin dans une pinte d'eau.) — 29 et 30 : le malade peut être regardé comme convalescent ; la maigreur est si grande, que la peau semble collée plutôt qu'appliquée sur les muscles ; le pouls est encore fréquent, raide et assez développé ; le visage d'un rouge terne ; l'appétit continue. (Même prescription, plus un potage.) — 1er août : pas de fréquence du pouls, respiration sans râle, crachats muqueux peu abondants ; le teint devient plus clair... — 12 août : le malade n'attend plus que le retour de ses forces ; il mange le quart de la portion d'aliments. (Ses vésicatoires ne sont pas encore entièrement cicatrisés.) Le pouls conserve encore un peu de fréquence pendant le reste du mois.

6 septembre : le malade sort de l'hôpital ; son visage est frais, plein, arrondi ; l'embonpoint est complètement revenu. Bien que la santé de ce jeune homme soit parfaite, le pouls, surtout le soir, présente une fréquence remarquable, phénomène d'ailleurs très commun chez les sujets guéris de la maladie désignée sous le nom de fièvre adynamique ou putride.

183. Chez ce malade, ainsi que chez plusieurs de ceux dont nous avons rapporté plus haut l'observation, une bronchite assez intense coïncidait avec la phlegmasie gastro-intestinale. On sait que

rien n'est plus commun qu'une complication de cette espèce. Sans doute il ne faut pas négliger de s'occuper du traitement que réclame l'irritation de la membrane muqueuse respiratoire. Mais il faut avouer que, dans les cas dont il s'agit ici, cette affection est bien moins redoutable que celle des viscères digestifs, et que c'est pour cette dernière que le praticien doit réserver ses soins les plus assidus, et sa plus active sollicitude, puisqu'elle est presque aussi dangereuse, lorsqu'elle est exempte de bronchite.

OBSERVATION XLII.

Vingt-quatre ans. Fièvre adynamique ou putride. — Trente-six sangsues (en une fois); une saignée; boissons adoucissantes; diète; synapismes. — Convalescence longue. — Guérison, six semaines après l'entrée.

184. Tavenet (Antoine), âgé de vingt-quatre ans, serrurier, d'un tempérament vigoureux et sanguin, cheveux châtains, arrivé de son département à Paris depuis deux mois, éprouvant du chagrin d'avoir quitté son pays, et faisant usage d'assez mauvais aliments, était indisposé depuis un mois, et tout-à-fait malade depuis six jours, lorsqu'il fut admis à l'hôpital Cochin, le 27 juin 1822. Des étourdissements, des frissons suivis de chaleur, une céphalalgie violente, des lassitudes dans les membres, la perte de l'appétit, des nausées et des vomissements bilieux, du dévoiement, des épistaxis; tels furent les symptômes qui annoncèrent le commencement de la maladie.

27 juin : abattement et prostration, air de tristesse et de stupeur; langue rouge, un peu humectée; soif ardente, douleur dans toute la région épigastrique, chaleur et sècheresse de la peau, bouffées de chaleur au visage, et froid passager des membres; pouls fréquent, vif, dur, pas très développé; assoupissement troublé par des rêvasseries.

Diagnostic. Gastro-entérite aiguë. (Fièvre gastro-adynamique.)

Prescription. Trente-six sangsues à l'épigastre, limonade citrique et tartarique, diète.

27, à dix heures du soir : les piqûres des sangsues saignent encore; le malade a dormi, il a moins de fièvre, et se trouve soulagé. Épistaxis dans la nuit, et sommeil assez bon. — 28 : l'amélioration persiste, cependant le pouls est encore dur et fréquent. (Une saignée de bras, gomme édulcorée, trois bouillons.) Dans la nuit, sueurs, quelques gémissements. — 29 : fièvre peu marquée, langue peu rouge, appétit. (Bouillon.) — 1er juillet : retour des étourdissements, de la chaleur de la peau et de la fréquence du pouls. — 2, 3, 4 et 5 : peu de changement, si ce n'est que la tendance adynamique est plus prononcée. — 6 : assoupissement, pommettes injectées, fièvre encore vive, avec sècheresse de la peau, toux, crachats muqueux, sans altération du murmure respiratoire. — 7 : l'assoupissement continue; injection des conjonctives, soupirs involontaires, pouls tremblotant, très fréquent; diarrhée. (Sinapismes aux pieds, trois bouillons, un peu de potage.) — 8, 9, 10 et 11 : amélioration sensible, pouls moins fréquent, nulle douleur, ventre souple et non ballonné, langue moins rouge, conjonctives sans injection, pas de soif, peu de chaleur à la peau, prostration moins profonde. — 12 : le malade, plus ranimé, se lève un peu; la fièvre est presque nulle. — 13 : l'amélioration va croissant. — 14 : *idem.* (Quart d'aliments.) — 16 : Un peu de fréquence du pouls et de rougeur à la langue ; les forces sont toujours abattues. — La convalescence se consolide durant les huit jours suivants. — 24 et 25 : un peu de dévoiement, qui se dissipe au bout de quelques jours.

2 août : depuis quelques jours le malade souffre en urinant, et il a même rendu quelques gouttes de sang. Sa maladie est entièrement dissipée ; mais il est toujours triste, son visage est défait, son œil sombre, injecté, ses traits alongés. Sans doute que ce jeune homme est tourmenté de quelque chagrin secret. — 3 août : il sort de l'hôpital.

OBSERVATION XLIII.

Vingt-sept ans. Fièvre adynamique ou putride. — Boissons adoucissantes ; diète ; sinapismes ; vingt sangsues. — Convalescence longue. — Guérison, le deuxième mois après l'entrée.

185. Marchandise (Jean-Baptiste), agé de 27 ans, ouvrier, habitant Paris depuis quelques années, fortement constitué, mais d'un caractère

indolent, d'un tempérament lymphatique, était malade depuis huit jours, lorsqu'il entra à l'hôpital Cochin, le 15 février 1823.

Sa maladie avait débuté par des frissons, suivis de chaleur, de la céphalalgie et du dévoiement, avec douleur à l'abdomen.

Le jour de l'entrée, il nous offrit les symptômes suivants : prostration, décubitus en supination, peau chaude et sèche, frissons suivis d'une vive chaleur, langue rouge et sèche, soif ardente, anorexie, douleur à la gorge, ventre assez souple et indolent, diarrhée, pouls vif, fréquent, assez developpé, comme redoublé ; paroxysme, le soir.

Diagnostic: gastro-entérite ulcéreuse (fièvre adynamique).

Prescription : eau gomm. édulcorée, bouillon.

Le 16: aucun changement.— Le 17 : fièvre plus vive, délire, langue et lèvres sèches, recouvertes d'une croûte jaunâtre. (Sinapismes aux mollets.)— Le 18 : prostration extrême, pommettes un peu rouges, langue croûteuse, comme *rôtie*, soif continuelle, douleur au pharynx, déglutition difficile, haleine fétide. — 19 et 20 : chaleur âcre et brûlante de la peau, surtout à la région abdominale; réponses lentes, précédées d'un gémissement profond ; quatre-vingts à quatre-vingt-cinq pulsations de l'artère par minute. — Les huit jours suivants, à peu près même état, malgré l'application de vingt sangsues à l'anus.— 1er et 2 mars : résolution complète des forces musculaires, odeur fétide de tout le corps, peau parsemée de *vésicules sudorales*, langue toujours sèche et croûteuse, dévoiement, air d'indifférence et de stupidité, intelligence comme engourdie, point de délire, face presque cadavérique, nulle douleur. (Même tisane.)— 3 et 4 : un peu d'amélioration ; réponses plus faciles, langue et lèvres rouges, sèches, mais non croûteuses ; dévoiement moins abondant. (Gomme édulcor., trois bouillons.)—5, 6, 7 et 8 : l'amélioration continue; fièvre peu prononcée, langue humectée, appétit vif, pas de dévoiement, pouls plus ferme et plus résistant ; les vésicules de la peau (sudamina) commencent à disparaître ; la peau est sèche, aride, ridée ; la maigreur considérable. (Même prescription.) — 9 : amélioration croissante : le malade *meurt*, dit-il, *de faim;* sa langue, encore rouge et sèche, superficiellement fendillée, est recouverte d'une légère couche jaunâtre ; le pouls bat environ quatre-vingts fois par minute ; les forces se relèvent un peu ; le ventre est parfaitement indolent et point météorisé ; il n'existe plus de dévoiement. (On commence l'usage des aliments solides.) — Les jours suivants, on augmente peu à peu la quantité des aliments, sans qu'il survienne de rechute ; la guérison marche néanmoins très lentement, et n'est complète que vers les premiers jours de mai. Le pouls conserve encore un peu de fréquence.

OBSERVATION XLIV.

Vingt-cinq ans. Fièvre adynamique ou putride, avec ataxie. — Trente sangsues; ventouses scarifiées à la nuque; glace sur la tête; boissons adoucissantes; sur la fin, décoction et syrop de quinquina. — Convalescence longue. — Guérison, le troisième mois.

186. Clément (François), âgé de vingt-cinq ans, carrier, d'un tempérament assez fort et sanguin, cheveux blonds, fut admis à l'hôpital Cochin le 25 janvier 1823. Il n'était arrivé à Paris que depuis huit jours. Pendant son voyage (il venait du département de la Meurthe), il se désaltéra en buvant de la neige. A son arrivée à Paris, il était fortement indisposé. Il survint des épistaxis, de la céphalalgie, des vomissements, du dévoiement, de la fièvre, et le malade s'alita. Il but de l'eau *panée*, pour tout remède. Le 25 janvier, il fut transporté de Châtillon à l'hôpital Cochin, par un froid très vif, qui lui causa un spasme et un tremblement général. A son entrée, il nous offrit l'état suivant : face violette, céphalalgie, langue sèche, rouge à la pointe, blanchâtre à son milieu; soif, nausées, douleur très vive dans tout le ventre, qui se contracte quand on le touche; selles involontaires, prostration, et en même temps agitation continuelle; mouvements continuels de la mâchoire inférieure, œil injecté, hagard; pupille gauche plus large que la droite, sourcil contracté, pouls fréquent, petit et serré.

Diagnostic : gastro-entérite avec irritation

méningo-cérébrale (fièvre gastro-ataxo-adynamique).

Prescription : trente sangsues sur le ventre ; eau gomm. édulcor. ; diète.

26 : Peu de changement ; agitation extrême, efforts pour sortir du lit, délire violent, difficulté de la déglutition. (On est obligé de recourir à la camisole ; application de glace sur la tête, sinapismes aux jambes.)— L'application de la glace fut suivie d'un calme profond et d'assoupissement. — 27 : développement du pouls, symptômes cérébraux presque nuls, amélioration.— 28 : pouls encore petit, fréquent et concentré ; le malade cherche sans cesse à se découvrir ; constipation ; les paupières sont agglutinées entre elles, les yeux encore injectés. (Lavement avec vin émétique trouble, deux ventouses scarifiées à la nuque.) —Les ventouses saignent peu ; pendant les scarifications, le malade pousse des cris douloureux.— 29 : assoupissement, avec délire loquace ; agitation de la mâchoire, douleur à la pression du ventre, gémissements. (Glace sur la tête.)— 30 et 31 : légère amélioration. (Petit-lait avec émetiq. gr. j.) — 1er février : l'amélioration est plus sensible ; les yeux ne sont plus injectés, les pupilles sont égales, les traits calmes, la langue est recouverte d'une croûte raboteuse, jaunâtre ; le malade, après l'avoir montrée, *l'oublie* quelques instants sur ses lèvres ; il prononce, de temps en temps, des mots sans suite, tels que *papa*, *Châtillon*, *à boire*, etc. ; il reste couché en supination ; il ne témoigne plus autant

de douleur quand on lui presse le ventre. (Même prescription.) Selles verdâtres, dans la journée. — 2 février : calme complet (on le débarrasse de la camisole), réponses plus justes, même état de la langue et persistance de la prostration. (Depuis trois jours, paroxysme quotidien, consistant en frissons, suivis d'injection et de rougeur de la face.) (Gomme édulcorée, bouillon.) — 3 : l'irritation cérébrale est tout-à-fait dissipée ; l'état croûteux de la langue et la prostration continuent ; interrogé sur son état, le malade répond brusquement, et à voix très haute, que *çà va bien* ; il demande de la soupe sur le même ton. (Trois bouillons.) — 4, 5 et 6 : peu de changement. — 7 : maigreur considérable ; langue encore sèche et croûteuse, prostration, chaleur de la peau, réponses justes, courtes, maintenant à voix basse ; constipation. (Bouillon, lavement de miel de mercuriale.)— 8 et 9 : pommettes rouges, épistaxis, air de stupeur, adynamie, *dévoiement*, ventre douloureux à la pression, commencement d'eschare au sacrum, pouls petit, à quatre-vingt-dix pulsations ; ulcération de la peau des jambes, à l'endroit où les sinapismes avaient été appliqués ; langue toujours croûteuse, soif. — Les cinq jours suivants : peu de changement ; léger ballonnement du ventre, avec douleur à la pression, surtout dans la région du cæcum ; réponses justes, brusques, à très haute voix ; fièvre peu vive, écorchure au sacrum. (Fomentations émollientes sur le ventre, trois bouillons.) — 15 : lèvres, dents et langue recouvertes d'une croûte *fuligineuse*, odeur fétide de tout le corps, analogue à celle de *la souris.* — 16 et 17 : prostration un peu moindre, pouls peu fréquent, appétit. — 18, 19 et 20 : abattement profond, nulle fréquence du pouls. (Soixante à soixante-cinq pulsations par minute.) visage coloré, langue croûteuse ; le malade dit que *çà va mal;* il est très maigre ; sa peau est sèche, aride, contractée. — 21, 22 et 23 : prostration la même, pouls facile à effacer, presque filiforme, point fréquent, peu de sommeil. (Infusion légère de quinquina ; trois bouillons, potage.) — 24 : pouls un peu plus développé, langue brune, sèche et croûteuse ; la pression dans la région du flanc droit fait pousser de cris plaintifs au malade ; la prostration est telle, qu'il ne peut exercer le moindre effort ; les plaies des sinapismes sont cicatrisées, mais non l'écorchure du sacrum ; il existe, depuis quelques jours, un écoulement puriforme par les oreilles. (Même prescription.) — 25 et 26 : langue rouge et sèche, mais moins croûteuse ; pouls plus résistant, un peu développé ; affaissement, point de fièvre ni de dévoiement, malgré la persistance de la douleur dans la région du flanc droit ; le malade dit encore que *çà va mal,* et demande souvent à manger. (Trois bouillons, deux soupes, julep avec syrop de quinquina.) — 27 et 28 : amélioration ; le malade lui-même dit maintenant que *çà va bien,* et *qu'il a faim;* il se remue plus facilement, et ne souffre plus au ventre ; sa langue, quoique rouge, est nette, et commence à s'humecter. (Décoction de quinquina, julep et syrop de quinquina.)—1er et 2 mars : bien ; langue rouge et nette, appétit vif, point de fièvre; convalescence commençante. — 3, 4, 5, 6, 7 et 8 : continuation de la convalescence, pas de fièvre sensible, faiblesse encore très grande, maigreur extrême, pâleur et sècheresse de la peau, pouls presque imperceptible, langue humectée, appétit très bon ; le malade dit que *çà ne va pas vite.* (Même prescription.) — 9 et 10 : visage plus animé, langue un peu rouge et sèche ; pouls un peu moins petit, prostration encore très forte. — 11, 12 et 13 : il ne souffre nullement du ventre, et *va*, dit-il, *très bien;* il se plaint d'une douleur à l'épaule (il en a éprouvé une semblable, les jours précédents, à l'articulation du genou, où il s'est manifesté un petit abcès); il mange le quart de la portion. (Même prescription.) — 14 et 15 : pommettes rouges, léger mouvement fébrile, langue nette et un peu sèche ; une forte pression dans le flanc droit excite encore de la douleur ; l'embonpoint se répare très peu.—17 et 18 : dévoiement, langue humide, blanche ; cessation de la rougeur des joues. (Décoction blanche, julep avec syrop de quinquina, trois bouillons, potage.) — 19, 20 et 21 : peu de changement; le dévoiement persiste. — Les huit jours suivants : frissons, suivis de chaleur, le soir : prostration encore très prononcée, un peu de dévoiement, légère fréquence du pouls; langue nette et sans rougeur. (On cesse le quinquina, et l'on prescrit le quart d'aliments.) — Du 29 mars au 7 avril : les forces et l'embonpoint reviennent très lentement ; cependant le malade commence à se lever.

Les jours suivants : il va, dit-il, de mieux en mieux ; l'ulcération du sacrum n'est pas encore entièrement guérie. — La convalescence se prolonge jusqu'aux premiers jours du mois de mai ; enfin, le 13 de ce mois, la guérison était consolidée.

187. On voit que, chez ce malade, l'emploi du quinquina parut avoir contribué à la guérison. Il est vrai qu'on n'y recourut qu'après avoir préliminairement calmé les symptômes d'irritation par les évacuations sanguines, et que le quinquina ne fut donné qu'à dose peu élevée.

Nous répèterons ici que les toniques, employés seuls, ne satisferaient pas à l'indication principale, laquelle consiste à combattre, par les antiphlogistiques, la phlegmasie primitive des viscères digestifs.

OBSERVATION XLV.

Dix-huit ans. Fièvre adynamique ou putride. — Boissons adoucissantes ; diète ; sinapismes, à diverses reprises ; vésicatoire à la nuque ; vingt-cinq sangsues (en une fois). —Convalescence longue. — Guérison, vers le commencement du troisième mois après l'entrée.

188. Michelet (J.-B.), âgé de dix-huit ans, couverturier, du département de l'Isère, d'une constitution délicate, pâle, assez grand, cheveux bruns, d'un caractère assez doux, habitant Paris depuis

trois mois, encore fatigué d'un voyage de cent cinquante lieues, vivant de mauvais aliments, ayant baigné ses pieds pendant qu'ils étaient en sueur dans les premiers jours de février, éprouva un malaise général, des lassitudes et une toux fréquente et fatigante, avec accès de fièvre quotidienne. Tel fut l'état du malade, jusqu'au 10 mars : à cette époque, Michelet, affecté d'une péripneumonie, entra à l'hôpital de la Charité. Il fut saigné trois fois en vingt-quatre heures, et sortit au bout de quatre jours, mal guéri et encore faible. Le 16 mars, un médecin prescrivit au malade l'ipécacuanha. Entré à l'hôpital Cochin le 19, il présentait les symptômes suivants: toux fréquente, crachats verdâtres, visqueux, muqueux, léger râle crépitant du côté droit, maliase général, abattement, langue sèche, blanche au milieu, rouge à sa circonférence; inappétence, soif considérable, chaleur à la région abdominale, pouls plein et fréquent. (Gomme édulc. *bis;* looch, trois bouil.)—20 et 21: même état. (Pédiluv. sinapis.)—Sommeil agité par des rêves, pendant la nuit du 21.—22 et 23: la langue, les parois de la bouche et les dents sont tellement sèches, que la parole est à peine possible; pommettes colorées, soif ardente, désir des boissons fraîches, respiration laborieuse et comme demi-convulsive : du côté droit, crépitation entrecoupée par des sons aigus, suspirieux; à gauche existe aussi une légère crépitation; crachats visqueux et rouillés, délire fugace, tendance adynamique.

Diagnostic : gastro-entérite, bronchite avec engorgement péripneumonique (sinapismes aux pieds).

Le 23, au soir : point de soulagement, selles involontaires , assoupissement , prostration , tendance des membres inférieurs à se porter vers le pied du lit , salive écumeuse à la bouche , impossibilité de l'expectoration , œil injecté , sensible au contact de la lumière; réponses incohérentes , stupeur.— 24 : la bouche est toujours inondée d'une salive que les mouvements continuels de la mâchoire inférieure , de la langue et des lèvres rendent écumeuse; réponses monosyllabiques , quelquefois exactes , mais souvent étrangères à la question ; assoupissement et prostration extrêmes, soubresauts des tendons , chaleur à la région frontale ; toute la peau est chaude , mais celle du ventre et de la poitrine est brûlante ; le pouls est tellement fréquent , qu'on peut à peine compter les vibrations de l'artère. Le soir , la congestion cérébrale est encore plus profonde ; le malade, comme insensible , ne fait aucune attention à ce qui l'environne ; il est indifférent sur son propre état ; yeux à demi fermés et chassieux.— Le 25 : un peu d'amélioration. Dans la nuit, délire; le malade sort deux fois de son lit.— 26 : soif ardente , chaleur brûlante à l'abdomen, soubresauts dans les tendons, secousses convulsives des doigts, comme s'ils étaient frappés d'une commotion électrique ; œil moins injecté , réponses assez justes , oubli de ce qu'il a fait la veille. (Les vésicatoires suppurent bien.)—Le 27 : point de délire, fonctions cérébrales engourdies, tremblotement de tous les muscles, œil fixe, assoupissement, langue sèche et limoneuse, soif continuelle. (Vingt-cinq sangsues sur le ventre.) Le soir : amélioration, réponses plus faciles, mais toujours un peu incohérentes ; stupeur moins marquée.— Le 28 : soupirs et gémissements continuels, trouble des fonctions intellectuelles, réponses tardives et pour ainsi dire distraites ; la congestion cérébrale continue. — Le 29 : confusion des idées, prostration, supination et assoupissement ; face décomposée, pommettes et apophyses zygomatiques saillantes, yeux entr'ouverts, regard triste, abattu ; langue sèche, fuligineuse, ainsi que les dents. (Vésic. nuque.)— Le 30 : toujours assoupissement, soubresauts des tendons, pouls fréquent, tremblottant, analogue au frémissement d'une corde qui vibre, soupirs, toux assez fréquente. Le malade dit se bien porter ; le pansement des vésicatoires lui fait éprouver de la douleur : langue moins croûteuse. (Sinapismes.)— Le 31 : haleine fétide, soif, ballonnement et chaleur du ventre, réponses justes. (Limonade vineuse.)—Le soir : la langue est plus chargée, le pouls plus fréquent ; le malade est assoupi ; les yeux sont entr'ouverts, le globe oculaire est tourné en haut, l'haleine est plus fétide, la peau est chaude et halitueuse, le malade cherche le frais, se découvre à chaque instant la poitrine, et sort les bras du lit ; il a toute sa connaissance. — 1er et 2 avril : le malade refuse la limonade vineuse ; la toux est beaucoup plus fréquente et le fatigue considérablement.— Le 3 : amélioration sensible ; selles liquides.(Décoction blanche.)— Le 4 : prostration moins grande, cessation de l'assoupissement, sens plus animés, forces moins abattues, fièvre peu vive, langue belle, mais encore rouge et un peu sèche ; désir des aliments ; symptômes du catarrhe pulmonaire presque nuls. (Trois bouil., un peu de gelée de groseille.) Le 5 : le malade a bien dormi ; peu de toux, facultés intellectuelles en bon état, convalescence commençante.—6, 7, 8, 9, 10, 11, 12 : la convalescence continue ; deux ulcérations qui s'étaient formées au sacrum se cicatrisent promptement ; appétit très vif ; cependant on ne donne encore que du bouillon, du potage et quelques pruneaux.— Du 13 au 15 : les forces se rétablissent, le malade se lève un peu, il mange un peu de pain et de purée.— Du 15 au 20 : les vésicatoires se cicatrisent ; peau fraîche, légère céphalalgie sus-orbitaire. (Côtelette sans vin.)— Le 23 : la sœur de la salle lui donne un quart de vin.—Le soir : langue rouge, état fébrile très prononcé (cent cinq pulsations par minute.)— 24 et 25 : on défend sévèrement l'usage du vin.— Le pouls perd de sa fréquence.— 26 : le pouls bat encore cent cinq fois par minute. (On ne permet que des bouillons et des potages.) Ce régime, continué jusqu'au 1er mai, dissipe les symptômes d'irritation; cependant le pouls conserve de la fréquence.—On remet le malade au quart d'aliments, sans qu'aucun accident reparaisse. Enfin, on en augmente peu à peu la quantité : en même temps le malade recouvre ses forces, reprend son embonpoint, et la peau qui était comme collée aux muscles, semble s'en éloigner et devenir plus mobile. Le malade marche long-temps sans se fatiguer. — Du 16 au 25 mai : le pouls perd de sa fréquence et la guérison se consomme.

Le 14 juin, le malade demande sa sortie ; à cette époque le pouls était enfin revenu à son rhythme naturel, la démarche était vive et bien assurée, et les forces ainsi que l'embonpoint étaient parfaitement rétablis.

189. Les onze observations que je viens de présenter suffisent pour démontrer que le régime et les moyens antiphlogistiques, sagement dirigés, peuvent triompher de la fièvre dite adynamique, même dans les cas où les symptômes offrent une gravité des plus alarmantes.

Il est bien vrai que plusieurs des sujets atteints de cette effrayante maladie, succombent malgré l'emploi de la méthode antiphlogistique; mais cette triste vérité prouve combien est dangereuse la maladie, et non qu'il faut regarder la méthode indiquée comme inutile ou même nuisible. Quoi! parceque la saignée ne guérit pas toutes les péripneumonies, irons-nous en conclure que ce moyen est superflu ou même pernicieux dans le traitement de ces maladies.

Chez tous nos malades, la convalescence a été longue, pénible, orageuse; mais ce n'est pas le traitement, c'est la maladie elle-même qu'il faut accuser de cette circonstance. On conçoit, en effet, que le traitement le plus rationnel, confié aux mains les plus habiles, ne saurait faire disparaître en quelques jours une maladie qui, comme nous l'avons prouvé par les faits les plus nombreux, a déterminé une désorganisation profonde des viscères digestifs : ne serait-il pas absurde de le penser? Autant vaudrait croire que des plaies, ou des ulcérations multipliées de la peau, sont susceptibles de guérir en quelques jours. Que si ces dernières affections, malgré toutes les ressources de la médecine et de la chirurgie, ne sont entièrement dissipées qu'au bout de plusieurs semaines, certes, il ne faut pas être surpris de ce que les ulcérations et les autres altérations organiques, qui constituent essentiellement la maladie qui nous occupe, exigent plusieurs semaines pour leur complète guérison, et de ce que la convalescence se prolonge pendant un espace de temps considérable.

Il est donc de la nature de la variété de fièvre adynamique dont il s'agit ici, de n'être parfaitement guérie qu'au bout d'un temps assez long. Il ne peut en être autrement, puisque les ulcérations intestinales exigent pour leur cicatrisation un temps d'autant plus long, qu'elles ne se prêtent pas, comme celles de la peau, à l'application des moyens thérapeutiques les plus efficaces en pareil cas, c'est-à-dire des moyens chirurgicaux.

Il est si vrai que la longueur de la guérison tient à la circonstance que nous venons d'exposer, que, si cette circonstance n'existait pas, rien ne serait plus facile que d'obtenir une guérison des plus rapides. C'est précisément ce qui arrive dans les cas où, au lieu d'une fièvre dite adynamique, le médecin combat une fièvre dite bilieuse. Celle-ci disparait complètement, au bout de quelques jours d'un traitement bien ordonné. Il n'est pas de praticien qui ne possède un grand nombre de faits à l'appui de cette assertion. Or, pourquoi cette différence entre la durée de la guérison de ces deux fièvres? C'est que l'une (la fièvre bilieuse) ne consiste que dans une irritation qui n'a point encore produit la désorganisation ulcéreuse de la membrane muqueuse digestive, tandis que l'autre (la fièvre adynamique) suppose constamment non une simple phlogose, mais une phlegmasie terminée par ulcération, suppuration, ou même gangrène de la membrane indiquée.

CONCLUSION

SUR LA FIÈVRE DITE ADYNAMIQUE OU PUTRIDE.

190. 1° Cette maladie consiste en une irritation du système circulatoire, compliquée d'une altération constante du sang.

2° Elle peut être la suite de toutes les phlegmasies, terminées par la désorganisation putride des parties enflammées.

3° Néanmoins, de toutes ces phlegmasies, celle qui la produit le plus ordinairement, est l'inflammation de l'estomac et des intestins;

4° Quand elle est le résultat de cette dernière, constamment elle a été précédée des symptômes caractéristiques de la fièvre bilieuse ou gastrique des auteurs.

5° L'altération du sang, qui se rencontre dans la fièvre dite putride, n'a pas encore été suffisamment étudiée; toutefois, nous savons que, dans cette maladie, le sang a perdu, en plus ou moins grande partie, sa *plasticité*, et qu'il ressemble à celui des animaux dans les veines desquels on a introduit des matières putrides.

6° L'altération du sang, quelle qu'elle soit, dans les cas que nous avons examinés jusqu'ici, est consécutive à une phlegmasie désorganisatrice plus ou moins étendue; car ce sont les parties désorganisées par l'inflammation qui constituent elles-mêmes une sorte de foyer putride, d'où naissent les phénomènes consécutifs auxquels on a donné le nom de *putrides*.

7° Il est vraisemblable que les phénomènes putrides dépendent de l'absorption d'une certaine quantité des matières provenant du foyer de la désorganisation. S'il en est réellement ainsi, l'absorption fait en quelque sorte l'office d'une injection artificielle de matières putrides dans le sang. Cette absorption, si j'ose le dire, est elle-même une espèce d'injection, dont la nature s'est chargée de faire seule tous les frais.

CHAPITRE V.

DES FIÈVRES MALIGNES OU ATAXIQUES.

Considérations préliminaires.

191. — « C'est une heureuse ressource pour un » esprit peu exact et peu propre à mettre de la » justesse dans les expressions, que l'usage de » certains termes d'une signification indéterminée, » et qu'on peut employer à tout propos sans crainte » d'être trouvé en défaut : telle est la dénomina- » tion de fièvre maligne..... »

192. C'est par cette réflexion judicieuse que M. Pinel commence l'histoire des fièvres dites malignes ou ataxiques. Malheureusement cette réflexion s'applique avec autant de justesse à l'expression de fièvre ataxique qu'à celle de fièvre maligne. Car, s'il est en médecine *un terme d'une signification* vague et *indéterminée*, c'est, sans contredit, celui d'*ataxique*, que Selle a le premier employé pour caractériser un ordre particulier de *fièvres*. Cette dénomination, effectivement, ne fait connaître ni le siége, ni la nature de la maladie. Or, qu'est-ce qu'une dénomination à laquelle on ne peut rattacher ni le siége, ni la nature de la maladie qu'elle sert à désigner ?

193. Il est bien étonnant que l'illustre auteur

de la Nosographie philosophique ait adopté l'expression d'*ataxique*, lui à qui l'ouverture des corps avait fait reconnaître que, dans la fièvre qui porte ce nom, l'encéphale offre « des lésions » diverses, telles que, des épanchements séreux » dans les ventricules du cerveau; d'autres fois » tous les caractères d'un état inflammatoire des » méninges, devenues opaques et épaisses, avec » exsudation d'une substance concrète; l'injection » des vaisseaux des méninges et du cerveau, l'aug» mentation de consistance de la pulpe cérébrale. » En un mot, ajoute M. Pinel, le siége de la ma» ladie s'est toujours manifesté jusqu'ici dans la » cavité encéphalique; ce qui s'accorde d'ail» leurs avec les anomalies des systèmes nerveux et » musculaire, qui forment le caractère particulier » des fièvres ataxiques (1). »

194. D'après ce passage extrêmement remarquable, on voit que M. Pinel, éclairé par l'ouverture des corps, place dans le cerveau le siége de la fièvre ataxique, et qu'il a trouvé toutes les traces d'une inflammation de cet organe chez les sujets morts de la maladie que nous venons de nommer. Or, je le demande maintenant à tous les vrais observateurs, l'anatomie pathologique ne confirme-t-elle pas, de la manière la plus positive, les idées de M. Pinel, telles que je les ai présentées textuellement dans le passage que j'ai cité tout à l'heure?

(1) *Nosographie philosophique*, 5e édit., tom. I, pag. 163.

195. Qui croirait que ce célèbre auteur, après une semblable profession de foi, a pu classer la fièvre ataxique parmi des fièvres essentielles, et la considérer comme indépendante de toute phlegmasie? Nouvel exemple des étranges contradictions dans lesquelles notre esprit se laisse trop souvent entraîner!

196. Plusieurs médecins, et, entre autres, Willis et Huxham, ont donné le nom de *nerveuses* aux fièvres dites malignes ou ataxiques; d'autres les ont appelées *cérébrales* : ces adjectifs ont du moins l'avantage d'indiquer le siége de la maladie et de rallier les symptômes aux organes souffrants.

197. Nous allons prouver, par des faits, que les symptômes *malins* ou *ataxiques* dépendent essentiellement d'une irritation plus ou moins intense de l'appareil cérébro-spinal. Cette irritation est tantôt primitive ou *idiopathique* et tantôt consécutive ou sympathique.

198. Toutes les phlegmasies violentes et étendues peuvent faire naître les phénomènes ataxiques, ou, ce qui est la même chose, déterminer une encéphalite sympathique. C'est à tort que l'on voudrait accorder à la gastro-entérite exclusivement ce funeste privilége. Toutefois, cette dernière phlegmasie est certainement l'une de celles qui développent le plus fréquemment l'irritation sympathique du cerceau et de ses annexes.

M. Boisseau a dit, avec raison, que « la fièvre » ataxique est une encéphalite quelquefois primi- » tive, plus souvent secondaire, soit à une gas-

» tro-entérite, soit à une pneumonite, soit à une » métrite, soit à une péritonite, etc. (1). »

ARTICLE PREMIER.

OBSERVATIONS DE FIÈVRE ATAXIQUE.

OBSERVATION XLVI.

Vingt-deux ans. Fièvre ataxique, suite d'une méningo-encéphalite idiopathique ou primitive. — Mort, le quatrième jour après l'entrée à l'hôpital. — Rougeur, injection des méninges et de la substance cérébrale; épanchement d'une sérosité trouble dans la cavité de l'arachnoïde et dans les ventricules cérébraux.

199. Lenoir (Éléonore), âgée de vingt-deux ans, d'un tempérament vigoureux et sanguin, arrivée à Paris depuis dix-huit mois, était tourmentée par les chagrins d'un amour contrarié, et peu abondamment réglée. A l'époque des menstrues, elle ressentait des étourdissements, de la pesanteur de tête et un malaise général.

Le 10 avril 1822, comme elle prenait un pédiluve sinapisé, pour apaiser une violente céphalalgie, elle éprouva une congestion cérébrale violente. — Le soir, un délire violent, de l'agitation et de la fièvre se déclarèrent. Le moindre bruit, l'attouchement le plus léger, lui causaient des tressaillements, des mouvements convulsifs et des secousses comme électriques. — Le 11, on lui appliqua quelques sangsues, on lui fit prendre une potion calmante avec du sirop de quinquina,

(1) *Pyrétologie*, pag. 324, 2e édit.

et on lui mit des vésicatoires aux jambes. — Le 12, elle fut apportée à l'hôpital Cochin dans l'état suivant : délire, parole mal articulée, lente, *modulée*, et comme *chantante ;* visage étonné, stupide ; œil à demi fermé, rouge, très sensible au contact de la lumière ; nulle réponse aux questions ; agitation générale, refus des boissons ; la malade pousse de fréquents gémissements, et porte automatiquement la main à sa tête ; peau chaude et sèche, rougeur de la pointe de la langue, pouls dur, battant soixante-dix-sept fois par minute. (Saignée de trois palettes, limonade, diète.) — Dans la journée, les symptômes d'irritation alternent avec ceux de *collapsus*. — 13 : pas de changement. (Vingt-cinq sangsues à la tête, petit-lait émétisé, lavement avec vin émétique trouble.) Le pansement des vésicatoires est très douloureux, et fait pousser des cris à la malade. — Dans la journée, alternatives d'assoupissement et de délire, d'agitation et d'immobilité ; mouvements convulsifs des yeux, pouls constamment fréquent, mais tantôt plus, tantôt moins ; trismus, fièvre brûlante, peau tantôt couverte de sueurs abondantes, et tantôt d'une sècheresse extrême ; visage plus ou moins injecté, parfois d'un rouge pourpre. — 14 : la malade semble comprendre les questions, et y répond par des mouvements de tête ou par les mots *oui* et *non ;* d'ailleurs, même état. (Ventouses scarifiées à la nuque.) — Quelque temps après l'application des ventouses, la malade parle plus librement, mais toujours avec langueur ;

respiration précipitée, sueurs au visage; cent soixante pulsations du pouls, immobilité de la pupille, résolution des membres.—A quatre heures du soir : parole nette, réponses exactes, regard plus animé, cessation du trismus, pouls à cent cinquante pulsations ; la malade dit qu'elle souffre à la tête, et avoue qu'elle a éprouvé de grands chagrins ; elle ne se souvient pas de ce qui lui est arrivé depuis son entrée à l'hôpital, et conserve d'ailleurs la mémoire des évènements antérieurs. Elle passe la nuit en poussant des cris plaintifs.— 15 : les cris continuent; abattement profond, presque nulles réponses aux questions, pouls extraordinairement fréquent, langue sèche, soif continuelle, peau brûlante, tressaillements et secousses convulsives des muscles et des tendons. — A midi, il survient tout-à-coup de l'oppression; la face devient violette; la malade a des hoquets et des éructations; elle éprouve une espèce de constriction à la gorge, et meurt comme suffoquée.

Autopsie cadavérique, vingt heures après la mort.

1° *Habitude extérieure.* Rigidité cadavérique très forte; cadavre bien conformé et encore gras.— 2° *Organes encéphaliques.* En retirant le cerveau de l'intérieur du crâne, il s'écoule une sérosité trouble et beaucoup de sang; les vaisseaux des méninges sont considérablement injectés; la pie-mère est gorgée de sang; la substance cérébrale est molle, et la rface des incisions qu'on y pratique se couvre nnombrables gouttelettes de sang; les ventri-les cérébraux sont distendus par une grande antité de sérosité trouble et un peu rougeâtre; cumulée dans le quatrième ventricule, elle a ulevé les membranes qui recouvrent le bulbe de moelle, et semble comprimer cette partie. (La antité de cette sérosité peut être évaluée à un rre.) Injection des vaisseaux qui rampent à la rface inférieure des ventricules latéraux. — *Organes respiratoires et circulatoires.* Le larynx, trachée et les bronches contiennent des muco-és filantes, un peu liquides. (Peut-être s'est-il troduit dans ces parties une petite quantité de tisane qu'on s'efforçait de faire boire à la ma-le.) A la surface de la plèvre, et dans la sub-nce même des poumons, existent de très nom-euses granulations, demi-transparentes, comme stallines, du volume d'un grain de millet; le enchyme pulmonaire est rouge et *crépite* d'ail-rs parfaitement. — Le péricarde contient environ ux cuillerées de sérosité; le cœur est plutôt petit e volumineux; ses cavités contiennent peu de g, et ses ouvertures sont dans l'état naturel. 4° *Organes abdominaux.* Estomac et duodénum ns; rougeur et injection de quelques anses de testin grêle; cæcum sain, colon rosé et rempli matières fécales dures.

:00. Les exemples de fièvre ataxique, par suite ne irritation primitive ou idiopathique de l'en-hale, ne sont pas aussi rares que quelques médecins semblent le croire. On pourra se convainc de la vérité de cette assertion, en consultant l divers ouvrages qui ont été publiés dans ces de niers temps, sur l'inflammation du cerveau et ses dépendances, et, entre autres, celui MM. Parent du Châtelet et Martinet, sur l'aracl nitis; les lettres de M. le professeur Lallemand s l'encéphale, les recherches de M. Senn sur la m ningite aiguë des enfants. J'ai moi-même consig plusieurs observations de fièvres ataxiques, produit par une irritation primitive de l'appareil encéph lique, dans mon Traité de l'encéphalite (1). (*Voy* les observations IV, V, VI, VII, VIII, IX, X, XV, XV XVIII, XIX, XXII, XXIII, XXVIII, XXXI, XXXIV, XXX de ce traité.)

201. Au reste, comme ce sont les irritatio sympathiques, bien plus que les irritations p mitives de l'encéphale, qui ont été trop long-tem méconnues par les auteurs; comme ce sont elles pl particulièrement qui ont été décrites sous le no de fièvres *ataxiques essentielles*, nous ne croyons p devoir multiplier ici les exemples de fièvre ata: que déterminée par une phlegmasie primitive l'appareil encéphalique, et nous allons sur-le-chan en rapporter de fièvres ataxiques causées par une ritation consécutive ou sympathique de cet app reil.

202. Je présenterai, de préférence, des exemp de symptômes ataxiques consécutifs à une phl

(1) *Traité clinique et physiologique de l'encéphalite et ses suites*, 1 vol. in-8°. Paris, 1825, chez Baillière.

sie gastro-intestinale ; car personne n'ignore que ;t surtout ce point de pathologie qui a excité plus vives discussions, et qui réclame encore le s impérieusement les lumières de l'observation iique.

OBSERVATION XLVII.

-sept ans. Fièvre ataxo-adynamique, suite d'une gastro-ıtérite compliquée de méningo-encéphalite. — Mort le xième jour après l'entrée. — Ulcérations, rougeur, paississement, etc., de la membrane muqueuse digestive. - Rougeur, injection, épaississement des méninges, vec épanchement de sérosité dans l'arachnoïde et les entricules ; injection de la substance cérébrale.

103. Ricard (Léonard), âgé de dix-sept ans, n tempérament sanguin, brun et fortement ıstitué, était malade depuis cinq jours, lors-il entra à l'hôpital Cochin, le 28 septembre 12. L'invasion fut marquée par des frissons, violente céphalalgie, des douleurs dans tout ıdomen, et la fièvre. Le délire s'est manifesté 27.

28 septembre : le malade ne répond presque aux questions qu'on lui fait ; il prononce quel-es mots sans suite, tels que, ma mère, cam-gne, etc..... Face très animée, vultueuse ; cé-alalgie : langue et lèvres sèches, plus pâles que ıges ; soif ardente, dévoiement, pouls très fré-ent, petit et dur ; peau chaude et sèche, pros-tion. (Gomme édulcorée, trente sangsues sur ventre, diète.) — Le soir : visage animé ; le

malade refuse de tirer la langue ; il ne répon presque point, cependant il dit que le mal est l (il montre son ventre); moiteur de la peau, poul plus développé que le matin, très fréquent. — 29 la nuit a été mauvaise; agitation, délire, fièvr vive, face injectée. (Trente sangsues sur le ventre foment.; sinapismes aux pieds.) — 30 : peu de changement. (Huit sangsues à chaque tempe, lavement.) — 1er octobre : face moins colorée sueurs abondantes; le malade répond aux questions (Vésicat. aux cuisses, lavem. huileux.) — 2 : retou du délire, respiration gênée, demi-convulsive sueurs abondantes, pouls d'une extrême fréquence peu développé, mais résistant. (Huit sangsues chaque tempe.) — 3 : continuation du délire refus des boissons, contraction des muscles de l face, quand on presse le ventre; langue rouge, lisse à la pointe, pas très sèche ; pouls très fréquent irrégulier. (Douze sangsues aux tempes, comp trempées dans l'oxycrat sur le front, fomentatio sur l'abdomen, diète, lavement.) — Le soir : sueur abondantes, face pâle, respiration très fréquente contraction en divers sens des muscles de la face agitation des yeux, pupilles dilatées, soubresaut des tendons, soupirs, pouls à peine sensible. (Sinapismes aux jambes et vésicatoire au cou.) — Mort, à six heures du soir, avec quelques secousse dans les membres.

Autopsie cadavérique, dix-huit heures après la mort.

1° *Habitude extérieure.* Cadavre d'un jeune homme bien conformé, mort de maladie aiguë pourvu d'une assez grande quantité de graisse ; muscles bien développés, rouges et fermes ; ventre tendu, sonore à la percussion. — 2° *Organes encéphaliques.* — Beaucoup de sang s'écoule à la section du cuir chevelu ; la surface interne de la dure-mère offre, à gauche, une rougeur uniforme, comme si elle eût été légèrement teinte de sang. L'arachnoïde et la pie-mère sont très vasculeuses et rouges, surtout à la partie supérieure et externe des hémisphères cérébraux ; l'arachnoïde paraît un pen épaissie ; sa texture est assez résistante. Il existe à la base du crâne un léger épanchement de sérosité ; il s'en écoule environ un demi-verre du canal rachidien ; les ventricules en contiennent une cuillerée ; le quatrième est un peu dilaté. La substance cérébrale est d'une consistance notable, celle du cervelet est moins ferme ; la surface des incisions qu'on pratique dans l'une et l'autre, se couvre d'abondantes gouttelettes de sang.— 3° *Organes abdominaux.* Le péritoine viscéral présente une très belle injection, moins marquée toutefois sur les intestins grêles que sur les autres viscères abdominaux ; le péritoine pariétal est moins injecté, excepté celui du petit bassin, qui est rosé. — Les ganglions mésentériques rouges, friables, sont développés, surtout vis-à-vis les dernières circonvolutions de l'iléon. — Le foie et la rate sont gorgés de sang, les reins en contiennent beaucoup ; le tissu du foie est un peu mou, et facile à écraser.—L'estomac est généralement blanc ; on remarque seulement, à gauche de l'orifice œsophagien, une surface peu étendue rouge, comme si elle était piquetée de sang. L'intestin grêle contient une assez grande quantité de bile, qui a coloré sa surface, et qui est mêlée à de la mucosité ; la membrane muqueuse du duodénum est rouge dans l'étendue d'environ trois pouces ; le jéjunum et les trois quarts de l'iléon sont blancs ; le quart inférieur de celui-ci est le siége d'une injection vive, qui offre des interruptions : on y voit des ulcérations multipliées, de l'étendue d'une pièce de cinq sous, à fond rouge et fongueux, et à bords relevés. Le gros intestin contient beaucoup de matières fécales, il est généralement rouge, parsemé de plaques d'une teinte plus foncée, et qui l'est d'autant plus qu'on approche davantage du rectum : celui-ci présente une couleur lie de vin. La membrane muqueuse se détache très facilement dans les endroits les plus injectés, et laisse au-dessous d'elle des capillaires très multipliés ; il n'existe aucune ulcération dans cette portion du tube digestif. — 4° *Organes respiratoires et circulatoires.* Plèvres légèrement injectées, ne contenant point de sérosité ; poumons parfaitement sains, rosés, bien crépitants : leur bord postérieur est gorgé de sang ; à la surface de ces organes se présentent de petites vésicules remplies d'air, que l'on fait facilement circuler sous la plèvre ; de nouvelles vésicules se forment, en pressant le tissu du poumon. Les bronches contiennent une grande quantité d'un liquide spumeux; leur membrane muqueuse est d'une rougeur assez prononcée. Le péricarde renferme une cuillerée de sérosité. Le cœur, du volume du poing du sujet, contient quelques caillots de sang. Le ventricule gauche est hypertrophié aux dépens de sa cavité, qui peut à peine recevoir le doigt indicateur : ses parois ont une épaisseur de dix lignes vers la base, et de cinq à six vers la pointe ; les orifices sont dans l'état normal, excepté l'orifice auriculo-ventriculaire droit, qui est sensiblement agrandi. L'aorte et les gros vaisseaux contiennent du sang, en partie liquide et en partie coagulé. La première est d'un petit calibre dans toute son étendue.

OBSERVATION XLVIII.

Trente ans. Fièvre ataxo-adynamique, suite d'une gastro-entérite compliquée de méningo-encéphalite. — Mort, le douzième jour après l'entrée. — Ulcérations, épaississement fongueux, rougeur, injection, etc., de la membrane muqueuse digestive. — Rougeur, injection considérable des méninges et de la substance cérébrale, avec augmentation de la densité de cette dernière, et sans épanchement notable de sérosité.

204. Blater (Jacques), âgé de trente ans, brun, très fortement constitué, était malade depuis quinze jours, lorsqu'il entra à l'hôpital Cochin, le 16 octobre 1822. La maladie avait débuté, sans

cause connue, par une violente céphalalgie, des frissons, des douleurs abdominales, des vomissements et du dévoiement.

A l'entrée du malade, nous observâmes les symptômes suivants : prostration *adynamique*, visage étonné, injecté ; langue rouge et sèche, soif, anorexie, nausées sans vomissements, peau chaude et sèche, pouls fréquent, souple et développé ; toux, crachats muqueux, adhérents au vase, légèrement tachés de sang ; nulle douleur dans la poitrine, respiration *sonore* dans toute l'étendue de cette cavité. (Gomme édulcorée, diète.) — Le 17 : la fièvre est très vive. (Vingt sangsues à l'épigastre, trois bouillons.) — Le 18 : fièvre brûlante, langue rouge, nette, d'une sècheresse extrême ; soif ardente, pouls fort et développé, décubitus en supination. — Le 19 : oppression, dilatation des ailes du nez pendant l'inspiration, sorte de matière pulvérulente à l'entrée des narines, râle sonore et comme musical dans les deux côtés de la poitrine, en même temps léger râle trachéal, affaissement extrême avec raideur et développement du pouls. (Gomme, looch.) — Le 20 : douleur au ventre et à la tête, grincements de dents, haleine fétide, pouls moins développé. — Le 21 : respiration toujours embarrassée, ventre ballonné. (Vingt-cinq sangsues sur l'abdomen.) — Le 22 : peu de soulagement, visage pâle, affaissé ; râle sonore, pouls encore développé. — Le 23 : l'oppression continue, bien que la poitrine résonne partout. (Vésicatoire à la partie antérieure du thorax.) — Le 24 : ventre ballonné, rendant un son tympanique quand on le frappe; langue rouge et sèche, altération des traits, tremblements des membres, pouls encore grand, fréquent et comme redoublé (*bisferiens*). — Le 25 : parole mal articulée, secousses dans les tendons. (Vésicatoires aux jambes.) Le soir : soubresauts continuels dans les tendons, flexion *spasmodique* des avant-bras, qui résistent fortement à l'extension. — Le 26 : visage décomposé, agité de mouvements convulsifs; lèvres croûteuses, selles involontaires, râle sonore; le malade garde un morne silence; il paraît encore comprendre les questions qu'on lui adresse, mais il n'y répond que par des monosyllabes inintelligibles. Le soir : on observe tous les signes d'une fureur frénétique; le visage offre un aspect effrayant, les sourcils sont froncés, le regard fixe et farouche, l'œil rouge et injecté; les bras sont fléchis au-devant de la poitrine, les poignets rapprochés du menton et agités de tremblements; le pouls paraît avoir perdu de sa grandeur, mais il est difficile de bien l'explorer, à cause des soubresauts des tendons qui environnent l'artère, et qui forment des espèces de cordes raides et tendues. (Potion avec le musc.) — Le 27 : tremblotement général, carphologie, serrement des mâchoires, convulsions des muscles des lèvres, du sourcil et de la face; yeux injectés, nez effilé, dilatation de ses ailes; sueur générale très abondante, formant, par sa vaporisation, une sorte d'atmosphère autour du malade; pouls très fréquent, mou et comme fluctuant. (Vésicatoire à la nuque, musc, dix grains.) Dans la journée, l'agitation augmente; le malade saisit et tire tous les objets qui lui tombent sous les mains, et l'on est obligé de le lier. Il fait des efforts continuels pour se débarrasser de ses liens, son corps est agité d'un spasme universel, tous ses traits expriment une fureur frénétique.... Il succombe enfin à huit heures du soir, après une effayante et convulsive agonie.

Autopsie cadavérique, trente-six heures après la mort.

1° *Organes encéphaliques.* Crâne arrondi, bombé aux régions temporales. La dure-mère correspondante à ces régions offre une teinte rouge très prononcée. L'arachnoïde et la pie-mère sont généralement injectées, mais surtout à la base du cervelet et autour du mésocéphale. La pie-mère, qui s'insinue dans les anfractuosités cérébrales, est comme infiltrée de sang. Les ventricules et la base du crâne contiennent à peine une demi-cuillerée de sérosité rougeâtre. La substance cérébrale, d'une consistance plus considérable que dans l'état normal, présente une teinte rosée: de nombreuses gouttelettes sanguines distillent de la surface des incisions qu'on y pratique. La rougeur est plus marquée dans les corps striés, les couches optiques et le cervelet, que partout ailleurs. Les circonvolutions externes des lobules moyens du cerveau sont très développées. — 2° *Organes abdominaux.* L'estomac contient des matières liquides qui répandent une forte odeur de musc ; sa membrane muqueuse est généralement rosée ; mais la rougeur et l'injection, plus marquées à la partie moyenne de ce viscère, établissent une espèce de ligne de démarcation entre les portions splénique et pylorique. Dans la région splénique, se remarquent des sillons blanchâtres qui semblent résulter de l'érosion de la membrane muqueuse. L'intestin grêle, à partir du pylore, est rempli d'une matière bilieuse, verte, surtout vers le cæcum, et qui a fortement *teint* la membrane muqueuse, dont je ne pus bien voir la couleur qu'après plusieurs lavages. Cette couleur est rosée jusqu'au milieu de l'iléon, où elle se dissipe, pour reparaître avec plus d'intensité vers la fin de cet intestin : elle devient même brune à la région de la valvule iléo-cæcale, où l'injection est très abondante : d'ailleurs, les dernières anses de l'iléon sont d'un rouge foncé, même à l'extérieur. La membrane muqueuse, épaissie, fongueuse, boursouflée, comme infiltrée de sang, facile à détacher, est *percée*, pour ainsi dire *de part en part*, par quelques ulcères peu étendus, et à bords relevés. Dans le reste de cet intestin, on trouve un grand nombre de plaques saillantes à son intérieur, les unes rouges, les autres pâles ; plusieurs d'entre elles sont ulcérées à leur centre : en les raclant, on les transforme en une surface ulcéreuse ; elles constituent, peut-être, moins des commencements d'ulcération, que les rudiments d'une cicatrice encore fongueuse, et dont les bords sont plus saillants que le fond. Au moyen d'une traction légère, on peut enlever de vastes lambeaux de la membrane muqueuse. Le cæcum et le colon contiennent des matières analogues à de la moutarde, et sont distendus par des gaz d'une insupportable fétidité : la matière fécale s'épaissit vers la fin du gros intestin, qui est contracté. La membrane muqueuse, injectée, rouge, ou plutôt rosée, est parsemée de petits ulcères, semblables à des aphthes, et de quelques érosions superficielles, formant des sillons blanchâtres, tels que ceux rencontrés à la région splénique de l'estomac : les ulcères occupent particulièrement le cæcum. Les ganglions mésentériques généralement, et ceux qui avoisinent les dernières circonvolutions de l'intestin grêle particulièrement, sont engorgés, rouges, injectés, faciles à écraser, et plusieurs ont le volume d'une grosse olive. La vessie, contractée, ridée, épaisse et charnue, contient quelques gouttes d'urine trouble : sa membrane muqueuse est d'un rouge rosé.—3° *Organes circulatoires et respiratoires.* Les poumons, volumineux, rosés à leur partie antérieure, sont crépitants, excepté à leur bord postérieur, qui est gorgé de sang et d'une couleur violacée : là, leur texture celluleuse se distingue encore, et leur substance se déchire moins facilement que dans l'engorgement *péripneumonique.* Les ganglions bronchiques, un peu gros, sont d'un noir foncé. Les bronches et leurs ramifications, recouvertes d'un mucus sanguinolent, ont une teinte rosée : les cavités de la plèvre contiennent environ un verre d'une sérosité rougeâtre. Le cœur, robuste, bien conformé, est rempli d'un sang liquide, noir: la membrane interne de ses cavités est d'un rouge brun.

OBSERVATION XLIX.

Vingt-un ans. Fièvre ataxo-adynamique, suite d'une gastro-entérite compliquée de méningo-encéphalite. —Mort, le cinquième jour après l'entrée, et le neuvième après l'invasion de la maladie. — Ulcérations, épaississement fongueux et comme cancéreux, rougeur, injection, etc., de la membrane muqueuse digestive. — Rougeur, injection très forte des méninges et de la substance cérébrale, avec augmentation de la consistance de cette dernière, et sans épanchement notable de sérosité.

205. Martinet (Jean), âgé de vingt-un ans, maçon, d'une constitution robuste, très développé pour son âge, d'un tempérament sanguin-nerveux, habitant Paris depuis environ deux ans, exposé à de fréquentes alternatives de chaud et de froid, était, depuis quelque temps, affecté de profonds chagrins, lorsque, le 1er avril 1822, il ressentit tout-à-coup de violents frissons, avec céphalalgie, lassitudes et malaise général. Une véritable fièvre se déclare: le malade tousse, perd l'appétit, éprouve une soif vive, et se plaint de coliques passagères. Deux jours se passent dans cet état. Le 3e, il survient des alternatives de prostration et d'agitation, les douleurs abdominales, et une fièvre des plus ardentes. — La nuit du 4 au 5 fut très agitée; le

malade ne cessa de crier et de délirer. Le 5, il fut apporté à l'hôpital Cochin. Voici ce que nous observâmes. Douleur dans tout l'abdomen, mais particulièrement dans la région des reins; langue rouge, sèche; soif ardente, lèvres et dents couvertes d'une croûte brunâtre; visage pâle, traits contractés et comme *étonnés*, regard fixe et farouche, céphalalgie, délire, tremblements convulsifs des membres, peau chaude et sèche, pouls très fréquent, dur, et assez développé; toux rare. (Trente sangsues sont appliquées sur le ventre: quinze y avaient déjà été appliquées avant l'entrée à l'hôpital.) Le soir: aucune amélioration. Dans la nuit, le malade, agité d'un délire furieux, refuse de répondre aux questions qu'on lui fait, pousse des cris et s'efforce de sortir du lit. — 6, au matin: le délire continue, les conjonctives sont injectées, rouges, arrosées de larmes abondantes, qui ruissellent sur les joues; le malade s'agite, pousse des cris horribles, s'échappe de son lit, et court dans la salle. (On est obligé de le retenir dans son lit, en lui liant le corps, les bras et les jambes.) Irrité des liens dont il est entouré, il fait de violents efforts pour les rompre et se précipiter de nouveau hors du lit. La pupille gauche est plus dilatée que la droite; air morne, sombre, inquiet; sourcils fortement contractés, gestes et propos menaçants, serrement des mâchoires avec refus opiniâtre de les ouvrir quand on lui présente à boire, soubresauts des tendons, pouls dur, vif, fréquent, comme *convulsif*. (Sinapismes aux pieds, saignée de la saphène, limonade tartarique, diète.) Le malade reste assez tranquille dans la journée, son ventre se tuméfie. La nuit se passe au milieu d'un délire calme, alternant avec un état d'assoupissement passager. — Le 7 : tremblement convulsif universel, secousses dans les tendons, mouvements convulsifs des muscles zygomatiques et de l'orbiculaire des lèvres ; ces phénomènes spasmodiques alternent avec l'assoupissement. Dans la journée, on lui applique successivement des sinapismes aux pieds, des vésicatoires aux jambes, et de la glace sur la tête ; cependant les symptômes persistent. Le malade grince des dents, serre les mâchoires, et ne les ouvre que dans les moments où une soif ardente ne lui permet pas de refuser les boissons qu'on lui offre : son visage porte l'empreinte d'une fureur concentrée ; il garde un silence farouche, qu'il rompt de temps en temps pour proférer des paroles menaçantes. Dans la nuit : agitation ; délire ; puis abattement, état comateux. — Le 8 : assoupissement continu ; si l'on en fait sortir le malade, ce qui est assez difficile, les tremblements convulsifs se manifestent de nouveau ; les yeux sont larmoyants, baignés d'un mucus abondant, de couleur verdâtre ; face terreuse, stupeur plus prononcée, refus des boissons, qui sont rejetées quand on parvient à les introduire dans la bouche ; avant-bras dans la flexion, mais s'étendant sans résistance ; cris pendant le pansement des vésicatoires. (Nouvelle application de glace sur la tête, potion avec *cinq grains de musc.)* — Le 9 : peau chaude, baignée de sueur, ainsi que la veille; stupeur, assoupissement continuel, prostration extrême, trismus, *impossibilité* d'étendre les avant-bras, qui sont fortement fléchis; soubresauts des tendons, pouls extrêmement vif, irrégulier.... Mort la nuit suivante, à deux heures.

Autopsie cadavérique, vingt heures après la mort.

1° *Organes encéphaliques.* Les membranes du cerveau sont très injectées, il ne s'écoule point de sérosité pendant qu'on les enlève; la pulpe cérébrale, plus ferme que dans l'état naturel, est aussi consistante que si on l'eût plongée pendant quelque temps dans un acide minéral affaibli; les gouttelettes de sang qui coulent à la surface des incisions qu'on y pratique, sont petites et peu nombreuses; les ventricules cérébraux contiennent à peine quelques gouttes de sérosité. — 2° *Organes abdominaux.* Météorisme des intestins : le colon et le cæcum, extraordinairement volumineux en raison de leur distension par des gaz, occupent la région épigastrique, et ils ont profondément refoulé vers la poitrine le foie et l'estomac. La membrane muqueuse de ce dernier, parsemée de rides très prononcées, offre plusieurs plaques d'un rouge assez vif, mais peu étendues; cette membrane, dans toute sa portion splénique, est très injectée, rouge et comme piquetée de sang. Le jéjunum, le duodénum et le commencement de l'iléon, remplis de bile et de gaz, n'offrent pas de rougeur bien ıarquée ; mais vers la terminaison de l'iléon, dans 'étendue d'environ deux pieds, on rencontre les :aces d'une phlegmasie vraiment effroyable. Là, ı membrane muqueuse épaissie, boursouflée, inéale, rugueuse, comme fongueuse, est en même :mps criblée d'ulcérations à bords relevés, iréguliers, rouges, durs : si l'on incise ces bords, n obtient une surface d'un blanc légèrement griitre ; le tissu qui les compose est tout-à-fait laracé ; autour d'eux existe une injection plus prononcée que partout ailleurs. La rougeur de la ortion enflammée de l'iléon se change, vers la ılvule iléo-cæcale, en une couleur d'un brun 'isâtre. La membrane muqueuse, dans toute l'éndue de l'inflammation, s'est détachée des autes membranes avec la plus grande facilité. Ayant ɔtenu ainsi un énorme lambeau de cette mem:ane, je me suis assuré, d'une manière plus dicte encore, de sa rougeur, de son injection, de ın épaississement, et j'ai vu que, parmi les nom:eux ulcères dont elle était affectée, les uns 'aient perforé son tissu de *part en part*, tandis que ıs autres n'avaient encore détruit que ses couches :s plus superficielles. La membrane muqueuse du :os intestin, rouge, injectée, comme érysipélause dans le cæcum, est blanche dans tout le reste ǝ son étendue. Les ganglions mésentériques cor:spondants aux anses intestinales enflammées ɪnt volumineux, rouges, injectés et faciles à :raser. — 3° *Organes pectoraux*. Ces organes ne résentent rien de notable, si ce n'est quelques brides fibro-celluleuses qui unissent la plèvre pulmonaire droite à la plèvre costale correspondante.

206. Plusieurs des observations rapportées dans les précédents chapitres de cet ouvrage appartiennent à la catégorie des trois dernières que je viens d'offrir au lecteur. (Voyez, entre autres, les observations IV, VI, VIII, IX, XVII, XVIII et XIX.)

207. En soumettant tous ces faits à une méditation sérieuse et à une analyse rigoureuse, il est impossible de ne pas rester convaincu que les symptômes dits ataxiques sont réellement les effets d'une irritation cérébrale, consécutive à une phlegmasie gastro-intestinale. Car, d'une part, les symptômes ataxiques sont absolument les mêmes que ceux qui accompagnent une encéphalite générale aiguë; et, d'autre part, les altérations que présente l'encéphale des sujets qui succombent à ces symptômes, ne diffèrent sous aucun rapport essentiel de celles que l'on rencontre dans les cas d'encéphalite générale aiguë.

208. Il est seulement une remarque importante à faire au sujet de l'encéphalite sympathique ou consécutive à une autre phlegmasie, c'est qu'elle entraîne, en général, des altérations anatomiques moins profondes que l'encéphalite primitive ou idiopathique; comme si l'inflammation cérébrale produite par la dissémination d'une autre phlegmasie plus ou moins éloignée du cerveau, sévissait avec moins d'intensité que celle déterminée par des causes dont l'action s'exerce immédiatement sur cet important organe.

209. Ce n'est pas uniquement à la suite de l'inflammation des viscères digestifs que l'on voit se manifester les symptômes ataxiques; toutes les autres phlegmasies, ainsi que nous l'avons déjà dit, peuvent les produire, pourvu qu'elles soient assez aiguës, et d'une certaine étendue. Celles qui les déterminent le plus rarement sont peut-être les phlegmasies parenchymateuses simples. Mais il est assez commun de les voir se développer sous l'influence d'une vaste inflammation aiguë de la peau et du tissu cellulaire. Je me contenterai d'en rapporter un seul exemple.

OBSERVATION L.

Quarante-sept ans. Symptômes ataxiques consécutifs à un phlegmon *urineux*. — Mort, le sixième jour après l'entrée. — Inflammation gangréneuse du tissu cellulaire du périnée, de la cuisse et du bassin. — Rougeur, injection considérable des méninges et du cerveau, avec épanchement séreux.

210. Cibial (Jean-Baptiste), âgé de quarante-sept ans, instituteur, maigre, d'une constitution nerveuse et très irritable, brun, faisant un usage habituel de *bougies*, depuis près de trente ans qu'il a contracté diverses blennorrhagies vénériennes, entra, le 7 mars 1822, à l'hôpital Cochin. Voici l'état qu'il nous offrit : tumeur phlegmoneuse dans la région du périnée, rouge et excessivement douloureuse; malgré les plus grands efforts, le malade rend à peine quelques gouttes d'urine; le visage porte l'empreinte de la plus profonde anxiété.

(Pendant les trois jours suivants, la diète, les boissons rafraîchissantes nitrées, furent les seuls remèdes employés : on appliqua des cataplasmes sur la tumeur, et l'on prescrivit des bains de siége.) Le 10, troisième jour après l'entrée : fièvre des plus vives; le malade exhale une odeur urineuse; il rend à peine quelques gouttes d'urine : la fièvre et l'anxiété sont très fortes. — 11 : langue et lèvres sèches, croûteuses, soif inextinguible, agitation, tendance aux tremblements; délire, le soir et la nuit. — 12 au matin : léger strabisme; œil droit fermé, le gauche à demi ouvert, ne laissant apercevoir que la sclérotique : ayant cherché à examiner les pupilles, le malade me repoussa avec des jurements; délire et tremblements frénétiques; avant-bras fléchis, résistant comme mécaniquement à l'extension. Quand on essaie de les étendre, le malade s'agite et tousse, à la manière d'une personne qu'on tourmente violemment. Agitation des ailes du nez, et soulèvement bruyant des joues; pouls très accéléré, mais faible; peau brûlante et sudorale; le périnée et les enveloppes du testicule sont gonflés et tendus. On plonge un bistouri dans la tumeur périnéale; il s'écoule une assez grande quantité de pus mêlé de sang et d'urine. Pendant l'opération, le malade fait un saut, crie et jure. Agitation extrême, divers mouvements instinctifs pour repousser les mains de ceux qui l'environnent et tous les objets qui le touchent; délire furieux. Cris douloureux quand on le pince, tressaillements, traits contractés, pupilles dilatées. Au bout d'une heure, l'agitation fut remplacée par un assoupissement comateux, qui dura tout le reste de la journée. Le soir, visage rouge et animé, pupilles contractées; les paupières soulevées retombent au-devant de l'œil, qui est immobile et comme inanimé; sueurs à la tête et au thorax; les membres ont perdu leur rigidité, et, abandonnés à leur pesanteur, ils tombent comme des corps inertes; perte absolue des facultés intellectuelles, râle trachéal dans toute la poitrine. Ayant agacé le malade, en l'examinant, il sembla se ranimer, poussa un profond soupir, puis il retomba bientôt dans le coma. Cependant, à peine la nuit était-elle arrivée, que, sortant de cette espèce de léthargie, il s'agite dans tous les sens, et pousse des cris plaintifs, qui ne cessèrent que le matin à quatre heures. Quelque temps après, le coma reparaît, le râle survient, et le malade expire.

Autopsie cadavérique, vingt-six heures après la mort.

1° *Habitude extérieure.* Rigidité cadavérique considérable. Tout le tissu cellulaire du scrotum, de l'aine gauche et du bassin, est enflammé, gangréné, et infiltré d'un liquide brun, fétide, urineux : ce liquide forme un immense foyer qui s'étend dans toute la fesse droite, jusqu'à la région trochantérienne, et dans une portion de la fesse gauche; le nerf sciatique, traversant cette sorte de *bourbier* purulent, est enveloppé d'une couche albumineuse verdâtre, qui semblait destinée à le protéger. Les parois du foyer présentent une couleur également verdâtre: le tissu cellulaire, épaissi, est facile à déchirer, fragile ; l'urèthre est enflammé dans toute son étendue, rétréci, particulièrement vers la prostate; immédiatement au-devant de celle-ci, se trouve une crevasse du canal, longue d'environ trois lignes, et communiquant dans le vaste foyer indiqué : rupture par laquelle l'urine s'est insinuée dans le tissu cellulaire extérieur du bassin, d'où elle a pénétré dans celui de l'intérieur, et a produit, par sa présence, le phlegmon gangréneux dont je viens de décrire les principaux caractères anatomiques. — 2° *Organes encéphaliques.* Les méninges sont rouges et très injectées : ces membranes étant enlevées, il reste beaucoup de sang dans les anfractuosités cérébrales; et les circonvolutions, ainsi dépouillées, sont abondamment piquetées de sang ; l'injection, d'ailleurs, est plus prononcée à gauche qu'à droite, et à la convexité qu'à la base du cerveau. Les ventricules contiennent une médiocre quantité de sérosité rougeâtre ; les vaisseaux qui rampent à leur surface, très nombreux et très développés, y dessinent des arborisations admirables. La toile et les plexus choroïdes sont rouges et gorgés de sang ; ce liquide distille en gouttelettes très nombreuses de la surface des incisions pratiquées dans l'épaisseur de la substance cérébrale. Un peu de sérosité rouge se trouve à la bâse du crâne et dans le canal rachidien. —3° *Organes thoraciques.* Poumons parfaitement sains, cœur volumineux, gorgé de sang; l'orifice ventriculo-aortique présente, à droite, un croissant osseux dont la convexité est tournée à gauche : une de ses extrémités plonge dans la base du ventricule, et fait une légère saillie au dedans de sa cavité, tandis que l'autre extrémité tient à une des valvules sygmoïdes, dont elle déjette le milieu vers l'axe de l'aorte : cet arc osseux, dont la surface est inégale, a une corde d'environ quatre lignes de longueur. — 4° *Organes abdominaux.* Estomac rétréci : sa membrane muqueuse présente une rougeur mêlée de vert ; l'intestin grêle, également rétréci dans une portion de son trajet, contient partout ailleurs une grande quantité de bile ; la membrane interne est rosée et injectée en plusieurs points ; le gros intestin contient des matières verdâtres solides ; il est d'autant moins rouge à l'intérieur, qu'on s'éloigne plus du cæcum.

211. Ce malade a bien évidemment succombé à une méningo-encéphalite, causée par l'inflammation gangréneuse du tissu cellulaire du scrotum, de la fesse et du bassin. On sait assez qu'il est très commun de voir survenir les symptômes ataxiques à la suite des grandes inflammations extérieures, telles que celles produites par les plaies, les opérations chirurgicales, etc.

ARTICLE II.

HISTOIRE GÉNÉRALE DE LA FIÈVRE DITE ATAXIQUE SIMPLE.

§ Ier. SYMPTÔMES.

212. Les symptômes de cette maladie sont de deux ordres : les uns peuvent être désignés sous le titre de phénomènes d'irritation, et les autres sous celui de phénomènes de prostration ou de *collapsus*.

1° Phénomènes d'irritation.

A. *Lésions fonctionnelles des organes des sens, de l'entendement et des mouvements volontaires.* — Une céphalalgie plus ou moins intense se déclare; tous les sens présentent une susceptibilité extraordinaire; l'œil ne peut supporter l'impression de la lumière, la pupille est contractée, les malades éprouvent des éblouissements; le moindre bruit blesse l'ouïe, et il se manifeste des tintements d'oreille; l'attouchement le plus léger irrite les malades, et détermine quelquefois des secousses spasmodiques; plusieurs de ces malades n'ont que des idées incohérentes plus ou moins bizarres, ils ne reconnaissent plus les personnes qui leur sont les plus chères, leurs réponses sont ordinairement étrangères aux questions qu'on leur fait; quelques uns cependant, dont on parvient à fixer l'attention, répondent avec justesse à certaines questions;

les uns sont assez calmes, gais même, et chantent au milieu de leur délire; les autres sont plus ou moins agités, et éprouvent des mouvements convulsifs; alors, les membres sont le siége de tremblements spasmodiques, les muscles fléchisseurs les courbent dans leur sens, et les y retiennent avec énergie; les tendons sont agités de soubresauts; les yeux roulent convulsivement dans leurs orbites, le sourcil se fronce, la face éprouve des contorsions variées, et l'on observe des grimaces de toute espèce, des grincements de dents avec serrement violent des mâchoires (trismus); quelquefois, les muscles respiratoires eux-mêmes sont atteints de spasmes convulsifs, et de là, l'agitation plus ou moins violente de la respiration; dans quelques cas, il se manifeste des accès convulsifs qui ressemblent à ceux de l'hystérie ou de l'épilepsie; chez certains individus, les traits de la face, le regard, la voix, la parole, les gestes, tout respire la menace, la colère, la fureur, et inspire l'effroi; si l'on n'entourait de liens ces furieux, ils s'élanceraient de leur lit, et commettraient, soit sur les personnes qui les approchent, soit sur eux-mêmes, les actes les plus violents; leur délire, en un mot, ressemble à celui de la rage (1), et peut-être est-il arrivé quelquefois qu'on a pris pour un véritable enragé un individu simplement affecté de la ma-

(1) Le sujet de l'observation XLVIII était dans un état que l'on aurait pu confondre avec celui d'un homme enragé. Cet homme était une espèce de tableau vivant de la fureur.

ladie dont nous venons de tracer l'effrayant tableau.

B. *Lésions fonctionnelles des organes de la respiration, de la circulation, de la calorification, de la digestion et des sécrétions.*—Respiration fréquente, saccadée et convulsive pendant les accès convulsifs généraux ; gémissements, soupirs, cris plaintifs, hoquet, quelquefois sentiment de constriction à la gorge, avec menace d'étouffement (1) ; pouls fréquent, vif, serré, résistant, plus ou moins développé, augmentant considérablement de vitesse pendant les accès convulsifs ; injection et chaleur de la peau en général, et de celle du visage en particulier ; chaleur plus marquée à la tête que partout ailleurs ; rougeur de la conjonctive et de la membrane muqueuse buccale.— Perte absolue de l'appétit, soif vive, quelquefois vomissements ; urines, en général, rares, plus ou moins foncées en couleur ; transpiration cutanée ordinairement supprimée ; quelquefois cependant, et principalement à la suite des convulsions, la peau se couvre d'une sueur abondante, épaisse et visqueuse ; l'œil, en même temps qu'il est injecté, est ordinairement sec ; quelquefois néanmoins, il est arrosé de larmes involontaires ; la bouche est également sèche dans le plus grand nombre des cas ; quelquefois elle est abreuvée d'une salive abondante et visqueuse.

(1) Le sujet de l'observation XLVI nous a présenté un exemple remarquable de ce phénomène.

2° Phénomènes de prostration.

Hébêtement, paralysie de la vue, de l'ouïe, de la sensibilité générale, de l'intelligence et des mouvements volontaires; assoupissement, état comateux; les membres, de roides et contractés qu'ils étaient, retombent comme des corps inertes, lorsqu'après les avoir soulevés, on les abandonne à leur pesanteur; les yeux ne sont plus fermés par la contraction convulsive des paupières, mais bien par la chute en quelque sorte paralytique de la paupière supérieure au-devant du globe oculaire; si l'on relève celle-ci, elle ne tarde pas à retomber; la dilatation des pupilles succède souvent à leur contraction; la circulation et la respiration se ralentissent; le pouls devient quelquefois irrégulier, intermittent; quelquefois aussi, la respiration devient elle-même irrégulière, inégale, stertoreuse; la chaleur générale diminue, ainsi que la congestion faciale et la rougeur des yeux.

Il n'est personne qui ne reconnaisse dans le tableau que nous venons de tracer de la fièvre ataxique, une phlegmasie aiguë et fébrile de l'encéphale et de ses membranes.

213. Examinons maintenant si les *altérations organiques* confirmeront les inductions fournies par les symptômes.

§ II. CARACTÈRES ANATOMIQUES DE LA FIÈVRE DITE ATAXIQUE SIMPLE, OU ALTÉRATIONS QUE L'ON RENCONTRE CHEZ LES SUJETS QUI SUCCOMBENT A CETTE MALADIE.

1° *Altération anatomique de l'encéphale et des méninges.* — Dans le degré le moins élevé de la maladie (1), voici ce que l'on rencontre. Les vaisseaux des méninges et de l'encéphale sont injectés, ce qui donne à ces parties une teinte rouge plus prononcée que celle qui leur est naturelle; en même temps, le réseau cellulo-vasculaire qui constitue la pie-mère est sensiblement développé. — Dans un degré plus élevé, l'injection des méninges et du cerveau est très considérable, la pie-mère est gorgée ou même infiltrée de sang; ce liquide découle en gouttelettes nombreuses de la surface des incisions que l'on pratique dans la substance cérébrale; l'arachnoïde est légèrement opaque, et la pie-mère manifestement épaissie. La substance cérébrale est, en général, plus ferme, plus consistante que dans l'état naturel; quelquefois sa densité est telle que l'on croirait que cette substance a macéré pendant quelque temps dans un acide étendu (2). — Dans un degré encore plus

(1) Lorsque les phénomènes ataxiques sont peu prononcés, et produits sympathiquement par une inflammation plus ou moins éloignée du cerveau, l'irritation encéphalique dont ils dépendent peut ne laisser aucune trace matérielle appréciable de son existence.

(2) M. Pinel met l'augmentation de consistance de la pulpe cérébrale au nombre des altérations que l'ouverture des cadavres lui a fait apercevoir *; il en est de même de M. Broussais.

* *Nosographie philosophique*, tom. I, pag. 265, 5e édit.

élevé de la maladie, outre les caractères anatomiques dont nous venons de parler, on trouve un épanchement plus ou moins abondant de sérosité ou de matière purulente dans la cavité de l'arach-

« Si, dit-il, la mort arrive avant que l'irritation du cerveau »ait eu le temps de se convertir en phlegmasie, l'autopsie ne »découvre que de l'injection et de la dureté dans la substance »cérébrale, de l'injection dans la pie-mère ou de l'opacité dans »l'arachnoïde *. » M. Lerminier, qui a fixé depuis long-temps son attention sur l'endurcissement général de la substance cérébrale, le regarde comme un des caractères anatomiques les plus constants de la fièvre dite ataxique. M. le docteur Gaudet, l'un des élèves les plus distingués de cet habile praticien, considère ce même endurcissement comme l'une des causes matérielles de cette fièvre **. Enfin, j'ai moi-même publié un mémoire sur l'induration dont il s'agit, dans les *Archives générales de la Médecine*, mémoire où je me suis efforcé de prouver que cette induration pouvait être considérée comme un des effets de l'encéphalite aiguë.

Je sais que cette opinion n'est pas encore généralement admise. Elle est cependant conforme aux faits que l'observation attentive des caractères anatomiques de l'inflammation nous présente chaque jour. En effet, cette observation ne prouve-t-elle pas que, dans les phlegmasies des parties molles en général, les premiers phénomènes anatomiques qui se manifestent, sont l'afflux du sang vers la partie irritée, et, partant, l'injection, la rougeur des capillaires les plus ténus, la tuméfaction et l'augmentation de consistance de l'organe malade? C'est avec raison que plusieurs physiologistes, et entre autres M. Richerand, ont comparé les phénomènes d'une phlogose naissante à ceux de l'érection. Que si cette comparaison est juste, faut-il donc s'étonner que l'induration accompagne l'un des premiers degrés de l'encéphalite, c'est-à-dire d'une

* *Histoire des phlegmasies chroniques*, tom. II, pag. 405, 3e édit.

** *Recherches sur l'endurcissement général de l'encéphale*, considéré comme l'une des causes matérielles des fièvres dites ataxiques, thèse soutenue à l'école de Paris, le 13 mai 1825, par M. Gaudet.

noïde, des granulations albumineuses, une sorte d'infiltration purulente de la pie-mère : dans ce degré, les méninges sont opaques, comme laiteuses, épaissies ; elles se déchirent avec plus de facilité que dans l'état naturel ; c'est particulièrement la pie-mère qui présente cette particularité ; elle est devenue fragile et se rompt à la traction, ou s'écrase sous la pression des doigts, comme une portion de tissu cellulaire enflammé. — La face interne de l'arachnoïde est quelquefois recouverte de fausses membranes plus ou moins étendues. La sérosité épanchée, soit dans la propre cavité de l'arachnoïde, soit dans les cavités ventriculaires, est plus ou moins abondante, légèrement trouble, quelquefois laiteuse, d'autres fois rougeâtre. La substance cérébrale est souvent plus molle que dans l'état naturel, quelquefois

maladie qui n'est en quelque sorte alors qu'une *érection pathologique* de la substance cérébrale ?

On objectera, peut-être, que l'inflammation du cerveau ayant été décrite, dans ces derniers temps, sous le nom de ramollissement de cet organe, il est étrange de considérer l'augmentation de consistance de ce même organe comme un caractère de son inflammation. Que signifie une semblable objection ? quoi ! parceque la phlegmasie du tissu cellulaire et de quelques organes parenchymateux, parvenue à un certain degré, en produit le ramollissement et la liquéfaction, faudra-t-il dire que cette phlegmasie, dans sa première période, ne détermine pas un engorgement et une induration très remarquables des parties indiquées ? Une telle conclusion serait démentie par les faits les plus incontestables. Avouons donc que l'augmentation et la perte de consistance de la pulpe cérébrale ne sont que deux degrés différents d'une même maladie, que deux nuances de l'encéphalite.

infiltrée d'une certaine quantité de pus, ou même parsemée de petits abcès.

2° *Altérations anatomiques des organes autres que l'encéphale.* Dans la fièvre ataxique simple dont nous nous occupons actuellement, l'appareil cérébro-spinal est le seul qui présente des altérations notables.

Il est évident que dans les fièvres ataxiques compliquées, telles que celles dites gastro-ataxiques, ataxo-adynamiques, etc., on rencontre les altérations propres aux maladies complicantes, altérations que j'ai décrites dans les précédents chapitres de cet ouvrage. Enfin, comme il n'est presque aucune phlegmasie un peu grave qui ne puisse déterminer consécutivement les symptômes ataxiques, il est clair que l'on peut également trouver après la mort les traces de toutes les diverses phlegmasies.

Les altérations matérielles du cerveau que l'on rencontre dans la fièvre dite ataxique, se réunissent en quelque sorte aux symptômes pour prouver de concert que cette maladie est une véritable encéphalite aiguë : voyons maintenant si l'exposition des causes nous conduira au même résultat.

§ III. CAUSES DE LA FIÈVRE DITE ATAXIQUE.

214. Les principales causes de cette fièvre sont : 1° l'action immédiate et directe des agents vulnérants ou irritants sur la tête, l'exposition trop prolongée à une violente chaleur; 2° les affections

morales vives et profondes, surtout quand elles sont tristes; les travaux immodérés de l'esprit, les veilles prolongées, l'excès du coït; 3° l'abus des ingesta excitants, des liqueurs spiritueuses, du café, etc.; 4° la réaction sympathique sur le cerveau et ses membranes d'une phlegmasie primitivement développée dans une partie plus ou moins éloignée de cet organe.

215. Les causes que je viens d'indiquer, de l'aveu de tous les auteurs, sont celles qui déterminent le plus ordinairement la fièvre ataxique: or, ces causes sont précisément celles de l'encéphalite; donc, sous ce nouveau rapport, la fièvre ataxique est encore une véritable encéphalite.

§ IV. TRAITEMENT DE LA FIÈVRE DITE ATAXIQUE.

216. Puisque tous les faits concourent à démontrer que cette maladie n'est autre chose qu'une méningo-encéphalite, il est évident que son traitement doit être absolument le même que celui de cette dernière. J'ai exposé les détails de ce traitement dans mon Traité de l'encéphalite; c'est pourquoi je me contenterai d'indiquer rapidement ici les principaux moyens dont il se compose.

1° Les saignées générales et locales, suffisamment abondantes et convenablement répétées, sont, sans aucun doute, le moyen le plus efficace que l'on puisse employer contre la fièvre dite ataxique, et le seul peut-être sur l'utilité duquel tous les praticiens seront d'un accord unanime.

Mais, on ne saurait trop le répéter, pour retirer des évacuations sanguines tout le succès qu'on a droit d'en attendre, il ne faut pas en être avare. Il arrive souvent, en effet, qu'après une première saignée, soit générale, soit locale, la maladie ne présente aucune amélioration sensible, tandis qu'une seconde, une troisième ou même une quatrième saignée est suivie d'un soulagement considérable.

C'est au moyen des sangsues, plutôt que par l'usage des ventouses scarifiées, que les saignées locales devront être pratiquées. On les appliquera sur la région des jugulaires, derrière les oreilles, aux tempes ou sur le front. J'ai vu un très grand nombre de fois la plus violente céphalalgie se dissiper comme par enchantement, après une abondante saignée de cette espèce.

Après les saignées, le moyen le plus héroïque que l'art puisse opposer à la maladie, consiste dans l'application du froid sur la tête. Ce moyen, que M. Récamier appelle ingénieusement une *saignée de calorique*, seconde merveilleusement l'action des évacuations sanguines.

Il y a plusieurs manières d'appliquer le froid sur la tête; mais la meilleure et en même temps la plus simple est la suivante : on prend une vessie que l'on remplit à moitié de glace pilée ; on la place ensuite sur la tête du malade. Lorsque la chaleur de cette partie est parvenue à fondre la totalité de la glace, on ôte la vessie ; on la remplace aussitôt par une autre remplie de nouvelle glace, et ainsi de suite jusqu'à ce que l'on ait obtenu l'effet désiré.

Les affusions froides sur la tête produisent également des effets très salutaires. Il faut seulement avoir bien soin, en les employant, d'envelopper le corps d'une toile cirée, afin que l'agent réfrigérant exerce spécialement son influence sur la tête, et qu'il ne produise pas un refroidissement général de l'extérieur, refroidissement qui détermine des congestions intérieures toujours fâcheuses, et quelquefois même mortelles. On pourra augmenter l'efficacité des affusions froides, en faisant plonger les jambes des malades dans l'eau tiède, en même temps que l'on verse de l'eau froide sur la tête (1).

Il n'est pas besoin de dire que la diète la plus sévère, les boissons rafraîchissantes, acidules, délayantes, les lavements émollients et légèrement laxatifs, devront être mis en usage en même temps que les moyens précédemment indiqués.

Pour être moins directement utiles que les saignées et les applications réfrigérantes, les moyens dits révulsifs, tant intérieurs qu'extérieurs, ne doivent pas être entièrement négligés. Néanmoins, il ne serait peut-être pas prudent de les employer

(1) On a publié, dans ces derniers temps, plusieurs ouvrages sur l'application du froid. Nous citerons en particulier celui de M. le docteur Tanchou et celui de M. Guérin de Mamers; les observations de M. Récamier, qui, depuis plusieurs années, emploie avec succès les affusions froides, le mémoire de MM. Frœlich, Reuss et Pitchaft, observations et mémoire insérés dans le tome Ier du *Journal de Clinique*, etc.

ans la période d'acuité de la maladie, surtout si ı méthode directement antiphlogistique n'avait as été préliminairement mise en usage. Ces ıoyens conviennent particulièrement à cette époue de la maladie où les signes d'irritation ont resque entièrement disparu.

Il ne suffit pas de combattre la maladie elleıême, il faut encore s'appliquer à détruire les auses *connues* qui ont pu la déterminer. Sans cette récaution importante, on verrait échouer trop ouvent le traitement le plus rationnel et le plus nergique.

Dans tout ce qui précède, nous ne nous sommes ccupés que du traitement des symptômes ataiques proprement dits, ou de l'irritation enéphalo-rachidienne dont ils sont les effets. Les ıoyens que nous venons de faire succinctement onnaître suffisent, lorsque ces symptômes exisent seuls. Mais lorsqu'ils sont compliqués des symptômes d'une inflammation gastro-intestinale ou e ceux d'une autre phlegmasie quelconque, il st bien clair que cette complication doit être ombattue par toutes les médications approriées.

C'est un fait constaté par la plus saine observaion que, dans un très grand nombre de cas, les ymptômes ataxiques succèdent à une phlegmasie astro-intestinale (1). La plupart des histoires par-

(1) « J'ai fait, dit M. Prost, l'ouverture de plus de deux cents cadavres de personnes mortes de fièvres ataxiques, et j'ai constamment observé l'inflammation de la membrane mu-

ticulières de fièvres contenues dans cet ouvrage en sont elles-mêmes la preuve, ou plutôt la confirmation; aussi, je me garderai bien de le contester.

Mais dans les cas même où l'irritation encéphalique (symptômes ataxiques) est consécutive à une phlegmasie gastro-intestinale, il ne faut pas l'abandonner toujours à elle-même, et se contenter de combattre l'inflammation primitive. En effet, l'encéphalite est une complication extrêmement grave, et beaucoup plus immédiatement dangereuse que la gastro-entérite elle-même. C'est elle qui, le plus souvent, fait périr les malades. Il est donc de la plus haute importance de ne négliger aucun des moyens que l'art possède contre cette terrible phlegmasie, qu'elle soit primitive ou consécutive. J'insiste à dessein sur ce point, car il est plusieurs médecins qui, tout entiers au traitement de la gastro-entérite, oublient quelquefois celui de l'encéphalite, ou ne s'en souviennent que trop tard. C'est pourtant dès son début qu'il con-

»queuse des intestins *. » Sans doute, ainsi que M. Broussais le lui a reproché autrefois, M. Prost a eu tort d'affirmer positivement que toutes les fièvres ataxiques résultaient de l'inflammation gastro-intestinale. Les symptômes ataxiques, comme l'ont soutenu MM. Boisseau, Rayer et Coutanceau, etc., peuvent se développer sous l'influence d'une autre phlegmasie; mais il n'en est pas moins vrai que la fièvre ataxique essentielle des auteurs est plus particulièrement celle consécutive à une gastro-entérite, compliquée d'irritation encéphalique sympathique.

* *Médecine éclairée par l'observation et l'ouverture des corps*, introduction, p. lvi.

vient d'agir, avec toute l'énergie nécessaire, contre l'irritation encéphalique. En effet, on peut se promettre alors de la combattre avec succès; mais lorsqu'on lui a laissé faire des progrès, il faut l'avouer avec douleur, il n'est que trop commun de la voir résister à toutes les ressources de la thérapeutique, et se terminer d'une manière funeste.

Il nous semble donc qu'à l'exemple de M. le docteur Regnault il faut attaquer énergiquement l'irritation encéphalique, dès les premiers moments de son invasion (1).

CONCLUSION

SUR LA FIÈVRE ATAXIQUE ESSENTIELLE DES AUTEURS.

217. 1° Cette maladie n'est autre chose qu'une phlogose plus ou moins intense de l'appareil encéphalique ou cérébro-spinal, avec irritation sympathique du système sanguin.

2° L'irritation encéphalique qui produit la fièvre dite ataxique est tantôt primitive et tantôt consécutive à une autre phlegmasie.

3° L'irritation consécutive ou sympathique de l'encéphale est celle qui laisse les traces les plus légères, et qui a été le plus long-temps méconnue.

4° Ce serait à tort que l'on voudrait soutenir que l'irritation de l'encéphale, ou, ce qui est la même chose, que les symptômes de l'ataxie sont toujours le résultat consécutif ou sympathique de la

(1) *Journal universel des sciences médicales*, septembre, 1818.

gastro-entérite. En effet, nous avons rapporté des exemples de fièvre ataxique produite par une phlegmasie autre que celle des voies digestives. Mais il est incontestable que c'est plus particulièrement aux phénomènes nerveux, déterminés sympathiquement par une phlegmasie gastro-intestinale, que l'on a consacré le nom de *fièvre ataxique essentielle.*

CHAPITRE VI (1).

DES FIÈVRES ÉPIDÉMIQUES ET CONTAGIEUSES DES AUTEURS. (TYPHUS, FIÈVRE JAUNE ET PESTE (2).)

Considérations préliminaires.

218. Ce n'est pas sans quelque hésitation que je me décide à écrire sur des maladies que je n'ai pas eu l'occasion d'observer moi-même ; cependant, comme ces maladies ont été rangées par plusieurs pyrétologistes, parmi les fièvres dites essentielles, je me trouve obligé de jeter sur elles un coup d'œil rapide.

219. Il existe entre le typhus, la fièvre jaune

(1) Je me fais un devoir de déclarer que j'ai pris dans la *Pyrétologie* de M. Boisseau presque tout ce que ce chapitre contient de purement historique. Je ne pouvais puiser à une meilleure source.

(2) Fièvre adéno-nerveuse de M. Pinel.

t la peste, plusieurs traits d'analogie. Ces trois naladies, en effet, ont cela de commun, qu'elles ont toutes produites par des miasmes qui se légagent des matières animales en putréfacion, qu'elles se propagent rapidement à une rande masse d'individus, et qu'elles se communiquent souvent des individus infectés aux individus sains.

220. Pour faire ressortir dans tout son jour la essemblance qui existe entre ces trois maladies, ous placerons à côté les uns des autres leurs ymptômes, les désordres organiques qu'elles laisent sur les cadavres, et les causes qui leur donent naissance.

221. Malgré les nombreux travaux dont les fièvres dites contagieuses ont été l'objet, leur histoire st encore bien loin de la perfection qu'elle peut tteindre. Leurs symptômes sont assez connus, nais on n'a pas encore décrit d'une manière comlète et satisfaisante les altérations organiques ui correspondent à ces symptômes. Quant aux gents méphitiques dont ces maladies sont l'effet, eur nature intime est entièrement ignorée, ou u moins de toutes leurs propriétés, la seule qui ous soit connue, est celle qu'ils ont de détermier des affections extrêmement graves chez les ndividus placés dans la sphère de leur fatale ctivité.

222. Ces agents délétères sont doués d'une énerie quelquefois égale à celle des poisons gazeux es plus terribles. C'est pourquoi M. Broussais nous

semble avoir eu raison de classer les typhus parmi les empoisonnements gazeux (1).

SECTION PREMIÈRE.

DESCRIPTION DES TYPHUS.

ARTICLE PREMIER.

SYMPTÔMES DES TYPHUS.

A. Symptômes du typhus proprement dit, ou du typhus *nostras* (2).

223. 1° *Lésions des fonctions sensitives et intellectuelles.* Céphalalgie plus ou moins vive, face étonnée, offrant l'apparence d'un état d'ivresse ou de stupeur profonde; tintements, bourdonnements d'oreilles, pesanteur de tête, vertiges, délire obscur et taciturne, incohérence des idées, hallucinations variées, assoupissement d'où, lorsque la maladie n'est pas très intense, les malades sortent assez facilement; retirés de cet assoupissement, ils regardent autour d'eux avec un air d'étonnement et d'indifférence mêlée de tristesse, prennent les boissons qu'on leur présente, sans paraître y faire la plus légère attention, et répon-

(1) Les auteurs qui se sont occupés spécialement des typhus sont : Chirac, Poissonnier-Desperrières, Pringle, Hildenbrand, MM. Pinel, Dalmas, Devèse, Bally, François, Pariset, Audouard, Moreau de Jonnès, Thomas, Rochoux, Lassis, Desgenettes, Larrey, etc. Nous renvoyons à leurs ouvrages ceux qui voudront connaître en détail l'histoire de ces maladies.

(2) La description que je vais présenter des symptômes du typhus est copiée sur celle qu'en ont donnée Hildenbrand et M. le professeur Pinel.

dent lentement, mais quelquefois avec justesse, aux questions qu'on leur adresse; répétition involontaire et automatique des actions particulières à la profession des malades ; au plus haut degré de la maladie, articulation confuse de mots d'autant plus inintelligibles, que la croûte sèche et noirâtre qui recouvre la langue gêne considérablement les mouvements de cet organe; les malades sortent difficilement de l'état comateux où ils sont plongés, et y retombent presque aussitôt qu'ils en ont été retirés ; quelques uns sont agités d'un délire frénétique, auquel succède un état soporeux et comme apoplectique; leur sommeil est inquiet, troublé par des rêvasseries ; une agitation intérieure violente tourmente tous les sujets, même ceux qui paraissent dormir; ils éprouvent un sentiment de malaise général, de lassitude et de brisement dans les membres et dans les lombes ; le tact, l'ouïe, la vue, le goût, l'odorat, passent d'une exaltation extrême dans un état d'émoussement paralytique.

2° *Lésions des fonctions musculaires.* Prostration des forces musculaires, décubitus en supination, parole faible, lente, analogue à celle d'une personne à moitié endormie, quelquefois brève, précipitée et avec une sorte de bredouillement ; les malades ont de la peine à montrer la langue, et, quand ils l'ont montrée, ils l'oublient pendant quelques moments hors de la bouche, et ne la retirent que lentement; les membres sont souvent agités de tremblements spasmodiques, ou fléchis convulsivement; les tendons éprouvent des soubresauts, les mâchoires sont serrées ; quelques malades éprouvent des convulsions assez violentes dans diverses parties, et des grincements de dents.

3° *Lésions de la circulation, de la calorification et des sécrétions.* Pouls fréquent, plein sans être raide, dans la première période de la maladie ; fréquent, petit, déprimé, irrégulier, dans la dernière période; il offre cent vingt, cent trente pulsations, et même plus, par minute ; quelquefois il est à peine sensible, ou tout-à-fait éteint dans un bras; la dilatation de l'artère est plus marquée que sa contraction. (Hildenbrand.) — Frissons, tremblements, entremêlés de bouffées de chaleur, au début de la maladie ; puis, sentiment d'une chaleur générale, soit extérieure, soit intérieure ; la chaleur de la peau est sensible au tact de l'observateur; elle est sèche, âcre et brûlante, ou douce et halitueuse ; vers le 4e, le 5e, ou le 6e jour, il se manifeste à la surface du corps des rougeurs, de petites pustules et des *pétéchies ;* il survient quelquefois un ictère, plus tard une desquamation de l'épiderme ; il n'est pas très rare d'observer de petits épanchements de sang dans le tissu cellulaire, et un gonflement inflammatoire des ganglions lymphatiques, et même un véritable phlegmon des régions parotidiennes ; suivant Hildenbrand, il apparaît, dans certains cas, des taches gangréneuses et des charbons ; M. Desgenettes, dans l'épidémie de Torgau, a vu, chez un malade, survenir un anthrax ; des hémorrhagies des membranes muqueuses, et particulièrement des épistaxis, se manifestent; en même temps ces membranes sont rouges et injectées, du moins là où elles sont apparentes, comme aux yeux, dans les fosses nasales et dans la bouche; elles sont sèches, ainsi que la peau, ou, au contraire, recouvertes d'une couche de mucosités plus abondantes que dans l'état naturel, lesquelles en se desséchant, et en se combinant avec une certaine quantité de sang, forment des croûtes qui obstruent les narines, et tapissent la langue, les dents, les gencives et les lèvres; les urines sont peu abondantes, en général assez claires, bien que plus ou moins foncées en couleur et très chaudes.

4° *Lésions des fonctions digestives.* Une soif plus ou moins ardente accompagne la rougeur et la sécheresse de la bouche et surtout de la langue; celle-ci, d'abord rouge et plus ou moins saburrale, devient rugueuse, racornie, dure, brune ou noirâtre, et semble pour ainsi dire *brûlée* ou *rôtie*; la membrane muqueuse du pharynx est rouge, engorgée, la déglutition difficile; l'appétit est nul, des nausées et des vomissements se déclarent; les malades éprouvent un sentiment de constriction dans la région épigastrique; les hypochondres sont tendus, sensibles à la pression; l'abdomen se météorise; il survient ordinairement des selles liquides, jaunes, verdâtres, noirâtres, quelquefois sanguinolentes et dysentériques, toujours très fétides.

5° *Lésions de la respiration.* L'haleine des malades est chaude et fétide; quelques uns éprouvent de la douleur au larynx, ou dans les côtés de la poitrine, et de l'oppression; ils toussent et n'expectorent qu'avec difficulté, ce qui tient, sans doute, en grande partie, à ce que les muscles respirateurs partagent la prostration du système musculaire en général; la toux les fatigue beaucoup: crachats quelquefois mêlés de sang, hoquet, gémissements, soupirs involontaires.

Dans certains cas, tous les symptômes se dissipent graduellement, et il se manifeste en même temps quelque évacuation plus ou moins abondante, telle qu'une hémorrhagie nasale, une *diaphorèse* d'une odeur particulière (Hildenbrand), une diurése, une diarrhée.—La convalescence est longue.

Lorsque la maladie doit se terminer d'une manière funeste, les malades présentent l'état suivant: langue noire, fuligineuse, fétidité plus prononcée de l'haleine, des selles, de l'urine et de tout le corps; lividité de la peau, augmentation de l'étendue des pétéchies, hémorrhagies, eschares gangréneuses et ulcération des parties qui supportent le poids du corps; gangrène des plaies des vésicatoires qui ont pu être appliqués dans le cours de la maladie; météorisme et douleur de l'abdomen plus considérables, tremblement convulsif universel, convulsions, délire, gesticulations, carphologie, hoquet, trismus, sorte d'état hydrophobique.... Ces symptômes sont suivis d'un état comateux, avec paralysie universelle des sens, des mouvements et de l'intelligence. Une sueur froide et visqueuse couvre le corps, et les malades succombent.

B. Sypmtômes du typhus jaune (Fièvre jaune) (1).

1° *Lésions des fonctions sensitives et intellectuelles.* Céphalalgie vive et aiguë, *rachialgie* souvent déchirante, sentiment de lassitude et de malaise général, douleur à l'épigastre et à l'ombilic, sensibilité exagérée des sens, surtout quelques jours après l'invasion de la maladie; la peau, chez un grand nombre de malades, est tellement sensible, qu'on ne peut les toucher sans leur faire jeter des cris; face présentant un air d'étonnement, de stupeur, d'inquiétude ou de mélancolie; vertiges, insomnie, ou sommeil troublé par des rêvasseries; plusieurs malades sont sans délire marqué pendant les premiers temps de la maladie, mais ce symptôme est assez commun dans la dernière période; le délire est rarement frénétique, mais obscur et taciturne; quand on les interroge, les malades regardent d'un air hébété avant de répondre, parlent lentement, ou au contraire d'un ton brusque, bref, et avec impatience, et ne tardent pas à retomber dans la stupeur et l'assoupissement; ils tirent la langue lentement, et oublient quelquefois de la retirer; quelques uns ne profèrent aucune parole, d'autres poussent des cris douloureux; la paralysie plus ou moins complète des

(1) C'est particulièrement dans l'ouvrage de MM. Bally, François et Pariset que je puiserai, pour tracer les symptômes de la *fièvre jaune*. On sait d'ailleurs que, sous le rapport de ces symptômes, cette maladie n'est l'objet d'aucune controverse.

sens et des fonctions intellectuelles succède souvent à leur exaltation.

2° *Lésions des fonctions musculaires.* Abattement, prostration plus ou moins profonde, décubitus en supination, quelquefois agitation générale, rigidité ou tremblement convulsif des muscles, soubresauts des tendons ; chez quelques sujets, les mouvements convulsifs des membres sont très violents ; les membres thoraciques restent souvent dans un état de flexion spasmodique.

3° *Lésions de la circulation, de la calorification et des sécrétions.* (Première période de la maladie.) Le pouls est vif et fréquent (1), la chaleur générale augmentée, la transpiration cutanée plus ou moins abondante ; des frissons précèdent ordinairement l'élévation de la température du corps, et l'apparition des sueurs ; dans cette période, il ne se manifeste point d'hémorrhagie, si ce n'est l'epistaxis, laquelle survient elle-même très rarement à cette époque ; la face et les yeux sont rouges, brillants, injectés.

(Seconde période.) Le pouls perd tout-à-coup sa fréquence et sa vivacité, il devient même plus lent que dans l'état naturel, se rapetisse et se ramollit ; le soir, le nombre de ses pulsations augmente sensiblement ; des épistaxis se manifestent ; les matières vomies contiennent des filets de sang, et ce liquide commence à suinter sur quel-

(1) MM. Bally, François et Pariset affirment que, dans l'épidémie de Barcelonne (1821), le pouls n'atteignait jamais cent pulsations.

ques points de la membrane muqueuse buccale ou intestinale (1); quelques taches pétéchiales apparaissent à la surface du corps; la rougeur, l'injection de la face et des yeux, diminuent; l'ictère commence à se manifester.

(Troisième période.) Les hémorrhagies se renouvellent et deviennent plus abondantes; elles ont lieu à l'intérieur comme à l'extérieur; les pétéchies augmentent d'étendue et de profondeur; l'hémorrhagie buccale se manifeste chez un très grand nombre de sujets, et elle augmente considérablement la fétidité de l'haleine; un sang noirâtre souille les lèvres, le menton, les joues et le cou des malades; la matière des vomissements est composée, en grande partie, de sang, et bientôt cette matière devient semblable à du marc de café (*mélanhème* ou vomissement noir); certaines de ces hématémèses sont excessives, et l'on a peine à concevoir comment les malades peuvent survivre pendant plusieurs jours à des hémorrhagies aussi prodigieuses (2); le pouls devient de plus en plus petit, lent et misérable; syncopes; le pouls dis-

(1) Des selles sanguinolentes annoncent l'existence de l'hémorrhagie intestinale.

(2) MM. Bally, François et Pariset n'ont trouvé dans les produits du vomissement aucune odeur particulière; lorsque c'est du sang pur ou du *mélanhème* que l'on flaire, on sent une odeur fade et nauséabonde : suivant ces médecins, les matières vomies, posées sur la langue, y laissent une faible impression d'âpreté ou de *sub-acidité*. Ils pensent que le mélanhème pourrait contenir des atomes d'acide sulfurique, mais ils n'osent l'affirmer.

paraît quelquefois complètement plusieurs heures avant la mort. (Chez deux hommes, MM. Bally, Francois et Pariset ont vu une suspension complète du pouls qui dura plusieurs jours.) Dans certains cas, le pouls se relève, et bat avec rapidité dans les derniers jours de l'existence des malades; il est parfois irrégulier et intermittent; la chaleur baisse d'une manière très remarquable, et finit par s'éteindre entièrement; l'ictère fait des progrès et s'étend quelquefois à tout le corps, en même temps que la conjonctive est d'un jaune foncé; il n'est pas rare qu'elle soit le siége d'un engorgement sanguin très considérable; quelques observateurs assurent même avoir vu survenir des hémorrhagies de l'œil. (Ces hémorrhagies n'ont pas été observées dans l'épidémie de Barcelonne.) Les urines, qui n'avaient présenté rien de notable durant les deux premières périodes, sont de moins en moins abondantes dans celle-ci, et finissent par se supprimer complètement; il survient quelquesfois des parotides.

Les médecins qui ont décrit l'épidémie de Barcelonne n'ont jamais vu de bubons; ils ont observé des inflammations gangréneuses de la peau et du tissu cellulaire, tantôt survenues spontanément, et tantôt consécutives aux plaies des vésicatoires, etc.

4° *Lésions des fonctions digestives.* (Première période.) Langue blanche, ou d'un rouge assez vif, tantôt molle et aplatie, tantôt dure et contractée; soif peu prononcée, sentiment de quelque chose de fade dans la bouche, disposition au ptyasme, répugnance pour les aliments, quelquefois ntiment de douleur et de constriction à la gorge, ausées, éructations sèches (*ascos secos* des Espanols), sentiment de pesanteur, d'anxiété, de onstriction ou de véritable douleur dans la région pigastrique; vomissements de mucosités claires, u d'une bile jaune plus ou moins amère, sans iélange de sang; constipation, point de météosme du ventre, coliques plus ou moins aiguës, rdinairement sourdes et profondes, occupant la égion ombilicale, et n'augmentant pas à la preson du ventre.

(Deuxième période.) La langue ne présente as de grands changements; les nausées, les éructions et les vomissements continuent; les proуits de ces derniers sont mêlés d'une petite quantité e sang; les douleurs abdominales persistent, les elles sont rares.

(Troisième période.) Langue sèche, fendilée, rouge, saignante, douloureuse, quelquefois rune, noirâtre, contractée, dure, racornie, et omme *rôtie*, d'autres fois recouverte d'une couche nuqueuse, jaune ou blanche, qui se détache par ragments, et qui masque la rougeur de l'organe; omissement de sang pur, noir, ou d'une matière nalogue à du marc de café, ou à de la suie délayée ans un liquide (1); éructations continuelles très énibles, ordinairement tout-à-fait gazeuses; le

(1) Chez quelques individus, il ne se manifeste pas de vonissements noirs, bien que, à l'ouverture de leur corps, on rouve l'estomac rempli de *mélanhème*.

gonflement des hypocondres et de l'épigastre, le météorisme et le ballonnement du ventre, ne sont pas très considérables; les malades rendent par les selles des matières analogues à celle du vomissement; les déjections alvines sont donc sanguinolentes, brunâtres, ou entièrement noirâtres, épaisses, poisseuses, et d'une extrême fétidité; elles contiennent quelquefois des vers.

5° *Lésions de la respiration.* (Première période.) Cette fonction est en général peu troublée quelquefois les mouvements d'inspiration son plus courts et plus fréquents; quelques malades éprouvent des hoquets, soupirent ou gémissen involontairement; il existe rarement de la tou ou des douleurs de côté; l'haleine est un pe chaude et fétide.

(Deuxième période.) L'état de la respiratio reste à peu près le même, la chaleur de l'halein semble seulement diminuer un peu.

(Troisième période.) Les hoquets, les soupir et les gémissements sont plus fréquents; plusieur malades poussent des cris déchirants, aigus, comm s'ils étaient menacés d'un grand danger; la féti dité de l'haleine est plus prononcée.

C. Symptômes du typhus oriental (Peste).

M. Desgenettes a tracé de la manière suivant la description des symptômes de la peste, qu'i eut occasion d'observer, en Égypte, pendan l'an VII (1798) (1).

(1) On sait quel zèle déploya cet illustre médecin pendar

La maladie présentait trois degrés.

« *Premier degré.* Fièvre légère, sans délire; bubons. (Presque tous les malades guérissent facilement et promptement.)

» *Second degré.* Fièvre, délire et bubons; le délire s'apaise vers le cinquième jour, et se termine, ainsi que la fièvre, vers le septième. (Plusieurs malades guérissent).

» *Troisième degré.* Fièvre, délire considérable, bubons, charbons ou pétéchies, séparément ou réunis; rémission ou mort, du troisième au cinquième ou sixième jour. (Très peu de guérisons) (1). »

L'état fébrile qui accompagne la peste peut tre, selon M. Pinel, inflammatoire, gastrique, dynamique ou ataxique (2). Les autres symptômes varient, dit-il, suivant que le principe ontagieux a porté plus ou moins directement on impression sur les viscères de la tête, de la oitrine ou du bas-ventre, et suivant que ses effets

ute la durée de cette terrible épidémie : on sait surtout (et postérité la plus reculée en conservera le souvenir avec lmiration), on sait que, pour rassurer les imaginations et courage ébranlé de l'armée, M. Desgenettes s'inocula ii-même la peste. Certes, une semblable action mérite d'ê-e placée parmi les traits d'une intrépidité vraiment hé-oïque.

(1) *Histoire médicale de l'armée d'Orient.* Paris, 1802, -8°.

(2) Nous savons maintenant à quelles altérations organiques pporter les divers groupes de symptômes compris sous ces ex-ressions.

se sont combinés avec l'influence des causes locales (1).

ARTICLE II.

LÉSIONS ORGANIQUES OBSERVÉES DANS LES TYPHUS.

A. Lésions organiques observées dans le typhus proprement dit.

224. Chirac, qui ouvrit plusieurs des malades qui succombèrent dans l'épidémie de Rochefort, observa les altérations suivantes : cerveau engorgé de sang d'un rouge foncé, ou livide dans toute sa substance ; foie pareillement enflammé, et engorgé de sang ; estomac et intestins rouges, enflammés et parsemés de taches livides ; ventricules du cœur, veine cave, veine porte, ainsi que ses divisions, remplis de sang *altéré*, en grumeaux, plus ou moins caillé ; sérosité sanieuse entre les membranes du cerveau et dans l'abdomen.

Voici les résultats que Pringle a recueillis de l'ouverture de sept malades : chez le premier, on trouva trois onces de matière purulente dans les ventricules du cerveau, qui était flasque et mou ; une matière analogue existait sur le cervelet. (Les symptômes dits ataxiques avaient été observés chez ce sujet.)— Le deuxième malade avait le *cerveau suppuré*.— Le troisième offrit une suppuration au cervelet.— Chez le quatrième et le cinquième, la substance corticale était

(1) *Nosographie philosophique*, tom. I, pag. 297.

enflammée, les intestins grêles étaient fort enflammés, et les gros corrompus. (Il y avait eu de la diarrhée.) — Le sixième n'offrit aucune altération du cerveau. — Le septième, avait un abcès dans les orbites, le cerveau très flasque, avec sérosité dans les ventricules de cet organe.

Poissonnier-Desperrières a noté les altérations suivantes : « Malgré les symptômes cérébraux, le cerveau, coupé par tranches sur vingt cadavres, parut toujours dans l'état sain (1), si l'on en excepte deux sujets, chez lesquels les vaisseaux de cet organe étaient engorgés. Les viscères abdominaux, au contraire, offrirent des désordres sensibles. — Foie souvent livide, mollasse, parsemé de taches cendrées et noirâtres, sous lesquelles on apercevait des gouttelettes de sang grumelé et dénaturé. Des taches parsemaient, çà et là, les intestins de presque tous les cadavres, et chez quelques uns le sphacèle s'était emparé d'une portion du cylindre intestinal, qui renfermait tantôt des vers, tantôt des excréments délayés, d'une puanteur insupportable. — Quelquefois, les poumons étaient le siége d'engorgements et de suppurations gangréneuses. — Le cœur était rempli d'un *sang noir et dissous.* »

Hildenbrand a remarqué les altérations que voici : *parties molles*, friables, lâches, sans élasticité ; gaz abondants dans la cavité abdominale ;

(1) A l'époque (1757) où Poissonnier-Desperrières fit des ouvertures, on ne savait pas à quels caractères reconnaître que le cerveau était plus ou moins différent de son état normal.

sang veineux *aqueux, sans consistance;* vaisseaux du cerveau engorgés, extravasation sanguine dans cette partie, abcès de la substance cérébrale, et suppuration des méninges; mollesse du cerveau; intestins communément enflammés, et quelquefois gangrénés.

M. Pinel, sur un militaire mort du typhus, en 1814, observa « une congestion dans les mem-» branes muqueuses de l'arrière-bouche. » Chez un autre, on trouva « une forte affection des mem-» branes muqueuses intestinales, que l'on pourrait » définir, dit M. Pinel, non une inflammation fran-» che, mais *une espèce d'excitation catarrhale* (1). »

B. Lésions organiques observées dans la fièvre jaune.

MM. Bally, François et Pariset, sur dix-neuf sujets qu'ils ont ouverts pendant l'épidémie qui a ravagé la Catalogne, en 1821, ont trouvé les altérations suivantes :

« 1° *Aspect extérieur des cadavres.* Peau pres-» que toujours d'un jaune d'ocre ou de citron, avec » plaques brunes aux paupières, au front, à la face, » aux membres, et quelquefois au tronc; rougeur » cadavérique des parties déclives très prononcée; » pétéchies plus ou moins nombreuses, rosées, ou » tirant sur le brun; gonflement inflammatoire des » régions parotidiennes, érythèmes, et excoria-» tions noirâtres du scrotum, chez quelques sujets.

(1) M. Breschet, chez plusieurs sujets morts du typhus, a trouvé des traces évidentes d'inflammation dans les veines encéphaliques et dans les sinus veineux du crâne.

» Muscles en général sains, fermes, et n'exhalant » aucune odeur particulière; quelquefois les ecchy» moses pénètrent jusque dans leur tissu; quelque» fois aussi, mais rarement, leurs fibres se déchi» rent très facilement.

» 2° *Encéphale et ses dépendances*. Sinus longi» tudinal supérieur assez souvent rempli d'un sang » fluide; arachnoïde et pie-mère sans altérations » sensibles, dans plusieurs cas; chez certains su» jets, opacité de la première de ces membranes, » avec enduit albumineux, ou comme gélatineux » à sa surface; pulpe cérébrale saine, du moins en » apparence; même état du cervelet, quantité mé» diocre de sérosité dans les ventricules; quelque» fois il existait des collections sanguines à la base » du crâne, ou bien entre le crâne et la dure-mère; » protubérance annulaire et moelle alongée sans » lésion remarquable. La portion cervicale du rachis » n'a présenté aucune altération; il en était de » même, dans la majorité des cas, de la région » dorsale, où l'on trouvait cependant quelquefois » un épanchement sanguin; dans les régions lom» baire et sacrée, le cordon rachidien était presque » toujours environné d'une copieuse quantité de » sérosité jaunâtre, limpide, où l'on voyait sur» nager quelques gouttelettes huileuses. (Le poids » du liquide variait depuis deux gros jusqu'à celui » de deux onces et demie environ.) La dure-mère » vertébrale, lorsqu'on avait enlevé les apophyses » épineuses, était fortement distendue par cette sé» rosité; les membranes de la moelle ont rarement

» offert des altérations; chez un malade seulement, » une portion de leur étendue était vivement injec- » tée; après l'incision des méninges, la pulpe mé- » dullaire paraissait molle, et en quelque sorte » *diffluente;* la queue de cheval était peut-être plus » molle que de coutume; peut-être aussi les cor- » dons sacrés offraient-ils plus de rougeur; à la » partie inférieure de la région dorsale du canal » rachidien, et à la partie supérieure de sa région » lombaire, entre le corps des vertèbres et la dure- » mère, existait très souvent un épanchement de » sang fluide; l'épanchement s'opérait quelquefois » dans le sac de l'arachnoïde.

» 3° *Appareil de la respiration et de la circulation.* » Dans des cas fort rares, la membrane mu- » queuse bronchique, vers la bifurcation des bron- » ches, a paru superficiellement phlogosée, et la » plèvre plus rouge que de coutume; on a trouvé » une fois un épanchement sanguin dans la plèvre. » Les poumons étaient presque toujours sains; » deux fois seulement ils ont été trouvés gorgés » de sang et peu crépitants; leur extérieur sem- » blait plus noir que de coutume. Le péricarde » contenait souvent de la sérosité jaunâtre (chez » un petit nombre de sujets, on en a recueilli qua- » tre à cinq onces); il renfermait aussi quelque- » fois une certaine quantité d'un sang noir et fluide. » On n'apercevait point de traces d'inflammation » sur le cœur; sur trois sujets seulement, cet or- » gane se déchirait avec une grande facilité. Le » sang contenu dans ses cavités est noir et fluide,

» et présente à peine quelques caillots petits et dif-
» fluents ; il en est de même de celui renfermé dans
» les vaisseaux artériels et veineux.

» 4° *Appareil digestif et ses annexes.* On trou-
» vait assez souvent une certaine quantité de sang
» dans la bouche, et quelquefois des érosions
» comme scorbutiques des gencives ; dans ces cas
» seulement, la bouche exhalait une odeur fétide.
» On n'observait rien dans le pharynx ni dans l'œ-
» sophage. Quant à l'estomac, il était bien rare-
» ment exempt d'inflammation. Sa membrane in-
» terne était rouge, violette, ecchymosée. La rou-
» geur existait par plaques arrondies, peu étendues,
» distinctes ou oblongues, et se confondant entre
» elles ; l'inflammation était tantôt générale et tan-
» tôt partielle ; dans ce dernier cas, elle siégeait
» plus spécialement vers les orifices de l'estomac.
» On trouvait rarement la membrane muqueuse de
» cet organe gangrenée ; ses autres membranes étaient
» intactes. Les intestins grêles participaient en
» général à l'état de l'estomac ; ils étaient même
» quelquefois le foyer d'une inflammation plus pro-
» fonde ; mais plus on approchait de la fin du tube
» intestinal, moins les traces d'inflammation étaient
» apparentes, et elles existaient rarement dans les
» gros intestins. On a trouvé du sang pur dans l'es-
» tomac : il était fluide, et en remplissait quelque-
» fois toute la capacité. *Rien de semblable n'exis-
» tait dans les intestins.* Le sang ainsi épanché, à
» l'état de pureté, se rencontrait dans le huitième
» des cadavres environ. L'estomac contenait quel-

» quefois une espèce de bouillie grisâtre, semblable » à de la farine de graine de lin délayée et altérée; » dans ces cas, l'inflammation gastrique était plus » vive, plus étendue; cette matière n'avait aucun » rapport avec la nature du sang, ni avec celle du » *mélanhème;* on ne la rencontrait point dans les » intestins. Dans les sept dixièmes des *nécropsies*, » l'estomac contenait un liquide brunâtre, mêlé » de flocons plus ou moins abondants, et sembla- » bles à du marc de café ou à de la suie délayée » dans l'eau; ce liquide était quelquefois noir » comme de l'encre. La matière brunâtre s'éten- » dait communément jusque dans le rectum; plus » elle s'éloignait de l'estomac, plus elle devenait » épaisse et noire. Il s'échappait, par les ouvertu- » res faites à l'estomac et aux intestins, des gaz » d'une odeur désagréable. Des vers lombrics, or- » dinairement morts, se rencontraient quelquefois » dans l'estomac et les intestins. La rate était le » plus souvent parfaitement saine; deux fois seu- » lement elle fut trouvée mollasse, facile à déchi- » rer, et se réduisant, par la pression, en une es- » pèce de bouillie couleur lie de vin. Le pancréas, » le *mésentère*, l'épiploon et le péritoine n'offrirent » rien de particulier. Le foie n'offrait non plus au- » cune altération dans sa structure; mais il était » d'un *jaune rhubarbe*, et souvent très volumineux. » La vésicule du fiel avait une couleur tantôt d'un » vert foncé, tantôt d'un brun noirâtre ou d'un rouge » obscur *très singulier;* habituellement pleine, elle » était cependant quelquefois rétrécie et comme

» flétrie. La bile était rarement jaune, mais ordi-» nairement noire, verdâtre ou rouge. Jamais les » reins ni leurs dépendances ne présentèrent de » lésions. La vessie était tantôt pleine, tantôt vide, » tantôt distendue, tantôt rétrécie; dans certains » cas, sa membrane interne était phlogosée et ec-» chymosée; deux fois on trouva cette membrane » tapissée d'une matière noire et poisseuse, produite » probablement par un léger suintement de sang.»

Les lésions les plus constantes observées par M. Rochoux sont : l'inflammation de l'estomac, l'inflammation de la vésicule et des canaux biliaires, l'inflammation des reins (1).

M. Audouard a observé les mêmes altérations que MM. Bally, François et Pariset.

M. Thomas, secrétaire général de la Société de médecine de la Nouvelle-Orléans, sur dix cadavres qu'il ouvrit, pendant l'épidémie de 1822, trouva chez la plupart un épanchement considérable de sang noir dans le rachis et les muscles environnants, une couleur rosée des membranes de la moelle épinière, et des traces certaines d'inflammation gastrique (2).

(1) Rochoux, *Recherches sur la fièvre jaune;* Paris, 1822, in-8°. — Il est douteux que la maladie observée par M. Rochoux, dans les Antilles, fût réellement miasmatique et contagieuse. M. Rochoux pense même le contraire : il pense également qu'il n'en était pas ainsi de celle de Barcelone. Comme je ne m'occupe ici que des maladies vraiment miasmatiques, je ne pourrai faire aucun usage de l'ouvrage intéressant de cet observateur distingué.

(2) Thomas, *Essai sur la fièvre jaune d'Amérique;* Paris, 1823, in-8°, pag. 130.

C. Lésions organiques observées dans la peste.

225. *Peste de Marseille* (1720). Chez douze cadavres ouverts par Soulier et examinés d'une manière très incomplète, on trouva : « Les viscères » de la poitrine et de l'abdomen livides, noirâtres, » ou d'un rouge foncé; les vaisseaux remplis de » sang de même couleur; ceux du cerveau et de » ses membranes, remplis d'un sang noirâtre et » coagulé; les poumons enflammés et gangrenés, » les glandes affectées de bubons noirâtres, gan- » grenées, livides, purulentes; des *charbons inté-* » *rieurs*, des taches livides, pourprées; un épanche- » ment de sang noirâtre, horriblement fétide dans » l'estomac; une pustule noire et étendue dans » l'iléon d'un cadavre; chez un autre, des taches » pourprées sur la membrane interne des intestins, » des taches noires sur la membrane *graisseuse ré-* » *pandue autour des* intestins. »

Ces diverses altérations se rencontraient réunies ou isolées sur le même sujet.

Couzier, sur onze cadavres, trouva presque chez tous des traces de congestion et d'inflammation des méninges, des taches pourprées et des charbons sur les poumons, à l'extérieur et à l'intérieur des intestins grêles et de l'estomac, sur l'épiploon, le mésentère, le foie, le péricarde, l'aorte abdominale, le diaphragme, les reins, la vésicule biliaire et le pancréas.

Peste de Russie (1771-72). Samoïlowitz ne nous

a presque rien laissé sur l'anatomie pathologique des malades confiés à ses soins.

Peste d'Égypte (an VII). M. Larrey ouvrit deux cadavres à Jafa ; le premier, couvert de pétéchies, exhalait une odeur nauséabonde ; bas-ventre météorisé, grand épiploon parsemé de taches gangréneuses, intestins boursouflés et brunâtres, estomac affaissé et gangrené dans plusieurs points de la région pylorique, foie plus volumineux que dans l'état normal, vésicule pleine d'une bile noire et fétide, poumons parcourus de lignes noirâtres, cœur d'un rouge pâle, facile à déchirer, rempli d'un sang noir et liquide ; bronches pleines d'une liqueur roussâtre et limoneuse. — Le second cadavre offrit à peu près les mêmes altérations ; foie plus engorgé, péricarde rempli d'une humeur sanguinolente, tissu cellulaire parsemé d'un lacis de vaisseaux pleins d'un sang noir et liquide.

L'illustre chirurgien que nous avons nommé plus haut, observa les mêmes désordres chez plusieurs autres sujets qu'il ouvrit en Égypte ; malheureusement les circonstances ne lui permirent pas d'examiner les organes encéphaliques (1).

Peste de Noja (1815-16). Les médecins qui ont observé cette épidémie n'ont enrichi l'anatomie pathologique d'aucune découverte nouvelle. Deux cadavres furent ouverts au milieu du cimetière ; *on observa les trois cavités avec soin et minu-*

(1) *Mémoires de chirurgie militaire*, par M. le baron Larrey. Paris, 1812, in-8° ; tom. I, pag. 326.

tieusement, et il ne s'y trouva aucune altération morbide; tout était dans l'état naturel.

Il faut avouer qu'une telle assertion est des plus étranges, et que la médecine serait une science bien misérable si elle en sanctionnait beaucoup de pareilles.

226. C'est à ce que l'on vient de lire que se réduisent nos connaissances actuelles sur les altérations organiques auxquelles correspondent les symptômes des divers typhus. Ces connaissances sont, sans doute, encore bien imparfaites. De nombreuses ouvertures de cadavres, faites avec toute l'exactitude désirable, pourront seules combler cette grande lacune de l'anatomie pathologique. Il serait à souhaiter, pour le bonheur de l'espèce humaine, que l'occasion de se livrer à ce genre de recherches périlleuses ne se présentât de long-temps, et que, quand elle se présentera, les gouvernements se fissent un devoir de favoriser, par tous les moyens qui sont en leur pouvoir, des recherches d'une si haute importance.

ARTICLE III.

CAUSES ET MODE DE PROPAGATION DES TYPHUS.

A. Causes et mode de propagation du typhus *nostras*.

227. Il est généralement reconnu que la cause essentielle et spécifique du typhus consiste dans les émanations miasmatiques et putrides à l'action desquelles les hommes se trouvent quelquefois exposés. Tous les faits viennent à l'appui de cette

assertion; toutes les épidémies de typhus déposent en sa faveur. Si l'on parcourt en effet les auteurs qui ont décrit des épidémies de typhus, tels que Chirac, Pringle, Poissonnier-Desperrières, Hildenbrand, M. Pinel, etc., on verra que cette maladie ne s'est développée qu'au milieu de circonstances propres à donner naissance à des émanations miasmatiques qui infectent et empoisonnent, pour ainsi dire, l'air environnant. Que le typhus désole une ville, qu'il règne dans un hôpital, dans un camp ou dans un vaisseau, tous les observateurs ont remarqué que, dans ces diverses circonstances, l'air était altéré, soit par les miasmes qui se dégageaient du corps d'hommes malades, entassés dans des espaces trop étroits, ou par ceux qui provenaient d'un ou de plusieurs foyers de décomposition putride, situés dans les lieux où sévissait la maladie.

Pringle attribue le typhus aux modifications que l'air subit dans un hôpital où un grand nombre de malades se trouvent encombrés, par le dégagement des émanations animales qui s'exhalent de leurs corps ou de leurs excrétions. Suivant le même auteur, la maladie se propage par l'infection de l'air.

Poissonnier-Desperrières ne reconnaît pas d'autres causes ni d'autre mode de propagation du typhus de Brest, dont il nous a retracé les effrayants ravages.

Les chagrins, la disette, le mauvais régime, la chaleur, sont autant de causes qui favorisent l'influence délétère des miasmes producteurs du typhus. Ces diverses causes sont aptes elles-mêmes à développer des maladies fort analogues, sinon entièrement semblables au typhus; mais leur action est plus lente que celle des agents ou plutôt des poisons miasmatiques: on sait d'ailleurs que rien n'est plus ordinaire que le concours de ces deux ordres de causes.

Il serait de la plus haute importance de déterminer les propriétés physiques et chimiques des émanations fatales qui engendrent le typhus; mais jusqu'ici toutes les recherches, toutes les expériences qui ont été faites à ce sujet, n'ont eu d'autre résultat que de prouver que, dans l'état actuel de la physique et de la chimie, ces agents étaient inaccessibles à tous les instruments d'observation que possèdent ces sciences. L'air le plus éminemment propre à produire le typhus fournit à l'analyse chimique les mêmes éléments que l'air le plus pur (1). Nous ne connaissons donc en quelque sorte les agents miasmatiques que par la funeste influence qu'ils exercent sur l'économie vivante.

Si les médecins sont d'un accord unanime sur les causes du typhus, il n'en est pas de même sur le mode de propagation de cette maladie. Des discussions très animées se sont élevées tout récemment sur cette grande question. Elles ne sont sans doute pas prêtes à se terminer, puisque ceux qui

(1) Ce résultat est bien étrange. Peut-être ne serait-il pas inutile de répéter un grand nombre de fois encore l'analyse de l'air producteur des maladies épidémiques et contagieuses.

s'en occupent sont loin de s'entendre entre eux, et que chacun donne aux mêmes expressions des acceptions différentes. Ceux-ci veulent que le typhus se propage par *infection;* ceux-là prétendent qu'il s'étend et se communique par *contagion.* Espérons que les médecins s'abstiendront des stériles disputes dont la *contagion* et l'*infection* sont en ce moment l'inépuisable source, quand ils auront attaché des idées fixes et invariables à ces deux expressions. Qu'importe le nom que nous donnions au mode de propagation du typhus? Ce ne sont pas les mots sous lesquels on désigne cette communication, ce sont les faits qu'on a recueillis sur elle qui nous éclairent. Laissons donc à d'autres le soin de se disputer sur les mots de *contagion* et d'*infection*, et appliquons-nous à faire connaître le mode de transmission du typhus. Or, voici les faits incontestables, authentiques, que l'on a recueillis à cet égard.

« En 1757, l'escadre de l'amiral Dubois de la Mothe fut affligée d'un typhus, qui se répandit ensuite dans la ville de Brest. Poissonnier-Desperrières nous a laissé l'histoire de cette épidémie. L'équipage était composé en partie de matelots convalescents venus de Rochefort. Au moment de l'arrivée de la flotte à Louisbourg, le 20 juin, les malades des autres vaisseaux se trouvèrent pêle-mêle à terre avec ceux de la flotte, qui étaient tombés malades pendant la traversée. Les matelots furent rassemblés pour exécuter des travaux très pénibles, auxquels les convalescents eux-mêmes furent obligés de prendre part. Ceux-ci retombèrent malades pour le plus grand nombre, et moururent presque tous. Plusieurs matelots, jusque là bien portants, devinrent également malades. Le 30 octobre, jour du départ, quatre cents moribonds furent laissés à terre, et mille convalescents furent embarqués. Ceux-ci moururent en grand nombre pendant le voyage, et néanmoins, lors du débarquement à Brest, le 22 novembre, il restait quatre mille malades, qui furent entassés dans des hôpitaux provisoires établis à la hâte. On ne put désinfecter l'air, maintenir la propreté, isoler les convalescents des malades, ni éloigner ceux-ci les uns des autres, comme il eût été convenable de le faire. La maladie se propagea aux habitants pauvres, dont les maisons furent bientôt jonchées de morts et de mourants. Cependant l'épidémie frappe les personnes aisées elles-mêmes et ravage plusieurs cantons de la province, où elle est apportée soit par des convalescents, soit par des fuyards. *Cinq médecins et cent cinquante chirurgiens* succombent à ce redoutable fléau; ceux qui ouvrirent des cadavres périrent presque tous, en deux ou trois jours : de ce nombre furent Mauflâtre et Préville, les seuls dont l'histoire nous ait conservé les noms. Enfin, après avoir moissonné, en cinq mois, dix mille personnes dans les hôpitaux de Brest, et un nombre très considérable dans les maisons particulières, la maladie perd de sa fureur et cesse complètement, au mois d'avril 1758. » (*Pyrétologie de M. Boisseau.*)

Certes, il faudrait fermer les yeux à la vérité la lus évidente, pour ne pas convenir que, dans l'épi-émie qui vient de nous occuper, le mal se com-iuniqua des matelots aux habitants de Brest, et e ceux-ci aux habitants de quelques contrées pisines. Que l'on refuse, si l'on veut, le nom de *ontagion* à ce mode de propagation, pourvu que on avoue que la maladie a été transmise à des ndividus sains par des individus infectés. Que ce node de communication soit une *infection*, selon s uns, qu'il constitue une contagion, selon les utres, les faits ne changent pas de nature pour ela; ils restent toujours les mêmes, quelle que soit diversité des noms qu'on leur impose.

M. le professeur Dupuytren, dans le beau rap-ort qu'il a fait à l'académie des sciences sur fièvre jaune, cite les faits suivants : En 1815, ois cents malades furent placés dans une salle ui peut en contenir deux cents sans inconvé-ients. Bientôt l'air devint nauséabond, la pour-iture d'hôpital et des fièvres de mauvais caractère e déclarèrent. Ce ne fut pas tout, car, circon-tance bien remarquable, plusieurs des affections éveloppées par cet air délétère se répandirent, ar une sorte d'importation, dans des maisons où n'existait aucune cause d'infection.

N'est-il pas évident que, dans ce cas, les ma-adies typhoïdes qui se manifestèrent dans des naisons où il n'existait aucune cause d'infection, urent produites par les émanations délétères, lont les malades entassés dans la salle étaient pour ainsi dire le foyer vivant? Cette infection, si l'on donne ce nom au mode de propagation que nous signalons ici, cette infection, dis-je, n'est-elle pas une véritable contagion, ou plutôt une des formes que peut revêtir la contagion? Car, comme l'a très bien dit M. Dupuytren dans son rapport, le mode de la contagion varie selon la nature des virus contagieux; ainsi, la rage et la syphilis se transmettent et agissent par inoculation, et non par miasmes; la rougeole et la variole par miasmes ou effluves, et non par inoculation; la variole par miasmes, contact et inoculation. Or, puisqu'on a donné le nom d'*infection* à la communication d'une maladie par effluves ou miasmes, et que ce genre de transmission n'est qu'une modification, une variété de la contagion, n'est-il pas clair que l'infection elle-même ne diffère pas essentiellement de la contagion, et qu'elle en constitue réellement une espèce?

Les individus affectés de typhus étant, ainsi que je viens de le dire, des foyers vivants d'infection, plus ces individus seront nombreux, plus ils exerceront une influence meurtrière sur les personnes saines qui les environnent, ou, ce qui est la même chose pour nous, plus la contagion fera de ravages. Au contraire, et par une conséquence nécessaire de ce qui précède, la contagion sera d'autant moins active que le nombre des individus affectés sera moins considérable. Toutefois, quelques faits portent à croire qu'il suffit d'un seul individu affecté de typhus miastique pour communiquer à d'autres cette même ladie. Au reste, c'est là une question qui nous ıble réclamer de nouvelles recherches : on ne rait trop la recommander à l'attention des bons ervateurs.

B. Causes et mode de propagation de la fièvre jaune.

:28. On convient généralement que la fièvre ne dépend, ainsi que le typhus proprement dit, l'action de miasmes animaux sur l'économie ınte; mais on n'est pas d'accord sur la nature de miasmes. Quelques uns pensent que les miass producteurs de la fièvre jaune ne diffèrent pas ceux du typhus ; d'autres soutiennent la propoon contraire ; et M le docteur Audouard, dans derniers temps, s'est appliqué à démontrer que éritable fièvre jaune est produite par les émaions putrides qui se dégagent des vaisseaux emyés à la traite des nègres.

L'opinion de M. Audouard a été développée dans mémoire que ce savant médecin a lu à l'acadé des sciences, et dans plusieurs articles qu'il ubliés dans la *Revue médicale* (1).

Elle est appuyée sur les raisons suivantes :

1° La fièvre jaune a été importée en Europe. Le qui prouve le plus irrésistiblement cette im:tation, c'est l'épidémie qui s'est développée, en 23, au port du Passage. Il fut démontré que, ns cette circonstance, la maladie ne pouvait être

(1) Voyez tom. III, pag. 224 et suiv.; même tome, pag. 360 uiv.; tom. IV, pag. 221 et suiv.

attribuée à d'autre cause qu'à l'arrivée d'un navire dans le pays.

2° Les vaisseaux qui ont importé la fièvre jaune en Europe sont des bâtiments négriers. En effet, le *Donastiarra*, qui apporta la fièvre jaune au port du Passage ; le *Grand-Turc* et le *Saint-Joseph*, qui l'apportèrent à Barcelone en 1821, tous ces bâtiments avaient servi à faire la traite des nègres. M. Audouard, parcourant toutes les épidémies de fièvre jaune qui ont été observées, soit en Europe, soit en Amérique, établit qu'elles sont propres à confirmer son opinion.

Ainsi donc, suivant M. Audouard, l'infection de certains bâtiments négriers est la cause spécifique de la fièvre jaune.

Il pense avec MM. Moreau de Jonnès, Bally, François, Pariset, et un très grand nombre d'autres médecins, que cette maladie se propage par contagion. Il combat l'opinion de MM. Lassis, Costa et Lasserre, qui pensent que la fièvre jaune dépend constamment d'un foyer d'infection, placé dans les lieux mêmes où elle exerce ses ravages.

Il trace une ligne de démarcation entre les maladies qui proviennent des émanations des ports de mer, des marais, du littoral maritime, etc., et celles que l'on connaît sous les noms de fièvre jaune, de peste et de typhus : il appelle infection *géologique* celle qui détermine les premières. Les maladies produites par l'infection *géologique* sont endémiques, tandis que le typhus, la fièvre jaune et la peste, peuvent se développer dans tous les ux où seront importés les miasmes spécifiques nt elles dépendent, miasmes qui tirent conamment leur origine d'une infection animale.

Toutes les assertions de M. Audouard ne sont ut-être pas encore rigoureusement démontrées; ais on doit avouer qu'elles ont beaucoup de probilités en leur faveur, et qu'elles sont, jusqu'ici, nfirmées plutôt que démenties par les résultats l'observation.

Quelque mystérieux que soient en apparence les énomènes de la contagion de la maladie conie sous le nom de fièvre jaune, MM. Moreau de nnès, Bally, François, Pariset, Audouard, etc., it rassemblé une trop grande masse de faits en veur de la propriété contagieuse de cette malae, pour que l'on puisse adopter l'opinion des ti-contagionistes. MM. Lassis, Costa et Lasserre, ti-contagionistes vraiment intrépides, soutiennt que la contagion est une pure chimère; et n sait que ces trois médecins ont sollicité auès du gouvernement la dangereuse faveur de se umettre eux-mêmes à toutes les expériences opres à démontrer la vérité de leur opinion. On saurait sans doute donner trop d'éloges à ce néreux dévouement; mais si la démarche de M. Costa, Lassis et Lasserre prouve combien sont confiants dans leur opinion, elle ne prouve s malheureusement aussi bien la fausseté de lle de leurs adversaires.

M. Dupuytren, dans le rapport cité, rapplle que plusieurs médecins ont déjà tenté les téméraires expériences dont MM. Lassis, Costa et Lasserre veulent offrir un nouvel exemple, et cite, entre autres victimes d'un si noble zèle, l'infortuné Valli.

Si la fièvre jaune dont Barcelone fut le théâtre en 1821 n'était pas contagieuse, si elle n'y a pas été importée, si, au contraire, elle a été produite par l'infection du port, pourquoi cette ville n'est-elle pas annuellement ravagée par une épidémie semblable à celle de 1821? Pourquoi surtout, lorsque au mois de juin 1822, on curait le port et on nettoyait les égouts qui sillonnent les principales rues de cette grande ville, pourquoi la santé des habitants n'a-t-elle été nullement compromise? Pourquoi trois cents pêcheurs campés sur le port, à l'embouchure des cloaques, et d'autres individus réfugiés dans des bâtiments, ou rassemblés dans la lanterne du port, n'ont-ils pas été atteints de fièvre jaune? Pourquoi, en 1821, la maladie, franchissant Barcelone, s'est-elle déclarée dans la malheureuse Tortose et dans d'autres lieux situés loin de la mer, sur un sol élevé et non marécageux? Telles sont les objections que l'on peut faire aux *infectionistes*, et que M. Dupuytren leur a déjà adressées dans son rapport.

Soit que la fièvre jaune tire son origine de l'infection des bâtiments négriers, comme le pense M. Audouard (1), soit qu'elle provienne d'une

(1) Plus de *traite des noirs*, dit M. Audouard, et nous n'aurons plus de fièvre jaune à combattre : tel est le double bienfait que l'humanité attend de la philanthropie du siècle où nous vivons. *Revue médicale*, tom. IV, note de la page 221.

autre source d'infection putride, il est donc au moins probable qu'elle se propage par contagion.

Si l'on réfléchit maintenant que plusieurs épidémies provenant d'une infection *géologique* ont la plus grande ressemblance, quant aux symptômes, avec celles produites par une infection purement animale, telle que celle qui se développe quelquefois dans les bâtiments négriers, on concevra facilement, avec M. Audouard, pourquoi le problème de la contagion a été résolu de deux manières diamétralement opposées; car la fièvre jaune par infection géologique n'est pas essentiellement contagieuse comme celle produite par l'autre mode d'infection.

Enfin, ce qui ajoute encore à l'incertitude qui règne sur la question de la contagion de la fièvre jaune, c'est que plusieurs médecins paraissent avoir confondu avec la fièvre jaune proprement dite, des fièvres qui résultent de l'action des causes générales et ordinaires, comme on a confondu avec le typhus proprement dit, les fièvres putrides ordinaires, dont je me suis occupé dans le quatrième chapitre de cet ouvrage, et qui dépendent d'un foyer d'infection développé dans nos propres organes, par suite d'une phlegmasie locale désorganisatrice.

C. Causes et mode de propagation de la peste.

229. Quel que soit le berceau primitif de la peste, que ce fléau soit originaire d'Égypte ou de Constantinople, un fait que personne ne conteste,

c'est que cette affreuse maladie est produite par des émanations miasmatiques.

La nature de ces émanations funestes n'est pas mieux connue que celle des miasmes producteurs du typhus et de la fièvre jaune. M. Audouard pense qu'elles tirent leur origine de matières animales en putréfaction, et que ces matières seules jouissent du fatal privilége de les engendrer.

Ces émanations se transmettent à la manière de celles du typhus et de la fièvre jaune.

Les individus frappés de la peste peuvent la communiquer à des individus sains.

La chaleur donne une nouvelle activité aux miasmes pestifères comme à ceux du typhus et de la fièvre jaune.

Comme la nature chimique des uns et des autres est complètement inconnue, on ne sait pas s'il existe entre eux des différences vraiment essentielles ; ils n'ont que trop d'analogie sous le rapport de leur action délétère sur l'économie animale.

D'ailleurs, puisque ces divers miasmes proviennent également d'un foyer de putréfaction de matières animales, il est assez probable que leurs propriétés caractéristiques sont à peu près les mêmes.

ARTICLE IV.

RAPPORTS DES TYPHUS ENTRE EUX.

230. 1° Quant à leurs causes, le typhus proprement dit, la fièvre jaune et la peste offrent une grande analogie, puisque ces trois maladies dépendent essentiellement de l'influence d'un foyer putride d'origine animale sur l'économie vivante. Les différences qui pourraient exister entre les miasmes propres à chacune de ces maladies sont absolument inconnues.

2° Quant à leurs symptômes, les divers typhus ont également les rapports les plus frappants. En effet, dans tous, les principaux symptômes sont les mêmes. Il est vrai que les charbons et les bubons appartiennent plus spécialement à la peste; mais, outre que M. Desgenettes a observé un anthrax dans une épidémie de typhus, outre que M. Boisseau s'est assuré qu'il existe fréquemment un engorgement plus ou moins marqué des ganglions chez les individus atteints de typhus, le symptôme dont il s'agit ici ne saurait constituer une différence essentielle entre la peste et les autres typhus.

Le vomissement noir n'est point l'apanage propre et exclusif de la fièvre jaune : on l'observe aussi, quoique plus rarement, dans la peste et dans le typhus proprement dit.

3° Quant aux lésions organiques qui les constituent, les typhus ne présentent point de différences capitales. Malheureusement cette partie de leur histoire est encore trop imparfaite pour qu'on puisse en faire le sujet d'un parallèle suffisamment détaillé.

231. Quelque incomplète que soit encore la doctrine générale des typhus, on peut donc avancer, sans crainte d'être démenti par l'observation, qu'ils constituent moins trois maladies différentes, que trois variétés d'une seule et même maladie.

SECTION II.

§ I. CONSIDÉRATIONS THÉORIQUES SUR LES TYPHUS.

232. La théorie d'une maladie quelconque ne peut être complète qu'autant que l'on connaît ses causes et leur mécanisme, ses symptômes et les altérations organiques correspondantes à ceux-ci. La conséquence de ce principe incontestable, c'est que, dans l'état actuel de la médecine, il est impossible de présenter une théorie entièrement satisfaisante des typhus. En effet, leurs causes productrices se sont jusqu'ici dérobées à toutes les expériences de la physique et de la chimie, et nous ne possédons qu'une description encore très imparfaite des altérations matérielles que déterminent dans les solides et dans les liquides, les agents miasmatiques appliqués sur l'économie animale.

233. Introduits dans la masse du sang, à la faveur de l'absorption, les miasmes putrides circulent avec ce liquide dans toute l'étendue du sys-

tème vasculaire, et vont par conséquent exercer leur funeste influence sur tous les organes. Nous avons décrit et les symptômes ou les lésions fonctionnelles qui signalent la présence de ces redoutables modificateurs, et les altérations organiques dont leur introduction dans le corps vivant est suivie. Nous avons vu, d'une part, que, pendant la vie, des phénomènes d'irritation et de putridité se développaient chez les individus infectés, et que, d'autre part, l'inspection cadavérique faisait reconnaître à la fois des traces de phlegmasie dans plusieurs organes, et des altérations évidentes dans les liquides, et notamment dans la masse sanguine. Par conséquent, nous ne pouvons nous empêcher d'admettre que les agents miasmatiques producteurs des typhus enflamment les organes sur lesquels ils sont appliqués, et altèrent profondément la composition du sang, dans le torrent duquel ils se sont introduits.

Mais ce n'est pas seulement dans l'estomac et les intestins que l'on rencontre des traces de phlegmasie : l'appareil cérébro-spinal et ses membranes, quelquefois les poumons et la plèvre, en offrent également. Ce serait donc commettre une erreur évidente que de soutenir que les typhus ne sont autre chose qu'une gastro-entérite.

234. Si, d'un côté, l'examen cadavérique démontre l'existence de diverses phlegmasies chez les sujets qui succombent aux typhus, le tableau des symptômes, d'une autre part, ne permet pas de révoquer en doute la présence de ces mêmes

phlegmasies. En effet, les douleurs abdominales, les vomissements, la diarrhée, ne sont-ce pas là autant de symptômes d'une irritation gastro-intestinale? Le délire, les mouvements spasmodiques, la céphalalgie, la rachialgie, l'excessive susceptibilité des sens, etc., tous ces phénomènes ne constituent-ils pas les signes certains d'une irritation du système cérébro-spinal?

Ainsi donc, et les symptômes observés pendant la vie, et les altérations trouvées après la mort, concourent de concert à nous démontrer que les miasmes putrides déterminent une phlegmasie de divers organes de l'économie.

235. Les expériences que j'ai rapportées dans le quatrième chapitre de cet ouvrage auraient pu nous faire prévoir ce résultat. Le lecteur n'a point oublié, sans doute, que les animaux dans les veines desquels on injecte des matières putrides, présentent, après la mort, des traces d'inflammation dans plusieurs organes, tels que le cœur, les poumons et les viscères digestifs; il doit se souvenir aussi que les symptômes observés chez ces animaux ont une ressemblance frappante avec ceux des typhus.

236. Mais, ainsi que je l'ai dit plus haut, les miasmes putrides ne bornent pas leur action à enflammer plus ou moins violemment les organes avec lesquels ils se trouvent en contact; ils exercent en outre une influence funeste sur le sang lui-même, et par suite sur le système nerveux. En effet, les observateurs qui ont examiné le sang

des individus morts de typhus, ont remarqué que ce liquide avait perdu, en grande partie, sa force plastique, ou la faculté de se coaguler, et qu'il était plus noir que dans l'état ordinaire.

237. Sans doute, nos connaissances sont encore bien peu avancées sur cette matière. Il est difficile de décrire exactement, et de préciser le genre d'altération que le sang a subie; mais cette altération existe incontestablement : il n'est pas permis de la nier. En attendant que des expériences chimiques nous aient dévoilé plus complètement les mystères de l'anatomie pathologique des liquides, nous croyons devoir insister, dès à présent, sur l'analogie qui existe entre le sang des sujets qui succombent aux divers typhus, et celui des animaux qui périssent d'une injection de matières putrides dans les veines. Cette analogie est parfaite, ainsi qu'on peut s'en assurer, en comparant ce que j'ai dit dans ce chapitre du sang des individus morts de typhus, avec ce que j'ai dit dans le chapitre quatrième de cet ouvrage, du sang des animaux morts par suite d'une injection putride.

238. Ce n'est pas seulement par l'autopsie cadavérique que l'on peut s'assurer de la réalité de l'altération du sang dans les cas qui nous occupent : plusieurs des phénomènes observés pendant la vie ne permetttent pas de la méconnaître. Les pétéchies, les infiltrations sanguines du tissu cellulaire, les hémorrhagies qui s'opèrent à la surface des membranes muqueuses et même à celle des membranes séreuses, la fétidité de toutes les ex-

crétions; certes, voilà autant de signes irrécusables d'une profonde altération du sang. Si l'on réfléchit que la plupart de ces phénomènes sont précisément ceux qui caractérisent la décomposition putride commençante, il sera difficile de ne pas admettre que les sujets atteints de typhus sont pour ainsi dire frappés, pendant la vie, d'une sorte de putréfaction dont le sang est le siége primitif.

239. On ne saurait trop le répéter, c'est dans cette affection combinée des solides et des liquides que consistent essentiellement les maladies désignées sous le nom de typhus; c'est par elle que peuvent s'expliquer tous les phénomènes. Mais celui-là n'aura jamais qu'une idée incomplète de ces maladies, qui ne tiendra pas également compte et de l'altération du sang et de l'irritation des organes. C'est bien ici surtout qu'il convient de dire avec l'immortel Bichat : « Toute théorie exclusive » d'humorisme ou de solidisme est un véritable con- » tre-sens pathologique. »

240. L'altération putride du sang est tellement marquée dans les typhus, qu'elle influe même sur les caractères des inflammations qui se remarquent dans ces maladies. On sait, par exemple, que, dans ces maladies, plusieurs observateurs, frappés de l'infiltration sanguine dont les tissus enflammés sont souvent le siége, et de la teinte noirâtre qu'ils présentent, désignent cette espèce de phlegmasie par l'épithète de *scorbutique*. Or, cet aspect noirâtre, cette infiltration comme *scorbutique* des parties enflammées, on en trouve l'explication dans l'alté-

ation même du sang, lequel, devenu noirâtre, rop liquide, et pour ainsi dire *dissous*, s'épanche lans les tissus où l'irritation l'attire et leur commuique sa propre couleur.

241. Les considérations que je viens d'exposer ont bien propres à faire sentir qu'il existe une étroite affinité, pour ne pas dire une ressemblance parfaite, entre les typhus et la fièvre putride, dont ous avons tracé précédemment l'histoire. (*Voy.* e chap. IV.)

242. Cette affinité d'ailleurs n'a point échappé ux observateurs; tous conviennent seulement que, u l'intensité de leurs causes, les typhus marchent vec une violence que l'on ne rencontre dans auune autre maladie.

243. L'affinité qui existe entre les typhus et la èvre putride n'a plus rien qui doive nous surrendre. En effet, en traitant de cette dernière, ous avons fait voir que les phénomènes putrides ui la caractérisent, provenaient d'une véritable inection du sang, infection dont les organes profonément altérés, suppurés, gangrénés, étaient euxnêmes le foyer. Or nous venons de voir que les yphus reconnaissent pour cause essentielle une nfection putride du sang; il est donc tout naturel ue l'on trouve entre la fièvre putride et les typhus es traits de ressemblance.

Il existe cependant entre ces maladies une différence qu'il est important de noter: c'est que, dans a fièvre putride ou adynamique proprement dite, es phénomènes de putridité sont consécutifs à une phlegmasie, tandis que dans les typhus ils se développent pour ainsi dire d'emblée, et sans avoir été précédés de phlegmasie locale.

244. Je me suis occupé précédemment de l'analyse des phénomènes putrides (1) avec assez d'étendue pour me croire dispensé d'y revenir ici. Il me suffit, en ce moment, d'avoir signalé leur existence dans les typhus, et d'avoir ainsi fait entrevoir les connexions intimes qui rattachent les typhus ou fièvres putrides *épidémiques* aux fièvres adynamiques ou putrides *sporadiques*.

245. Il est probable que l'extrême danger qui accompagne les maladies désignées sous le nom de typhus, a plutôt sa source dans l'altération profonde du sang que dans les phlegmasies qui coïncident avec celle-ci. On sait, en effet, que certains sujets affectés de peste ou de fièvre jaune périssent avec une rapidité telle, qu'on croirait qu'ils ont été, pour ainsi dire, frappés de la foudre. « Il y a eu des » pestes, dit Huxham, où quelques personnes sont » tombées mortes en un clin d'œil, *sans aucune* » *fièvre* ou autre indisposition précédente (2). »

246. Il est évident que, dans des cas semblables, ce n'est pas à une phlegmasie que la mort doit être rapportée, mais bien à l'action d'un miasme délétère, semblable à ces poisons subtils qui, tels que l'acide prussique, l'acide hydro-sulfurique, le venin de certains animaux, etc., produisent la mort instantanément, par un méca-

(1) Chapitre IV.

(2) *Essai sur les fièvres.*

ıisme dont il est impossible de se faire encore ıucune idée précise. On sait seulement que ces efroyables agents n'exercent leur mortelle influence ju'après avoir pénétré dans le torrent sanguin, et ju'immédiatement après leur absorption, ils foulroient, pour ainsi dire, toutes les puissances viales.

247. Une autre considération qui prouve que e n'est pas à l'inflammation seulement, et à la ;astro-entérite en particulier, qu'il faut rapporter es principaux accidents des typhus, c'est que la ièvre putride, consécutive à une gastro-entérite ordinaire, est certainement moins grave que les yphus proprement dits, bien que, dans le premier as, les altérations de la membrane muqueuse diestive soient plus profondes que dans le second.

248. N'oublions pas d'ailleurs que la gastrontérite elle-même n'entraîne de graves dangers, ue parcequ'il se développe à sa suite une altéation du sang analogue à celle qui se remarque ans les typhus.

249. Je livre les réflexions précédentes à la méitation des médecins de la nouvelle école; qu'ils es examinent de sang-froid et sans prévention. Je e leur dirai point que les plus illustres médecins es temps passés admettaient l'existence de l'altéation du sang dans les maladies miasmatiques t putrides : ils pourraient, avec quelque droit, écuser leur autorité; mais je leur rappellerai que es trois plus grands physiologistes des temps moernes, Haller, Bichat et M. Magendie, sont en ce

point d'accord avec les anciens, et je pense que l'opinion de ces trois auteurs sera de quelque poids auprès de médecins qui tiennent à honneur de porter le nom de physiologistes.

250. Une chose qui m'a surpris dans les divers ouvrages publiés sur le typhus, c'est que nul d'entre eux ne fasse mention de l'inflammation de la membrane interne du cœur et des vaisseaux. Nous savons, en effet, que les phénomènes fébriles dépendent d'une irritation du système vasculaire. Cette irritation, chez les individus morts de typhus, ne laisserait-elle donc jamais de traces de son existence? Cela ne me paraît pas probable.

251. J'ai déjà dit que, dans une épidémie typhoïde récemment observée sur des chevaux, on avait trouvé, après la mort, des traces positives d'une angio-cardite. Pourquoi ce qui arrive chez les animaux, dans ce cas, n'aurait-il pas lieu chez l'homme dans des cas analogues?

252. Voici une observation qui me porterait à croire que les traces d'une angio-cardite peuvent se rencontrer quelquefois chez les individus affectés de typhus. Cette observation est relative à un jeune homme qui mourut après nous avoir présenté des symptômes presque entièrement semblables à ceux que l'on remarque dans la maladie dite fièvre jaune.

OBSERVATION LI.

Vingt-deux ans. Teinte jaune de la peau, fièvre, selles sanguinolentes, vomissement d'un sang noirâtre. — Mort, le dixième jour après l'entrée. — Abcès dans le foie, rougeur très vive de la membrane interne du cœur et de l'aorte.

253. Cogniasse (Jean), âgé de vingt-deux ans, cuisinier, né dans le département de la Loire, fortement constitué, éprouvant habituellement des étourdissements et des congestions cérébrales, entra à l'hôpital Cochin, le 30 juillet 1822. Il sortait ce jour-là de l'Hôtel-Dieu, où il avait été traité pour un engorgement de la face et du cou, et pour une douleur occupant le creux de l'estomac et l'hypochondre droit. Il présente à l'entrée les symptômes suivants : coliques, selles très abondantes, liquides (elles étaient probablement sanguinolentes); teinte ictérique de la peau, et surtout de la conjonctive; soif ardente, langue chargée, rouge sur ses bords; toux, son mat et absence de la respiration à la base du côté droit de la poitrine; respiration puérile plus haut, point de crachats sanglants; oppression moindre que les jours précédents; abattement, malaise, visage exprimant la plus profonde anxiété; décubitus dorsal, peau chaude et alternatives de frissons et de sueurs; pouls fréquent et assez élevé. — 31 juillet, même état. (Saignée, gomme édulc., diète.) — 1er et 2 août : la fièvre est considérable, les selles liquides et les coliques continuent. — 3 : peu de chan-

gement. (Trente sangsues à l'épigastre.) — 4 : le malade se sent mieux; cependant il a éprouvé ce matin un frisson d'un quart d'heure; l'oppression et l'anxiété sont toujours très grandes. Le soir à six heures : tremblement, pâleur des pommettes qui étaient colorées, pâleur de la langue et des lèvres, anxiété inexprimable; pouls mince et presque filiforme, accéléré. Deux accès semblables se manifestent la nuit suivante. — Le 5 au matin, envies de tousser et de cracher, que le malade ne peut satisfaire, parceque, dit-il, l'haleine lui manque, douleur à la région diaphragmatique. Le soir, peu de changement; la douleur est toujours rapportée vers le creux de l'estomac; crachats gélatiniformes, adhérents, peu abondants; les facultés intellectuelles sont intactes, malgré les angoisses qui sont toujours extrêmes. Dans la nuit, après s'être levé plusieurs fois pour aller à la selle, le malade éprouve de nouveau un tremblement violent, accompagné de petites quintes de toux continuelles. — Le 6 au matin, fièvre très vive, sueurs, assoupissement pendant lequel les paupières entr'ouvertes laissent apercevoir une portion du globe de l'œil tourné en haut. — Le 7, tremblement, frissons, et en même temps peau brûlante, ventre élevé, ballonné, dur. (Lavement diacode.) — Le 8, anxiété plus considérable, hoquet. (Une saignée de bras. Le sang coulant difficilement et sans jet, on n'en tira qu'une palette et demie.) Le soir à 5 heures, le hoquet est continuel, l'anxiété est si grande, que le malade ne sent point *son mal;* fièvre brûlante, visage animé, langue rouge et sèche, soif insatiable, pouls fréquent, assez développé, mais facile à déprimer, comme rebondissant; peau sèche, léger trouble des facultés intellectuelles, ventre toujours élevé et météorisé; le malade ne paraît pas souffrir quand on presse cette cavité; la respiration ne s'entend point à la partie inférieure du côté droit de la poitrine; le visage est rétréci, contracté. (Quarante sangsues au côté droit et à la région épigastrique, potion calmante avec quelques gouttes de liqueur d'Hoffmann.)—Dix heures du soir: l'anxiété est moindre, le hoquet est très rare, le pouls n'a rien perdu de son développement. Onze heures: légère épistaxis, vomissement d'environ un demi-verre de sang liquide d'un rouge brun, respiration anhéleuse, pâleur du visage, pouls précipité, faible et peu développé; œil languissant, tendance au sommeil, région épigastrique toujours tendue et sonore à la percussion. Dans le reste de la nuit, l'écoulement de sang par la bouche et le nez continue. — Le 9: râle trachéal, visage pâle et décomposé, lèvres décolorées, œil éteint, voix basse, faiblesse extrême, agonie.... Le malade meurt à deux heures après midi, ayant conservé jusqu'au dernier moment l'usage de son intelligence.

Autopsie cadavérique, vingt-quatre heures après la mort.

1° *Habitude extérieure.* Rigidité cadavérique très prononcée. Cadavre d'un jeune homme vigoureux, bien conformé, ayant les muscles rouges et bien développés. Un liquide noirâtre abreuve la bouche: on le fait couler en abondance, en comprimant le ventre. Celui-ci est dur et tendu : à peine ses parois sont-elles incisées que les circonvolutions intestinales s'échappent à travers l'ouverture.

2° *Organes abdominaux.* L'estomac et les intestins, mais particulièrement le cæcum et l'arc du colon, sont énormément distendus par des gaz, de telle sorte que le foie, refoulé jusque vers la troisième côte, a, pour ainsi dire, envahi la place du poumon droit. L'estomac, à gauche, est également repoussé vers la poitrine. La cavité abdominale contient environ deux verres d'un liquide presque purement sanguin; le péritoine est généralement injecté, rouge, sec et comme visqueux. Le foie présente une injection sous-séreuse très considérable; son tissu est plus dense que dans l'état naturel, et plus *grenu.* Un scalpel plongé dans sa profondeur a pénétré dans un foyer rempli de bile jaune à peu près pure, lequel pouvait contenir un œuf ordinaire, et était tapissé de toutes parts par une membrane pulpeuse, d'une couleur jaune verdâtre; autour de ce foyer central en ont été trouvés cinq autres, de même étendue, plus voisins de la face concave que de la face convexe du foie, mais contenant, au lieu de bile, un pus légèrement verdâtre, liquide et fétide. Tous ces abcès sont enkystés; le kyste est une membrane albumineuse, fragile, qui se détache aisément du tissu du foie. Celui-ci autour des foyers purulents est ramolli, de couleur lie de vin, tranchant avec la couleur pâle jaunâtre du reste du foie. Du sang est infiltré dans la substance ramollie, absolument comme cela arrive dans les ramollissements du cerveau. — La membrane muqueuse gastrique, blanche dans sa portion pylorique, présente dans la région splénique deux longues et larges plaques d'un rouge vineux, semblables à des ecchymoses, et se déchire en la raclant avec l'ongle. L'estomac contenait un liquide brun, analogue à une décoction concentrée de café, et qui n'était autre chose que du sang mêlé à des ingesta liquides. C'est cette matière qui abreuvait la bouche quand on comprimait les parois abdominales, et qu'on en produisait en quelque sorte *le vomissement*. Le duodénum contient de la bile et n'est point injecté. Le reste de l'intestin grêle, au contraire, généralement injecté, est rempli de sang, qui est partout coagulé, excepté vers la fin de l'iléon ainsi que dans le cæcum, où il est liquide et mêlé d'une grande quantité de gaz. Dans toute cette étendue, la membrane muqueuse est rouge comme si elle eût été teinte par ce liquide. L'épanchement sanguin diminue à mesure qu'on approche du colon gauche; à partir de ce point, on ne trouve que des matières jaunes, liquides, et la membrane muqueuse est d'une pâleur remarquable. Il n'existe ni épaississement ni ulcérations de cette membrane.

3° *Organes thoraciques*. La plèvre gauche est généralement injectée : sa rougeur est plus prononcée à la base du poumon, où l'on voit des plaques d'un rouge si foncé qu'on croirait qu'il existe une infiltration de sang : ses portions pulmonaire, médiastine, costale et diaphragmatique, adhèrent entre elles au moyen d'un tissu cellulaire frais, tendre et bien organisé. Le poumon gauche est gorgé, surtout à son bord postérieur, d'un sang qui s'en écoule en écumant. Dans le côté droit de la poitrine, on ne trouve des adhérences qu'au sommet du poumon. Cet organe est refoulé vers la clavicule par le foie. La plèvre diaphragmatique est très rouge et admirablement injectée. D'ailleurs, les deux poumons sont crépitants. Les bronches et leurs ramifications sont tapissées d'un mucus sanguinolent. Leur membrane muqueuse est d'un rouge foncé. Le tissu cellulaire sous-pleural et sous-péritonéal est rouge et légèrement infiltré de sang. Les gouttières destinées à recevoir le bord postérieur des poumons contiennent une sérosité sanguinolente. Le péricarde renferme une médiocre quantité de sérosité d'un jaune foncé ; le cœur est volumineux, robuste et bien conformé, *mais d'un tissu mou et flasque ; il contient des caillots de sang, mollasses, blanchâtres dans les cavités droites, et noirs dans les gauches. La membrane qui tapisse ces cavités présente, surtout à gauche, une couleur d'un rouge brun, contrastant avec la rougeur rutilante de l'aorte pectorale et ventrale. La membrane interne de cette artère, ainsi colorée, est très facile à détacher.*

4° *Organes encéphaliques.* L'arachnoïde et la pie-mère sont généralement injectées ; on trouve une sérosité rougeâtre à la base du crâne et dans les ventricules. La substance cérébrale, d'une bonne consistance, n'est pas beaucoup piquetée de sang.

254. La teinte ictérique de la peau, le vomissement de sang noir, les selles de même nature, la gravité des symptômes généraux, la rapidité de la mort : telles sont les raisons qui m'ont fait dire que la maladie de Cognasse avait quelque ressemblance avec la fièvre jaune.

La fièvre jaune sporadique, dont je viens de rapporter un exemple, est à la fièvre jaune épidémique, ce qu'est la fièvre adynamique ou putride sporadique aux fièvres putrides épidémiques.

Le fait précédent est un exemple d'angio-cardite, coïncidant avec des symptômes de fièvre jaune. On ne saurait trop engager les médecins qui ouvriront désormais des sujets morts de fièvre jaune, à examiner attentivement le système vasculaire. Je crois que cet examen dissipera tôt ou tard une partie des ténèbres dont l'histoire du typhus jaune est encore enveloppée. Mais la connaissance des lésions vasculaires elles-mêmes est peut-être moins importante encore que celle de l'altération du sang. Nous ne saurions donc, je le répète, cultiver avec trop de soin cette partie si long-temps négligée de la science anatomico-pathologique.

§ II. CONSIDÉRATIONS SUR LE TRAITEMENT DES TYPHUS.

1° Traitement prophylactique.

255. Le traitement prophylactique des typhus

consiste dans les moyens propres à prévenir la formation de toute espèce de foyers d'infection animale.

256. Déterminer la série de ces divers moyens, ou faire connaître l'ensemble des mesures capables d'empêcher le développement des épidémies typhiques, est un problème d'hygiène publique dont nos forces ne nous permettent pas de donner la solution ; aussi nous nous bornerons à renvoyer le lecteur aux ouvrages des médecins qui ont eu l'occasion d'observer des épidémies de ce genre.

On pourra consulter avec fruit le mémoire que M. le docteur Audouard a publié dans le tome IV de la *Revue médicale*, ainsi que le rapport, déjà cité, fait à l'académie des sciences par M. Dupuytren.

257. Nous dirons seulement ici que l'importation de la peste et de la fièvre jaune en Europe étant un fait, sinon rigoureusement prouvé, du moins extrêmement probable, il est du devoir des gouvernements européens de prendre toutes les mesures nécessaires pour prévenir l'importation d'un fléau si redoutable ; que si, malgré la vigilance des magistrats, la peste ou la fièvre jaune viennent à se manifester dans une contrée quelconque de l'Europe, toutes les autres contrées doivent user de tous les moyens qui sont en leur pouvoir pour s'isoler de la contrée infectée.

258. Considérée sous ce point de vue, l'institution des cordons sanitaires est de la plus haute utilité ; car, suivant une heureuse expression de

M. Dupuytren, ces cordons sont, pour ainsi dire, des murs vivants élevés entre une population qu'on regarde comme infectée et une population saine. Il faut aussi, ajoute M. Dupuytren, leur donner une grande étendue, afin que les habitants renfermés dans leur enceinte puissent choisir des lieux sains et s'isoler en quelque sorte eux-mêmes au milieu du foyer d'infection.

259. Lorsque l'on n'a pu s'opposer à l'établissement de foyers d'infection producteurs des typhus, il ne reste plus qu'à mettre en usage les divers moyens propres à neutraliser les agents miasmatiques dont l'atmosphère se trouve infectée. Chose vraiment admirable que l'on soit parvenu à trouver des contre-poisons à des poisons gazeux dont la nature physique et chimique nous est entièrement inconnue! C'est à Guyton de Morveau qu'appartient l'honneur d'une si belle et si heureuse découverte. Ce célèbre chimiste a fait voir que le chlore jouissait de la précieuse propriété de détruire les émanations miasmatiques, ou de désinfecter l'air au milieu duquel elles étaient répandues.

Tout le monde connaît le procédé employé par Guyton de Morveau, pour dégager du chlore dans les lieux infectés de miasmes.

260. Dans ces derniers temps, MM. Masuyer et Labarraque nous ont fait connaître un moyen de désinfection qui semble devoir obtenir la préférence sur le procédé de Guyton de Morveau. On sait que ce moyen consiste dans l'usage du chlo-

rure de chaux ou de soude ; il suffit d'en répandre une certaine quantité dans un endroit infecté, pour faire disparaître entièrement la mauvaise odeur et détruire les miasmes putrides à la présence desquels cette odeur était due.

2° Traitement curatif.

261. Puisque les typhus sont des espèces d'empoisonnement, leur traitement doit être basé sur celui des empoisonnements proprement dits.

Or, en quoi consiste le traitement de l'empoisonnement considéré d'une manière générale, sinon 1° à déterminer l'expulsion du poison quand cela est possible; 2° à administrer les contre-poisons connus ; 3° à employer les moyens propres à combattre les effets produits par le contact du poison sur les organes?

262. Faisons une application de ces principes au traitement des typhus.

263. *Première indication.* Les moyens de déterminer l'expulsion des miasmes typhiques ne sont pas aussi exactement connus et aussi sûrs que ceux que l'on possède pour opérer celle des poisons introduits dans l'estomac. C'est dans le système sanguin que les miasmes typhiques résident. Or, comment les en éliminer et faire vomir, si l'on ose s'exprimer ainsi, l'appareil qui les contient dans sa cavité? Les divers évacuants, et spécialement les sudorifiques, seraient-ils pour le système

sanguin ce que les émétiques proprement dits sont pour l'appareil digestif? Plusieurs médecins le pensent; M. Broussais lui-même convient que chez quelques sujets les boissons sudorifiques font cesser les symptômes du typhus; il ajoute, à la vérité, que chez d'autres sujets les mêmes moyens augmentent les symptômes.

264. Il est difficile de concevoir comment des miasmes une fois introduits dans le torrent sanguin, peuvent en être éliminés par les moyens dont il s'agit. Cette expulsion suppose que les miasmes sont mêlés seulement et non combinés avec les éléments du sang; d'ailleurs quelle que soit l'explication d'un semblable phénomène, il suffirait que l'existence en fût bien constatée pour justifier l'emploi de la méthode sudorifique.

265. Quoi qu'il en soit, un fait qui semble autoriser et légitimer en quelque sorte cette médication, c'est que tous les médecins qui ont observé des épidémies de typhus assurent avoir vu des malades guérir après avoir éprouvé des évacuations, soit par les sueurs, soit par les urines, soit par les selles, etc., évacuations que l'on connaît sous le nom de *crises*.

Nous ajouterons que quelques uns des animaux auxquels on a injecté des matières putrides dans le sang guérissent de la même manière.

266. C'est, sans doute, d'après la connaissance de ce phénomène remarquable, que plusieurs médecins ont eu recours non seulement aux sudorifiques, mais aux émétiques et aux purgatifs.

267. Je n'oserais affirmer si les émétiques, les purgatifs et les sudorifiques, ont été plus utiles que nuisibles dans les cas où ils ont été employés. Pour prononcer sur leurs avantages et leurs inconvénients, il me faudrait une expérience personnelle qui me manque entièrement. La théorie, dépourvue du flambeau de la pratique, marche nécessairement au hasard et court souvent risque de s'égarer. Je crois que, dans beaucoup de cas, il est plus sage de laisser à la nature le soin de produire des évacuations critiques propres à éliminer les miasmes délétères, que de le confier aux moyens d'une thérapeutique trop souvent aveugle et trompeuse, surtout lorsque ces moyens, tels que les émétiques et les purgatifs, sont de nature à n'être pas toujours employés impunément.

268. *Seconde indication.* Cette indication consiste dans l'emploi des moyens propres à neutraliser les miasmes typhiques. La nature des miasmes vénéneux producteurs du typhus étant inconnue, la théorie ne peut nous indiquer aucun contre-poison rationnel. En effet, dans les empoisonnements proprements dits, tels que ceux par les acides, les alcalis, les sels, etc., les contre-poisons sont employés d'après la connaissance de la nature chimique des agents vénéneux, et de l'action qu'exercent sur ces substances celles qu'on leur oppose. Dans les cas où cette connaissance manque, c'est à l'expérience, et non à la théorie, qu'il faut demander le secret des contre-poisons. Or, l'expérience a-t-elle découvert des moyens de

ce genre contre les typhus? On ne peut, pour le moment, répondre à cette question que par la négative. En effet, il est bien vrai que l'expérience a constaté la propriété désinfectante du chlore, employé contre les émanations miasmatiques répandues dans l'atmosphère ; mais elle n'a point encore prouvé que ce moyen pût être mis en usage avec autant d'efficacité contre ces mêmes agents, une fois introduits dans le torrent sanguin. Il serait bien important de multiplier les expériences à cet égard. Nous avons précédemment fait connaître celles de M. le docteur Gaspard (1).

269. Les acides étendus, le quinquina et quelques autres médicaments, ont été employés à titre d'*antiputrides* contre les typhus, comme ils l'ont été contre les fièvres putrides sporadiques. Plusieurs médecins assurent en avoir retiré de bons effets.

270. Je sais que, de nos jours, quelques auteurs ont proscrit sans retour l'emploi des antiseptiques. Mais j'avoue qu'une proscription semblable est faite pour nous surprendre. Quoi! l'on reconnaît que les typhus sont produits par des matières septiques, et l'on s'élève avec acharnement contre les moyens antiseptiques! N'est-ce pas là véritablement un contre-sens thérapeutique? Il n'est pas permis de demander si l'on doit employer des *antiseptiques* contre des maladies *septiques;* autant faudrait demander si l'on doit combattre les ma-

(1) Chapitre IV, article du traitement de la fièvre adynamique ou putride.

ladies phlogistiques ou inflammatoires par les antiphlogistiques.

271. La véritable question est de savoir si l'art possède des antiseptiques appropriés aux affections putrides qui existent dans le typhus, et si tous les moyens employés jusqu'ici comme tels l'étaient réellement. L'expérience n'a pas encore prononcé d'une manière certaine et positive sur cette question.

272. *Troisième indication.* Elle a pour but de combattre les effets produits par le contact des miasmes typhiques sur nos organes. Nous avons indiqué précédemment ces effets, et nous avons vu qu'ils consistaient en des inflammations et en une altération du sang, encore mal décrite et pas assez étudiée.

273. Nous savons quels sont les moyens dont on doit faire usage contre les phlegmasiés que produisent les miasmes putrides. Nous les avons indiqués, en nous occupant des phlegmasies qui constituent les fièvres gastriques, ataxiques, etc., des anciens pyrétologistes.

Nous n'y reviendrons point ici; nous ferons seulement remarquer que leur emploi ne suffit pas au traitement des typhus, et qu'il ne réussira jamais complètement, qu'autant qu'il sera habilement combiné avec les autres moyens dont ces maladies réclament l'emploi.

274. Cette proposition est si vraie, que les évacuations sanguines, quelquefois prodigieuses, qui s'opèrent spontanément chez plusieurs individus

tteints de typhus, et spécialement de la fièvre
iune, ne sont suivies très souvent d'aucune amé-
oration importante, lors même qu'elles ne sont
as assez abondantes pour compromettre la vie
es malades.

275. Il suffit de réfléchir sérieusement à ce phé-
omène, pour se convaincre que ce serait se trom-
er singulièrement, que de croire que les typhus
e sont autre chose que de simples phlegmasies,
t que leur traitement doit être purement anti-
hlogistique.

276. Quant aux moyens propres à remédier à
'altération du sang, produite par l'action des
niasmes typhiques sur ce liquide, il est impossi-
ole, dans l'état actuel de la science, de rien offrir
le satisfaisant à leur égard. Ils sont aussi peu con-
ius que la nature intime de cette altération elle-
nême, et que la manière d'agir des émanations
niasmatiques. Ce point de thérapeutique mérite
le nouvelles et nombreuses expériences.

Ces moyens d'ailleurs rentrent dans la catégorie
le ceux appelés antiseptiques, et dont nous avons
)arlé tout à l'heure.

En attendant que de nouvelles recherches
iient fixé les bases du traitement des typhus,
ɔous croyons que les médecins prudents de-
ˀront tenir, à l'égard des malades confiés à leurs
soins, la conduite que Hildenbrand et M. Bally
ɔnt tenue envers eux-mêmes, lorsqu'ils furent affectés, l'un du typhus, et l'autre de la fièvre jaune.
Or, on sait que ces deux médecins guérirent assez

promptement l'un et l'autre, par le seul emploi de la diète et des boissons rafraîchissantes et acidules. Si quelque congestion violente se manifestait, il serait peut-être convenable d'ajouter aux moyens précédents les saignées locales, pratiquées dans de justes mesures.

277. Quelque rationnel que puisse devenir par la suite le traitement des typhus, ces maladies n'en resteront pas moins les plus dangereuses de la médecine, et leur pronostic sera toujours très grave.

Pour se convaincre de cette triste vérité, il suffit de réfléchir un moment à la nature des typhus, et de jeter un coup d'œil sur les tableaux de mortalité que nous ont laissés les médecins qui ont décrit des épidémies de ces maladies.

278. L'épidémie décrite par Poissonnier-Desperrières fit périr, en cinq mois, dix mille personnes dans les hôpitaux de Brest, un nombre très considérable dans les maisons particulières, cinq médecins et cent cinquante chirurgiens.

279. Le typhus qui régna dans les hôpitaux de Paris, en 1814, moissonna une quantité énorme de malades. Je me souviens qu'à l'hôpital St.-Louis, où j'étais employé à faire des pansements, l'amphithéâtre regorgeait de cadavres, et que tous les militaires que l'on fut obligé d'amputer succombèrent à la fièvre typhique, compliquée de la pourriture d'hôpital. Sur huit médecins, dit M. le professeur Pinel, qui vinrent volontairement s'associer à ceux de la Salpêtrière, trois succombèrent (c'é-

ient Duval, Serain et Blin). Tous les infirmiers hargés de ranger les effets des malades, et celui ui faisait les fumigations guytonniennes, mouırent.

280. L'épidémie de fièvre jaune observée à Barelonne en 1821 fit périr plus de la moitié des ıalades. « Il est permis de croire approximativement, disent MM. Bally, François et Pariset, que la mortalité dans Barcelone a été des deux tiers des malades. Quelques personnes font élever ce nombre aux trois quarts, et même aux quatre cinquièmes pour les hommes. Du 13 septembre jusqu'au 25 novembre, huit cent cinquante-trois hommes entrèrent à l'hôpital du séminaire, et il en mourut six cent quarante-trois (les trois quarts presque exactement). Sur huit cent quatre-vingt-six femmes admises dans le même hôpital, six cent vingt-deux succombèrent (un peu moins les trois quarts) (1). »

Suivant Diemerbroeck, le nombre des malades que fit périr la peste de Nimègue (1635—37) fut *immense*. Aucune maison n'échappa aux ravages de ce fléau terrible.

281. La peste qui affligea Marseille, en 1720 et 1721, moissonna, au rapport du docteur Bertrand, cinquante mille habitants (d'après les documents officiels, le nombre des morts ne s'éleva qu'à 39,000). Cette épidémie ne régna cependant que

(1) *Histoire médicale de la fièvre jaune de Barcelone, observée en* 1821, pag. 561.

depuis le 10 juillet 1720 jusqu'au mois de février 1721.

282. La peste de Russie, qui dura depuis le mois d'avril 1671 jusqu'au mois de mars 1772, fit mourir 133,299 individus.

283. La peste qui sévit sur l'armée française en Egypte fut très meurtrière, surtout pendant l'an VII; dans les années VIII et IX, on guérit environ le tiers des malades (1).

284. « La peste qui régna depuis le 23 novem-» bre 1815 jusqu'au 7 juin 1816, à Noja, attaqua » 928 habitants sur une population de 5615, et fit » périr 716 personnes, savoir : 334 hommes et » 382 femmes, 623 pauvres, 3 riches, et 90 arti-» sans. » (Boisseau, Pyrétologie physiologique, 3e édition, pag 517.)

285. Les faits qui viennent d'être mis sous les yeux des lecteurs suffisent pour donner une idée de la mortalité vraiment effrayante que les divers typhus entraînent à leur suite.

CONCLUSION

SUR LES FIÈVRES DITES ÉPIDÉMIQUES, PESTILENTIELLES OU CONTAGIEUSES.

286. 1° Les typhus sont produits par l'introduction de miasmes putrides dans le système sanguin, et rentrent par conséquent dans l'ordre des fièvres dites putrides.

2° Ces miasmes *altèrent* le sang, à la manière de

(1) Desgenettes, ouvrage cité.

certains gaz délétères, et des substances putrides injectées artificiellement dans les veines des animaux, et, comme ces substances, ils déterminent des phlegmasies dans divers organes.

3° Dire que les typhus sont des *fièvres essentielles*, ce n'est aucunement en expliquer la nature, c'est avouer au contraire que cette nature est entièrement inconnue.

4° La propriété contagieuse des typhus est en quelque sorte leur caractère *spécifique*, ou du moins elle établit une ligne de démarcation entre eux et les autres fièvres décrites dans nos précédents chapitres.

5° La *spécificité* du mode de propagation des typhus n'empêche pas que la nature de ces maladies ne soit essentiellement la même que celle de la fièvre putride ordinaire ou sporadique.

CHAPITRE VII.

DE LA CHRONICITÉ DES FIÈVRES, OU DES FIÈVRES HECTIQUES.

287. La fièvre hectique est une maladie si commune, qu'il n'est pas un seul praticien qui n'en ait observé plusieurs exemples. Hippocrate, Galien, Ætius, Paul d'Ægine, etc., ont décrit les symptômes de cette affection.

288. Trnka a eu la patience vraiment *germanique* de rassembler tout ce qu'on avait écrit sur la fièvre hectique, et il en a fait la base d'un ouvrage qui a pour titre : *Historia febris hecticæ omnis ævi observata continens* (1).

Cet ouvrage, précieux pour le temps où il parut, trouverait à peine un seul lecteur aujourd'hui.

Trnka n'avait compris dans son *Traité* que la fièvre hectique, qu'il appelle *essentielle*, et il en avait exclu les fièvres hectiques provenant de la suppuration des viscères. De nos jours, on aurait bien de la peine à faire un gros volume sur la fièvre hectique, en la considérant sous le même point de vue que l'a fait Trnka.

289. Vingt ans après la publication de l'ouvrage de Trnka, M. Broussais composa sa *Dissertation sur la fièvre hectique* ; et, circonstance singulière, cet auteur, à l'imitation de Trnka, ne s'occupe que des cas « où la fièvre hectique se présente sans » être déterminée par quelque désordre local inté- » ressant la texture d'un viscère (2). » Il donne également le nom d'*essentielle* à cette fièvre hectique.

290. «Si la fièvre hectique se rapproche des » fièvres primitives sous plusieurs rapports, il faut » avouer aussi, dit M. Pinel, qu'elle est si souvent » symptomatique, qu'on ne saurait tout-à-fait la

(1) Vindobonæ, 1783.

(2) *Recherches sur la fièvre hectique*, considérée comme dépendante d'une lésion d'action des différents systèmes, sans vice organique. Paris, an XI—1803.

»confondre avec elles (1) ....» Dans un autre endroit de la *Nosographie philosophique*, on trouve cette proposition : «La fièvre hectique est quel»quefois essentielle, mais le plus souvent sym»ptomatique (2).»

291. On voit par la lecture de ces deux passages de l'ouvrage de M. Pinel, que cet auteur n'admet pas de différence essentielle entre la fièvre symptomatique et la fièvre *essentielle*, puisque, suivant lui, «la fièvre hectique *ou chronique* est tantôt »essentielle et tantôt symptomatique.» Il est évident que si M. Pinel eût pensé, en écrivant les passages indiqués, que la fièvre *symptomatique* était essentiellement différente de la fièvre *primitive* ou essentielle, il n'aurait pas avancé qu'une même fièvre est tantôt *essentielle* et tantôt *symptomatique*. Car, comment une même fièvre pourrait-elle être tantôt *essentielle* et tantôt *symptomatique*, si la nature de la fièvre *essentielle* n'était pas la même que celle de la fièvre *symptomatique ?*

D'un autre côté, comment concilier cette opinion de M. Pinel sur l'identité qui existe entre la nature des fièvres *essentielles* et celle des fièvres *symptomatiques*, avec cette autre opinion du même auteur, savoir : «que les fièvres *essentielles* ne »doivent point être confondues avec les fièvres »*symptomatiques*, et qu'elles doivent former une

(1) *Nosographie philosophique*, tom. I, pag. 357, 5e édit.

(2) Ainsi, après avoir dit que la fièvre hectique ne doit pas être confondue avec les fièvres essentielles, M. Pinel ajoute que cette même fièvre est quelquefois essentielle.

» classe séparée.... » Il ne sera peut-être pas sans intérêt de comparer les idées renfermées dans les recherches de M. Broussais sur la fièvre hectique avec celles de M. Pinel.

292. « Parmi les causes dont dépend la fièvre » hectique, dit M. Broussais, il en est qui sont des » maladies : 1° tous les vices organiques, l'hypo- » chondrie, les *fièvres intermittentes*, la dysenterie, » la gale, *les fièvres continues*, etc.; 2° d'autres ne » le sont pas sans l'hectique elle-même : la lacta- » tion, le travail du cabinet, la nostalgie, la fati- » gue générale, le froid et le chaud, *les causes* » *inconnues*; 3° d'autres enfin sont des indispositions » qui déterminent tous les jours des maladies » qu'on ne regarde pas comme leurs symptômes, » la dyspepsie, la cessation d'une hémorrhagie » avant qu'elle produise aucun désordre, la sueur » trop copieuse.

» Si de ces deux dernières séries il peut résulter » une fièvre *sui generis*, *indépendante d'aucune ma-* » *ladie, comment la désignera-t-on, sinon par le titre* » *de fièvre essentielle?* Si cette fièvre, essentielle » dans ces circonstances, se représente une autre » fois avec des maladies et qu'elle en soit insépa- » rable, on l'appellera *symptomatique*.

» Or, il est *prouvé* que des altérations non ma- » ladies et des altérations maladies produisent » une fièvre tout-à-fait semblable, qui est la fièvre » hectique.

» Donc la fièvre hectique est maladie *essentielle* » et maladie *symptomatique*. C'est comme si l'on

» disait : donc la fièvre hectique est maladie *essen-* » *tielle* et n'est pas maladie *essentielle*, ou *vice versa.* » Or, cela est absurde; car une maladie *essentielle* » dans un cas, ne peut dans un autre cas n'être » pas *essentielle*, si elle est toujours la même : elle » serait tout au plus une complication.

» Puisque nous ne saurions empêcher qu'elle ne » soit essentielle, et que pour le bien de l'art il » importe de ne pas la considérer comme un sym- » ptôme, *disons que c'est une fièvre essentielle qui,* » *toujours la même, se présente tantôt seule, tantôt* » *compliquée à certaines maladies dont elle marque* » *une période.*

» Il est avantageux à l'art que la fièvre hectique » soit considérée pour elle-même et isolée de toute » maladie, en observant qu'elle se complique avec » un grand nombre d'autres parmi lesquelles il y » en a de mortelles et d'autres qui ne le sont pas ; » et la raison de cet avantage est fort simple. Ainsi » présentée avec ses traits caractéristiques, elle » sera toujours reconnue, parcequ'elle est trop » simple pour s'effacer jamais de la mémoire. Si à » côté de son image se trouve empreinte celle de » ses causes, le premier mouvement, quand on » rencontrera une hectique, sera de parcourir les » fonctions pour découvrir quelle est celle dont la » lésion la détermine et pour apprécier cette lésion » elle-même. Par conséquent, malgré la multitude » des causes de l'hectique, il n'en est aucune qui » puisse échapper à l'attention....

» Puisque la fièvre hectique est essentielle, elle

» doit trouver place dans un cadre nosologique; » c'est une fièvre, elle doit donc entrer dans » cette classe; *mais toutes les fièvres dépendent de la* » *lésion d'un système*, et la nôtre est commune à » toutes les lésions : elle ne peut donc s'interposer » entre elles. Toutes les fièvres peuvent la détermi- » ner, autre raison pour ne pas la placer avant » chacune d'elles. Je voudrais donc qu'elle fût dé- » crite la dernière de toutes. Il en résulte qu'elle » formerait un ordre par son type fébrile, un seul » *genre*, jusqu'à ce qu'il soit prouvé qu'il s'en » trouve de rémittentes ou d'intermittentes; les » *espèces* naîtraient de la lésion de chaque système, » soit que cette lésion formât une autre maladie, » soit qu'elle ne fût qu'une altération cause de ma- » ladie. Les *variétés* résulteraient de la distinction » des diverses causes qui lui donnent lieu en agis- » sant sur ces systèmes. C'est ici qu'on distingue- » rait parmi ces causes, des vices organiques de » différentes sortes et des lésions d'action également » variées par leurs causes et par leurs phénomè- » nes(1). »

293. Le passage que l'on vient de lire prouve qu'à l'époque où M. Broussais le composa, cet auteur, plus *essentialiste* que M. Pinel, était cependant sur la voie de la découverte de la grande vérité qu'il n'a proclamée que plusieurs années après.

En effet, il dit que la fièvre hectique « est une

(1) Page 110 et suiv.

» fièvre qui, toujours essentielle, se présente tan- » tôt seule, tantôt compliquée à certaines maladies » dont elle marque une période. »

Si nous généralisons cette idée, nous dirons que les fièvres, soit aiguës, soit hectiques ou chroniques, sont toujours *essentielles*, et que l'on ne peut en admettre de symptomatiques, à moins que leur nature ne soit la même que celle des *essentielles*. Or, si les fièvres essentielles et symptomatiques sont de même nature, il est absurde d'en faire deux classes distinctes de maladies. Donc la division des fièvres en *essentielles* et en *symptomatiques* ne repose sur aucun fondement solide.

Cette conclusion découle naturellement des principes émis dans le passage que nous avons cité; ajoutons maintenant que l'auteur des *Recherches sur la fièvre hectique* s'est efforcé de prouver que cette maladie dépend de causes irritantes, et généralisons cette pensée : il en résultera que toutes les fièvres sont produites par des causes irritantes, ou, ce qui est la même chose, qu'elles dépendent toutes d'une irritation. Or, c'est là précisément ce que soutient aujourd'hui M. Broussais.

Nous pouvons conclure de ces réflexions que M. Broussais n'avait qu'à féconder les idées qu'il avait publiées dès en 1803, pour en faire naître la doctrine pyrétologique qu'il professe aujourd'hui.

294. Que la fièvre affecte une marche aiguë ou chronique, sa nature est toujours essentiellement la même; par conséquent la fièvre *hectique* des

auteurs ne diffère des fièvres aiguës que nous avons étudiées précédemment, qu'en ce qu'elle parcourt ses périodes avec moins de rapidité. En un mot, la fièvre hectique est aux fièvres aiguës, ce qu'est l'inflammation chronique aux inflammations aiguës: cette proposition est d'autant plus exacte, que la fièvre elle-même n'est autre chose que le symptôme d'une irritation générale du système vasculaire.

Les observations que je vais rapporter dans le premier article de ce chapitre, concourront avec celles rapportées précédemment à prouver que l'irritation du système vasculaire, à laquelle correspond la fièvre, laisse quelquefois après elle des traces sensibles de son existence.

Tous les cas que je présenterai sont relatifs à la fièvre hectique consécutive à une phlegmasie chronique et désorganisatrice de l'un ou de plusieurs des systèmes dont se compose l'économie vivante. Je conviens qu'une irritation primitive du système vasculaire général devenue chronique, pourrait donner lieu à la fièvre lente; mais je ne possède aucune observation complète de cette espèce.

ARTICLE PREMIER.

OBSERVATIONS DE FIÈVRES HECTIQUES OU CHRONIQUES, COÏNCIDANT AVEC UNE ANGIO-CARDITE.

OBSERVATION LII.

Vingt-deux ans. Fièvre lente, suite d'une *phthisie pulmonaire* et d'une gastro-entérite chronique. — Rougeur inflammatoire de la membrane interne du cœur, de l'aorte, des artères des membres, de l'artère pulmonaire, et des principales veines, etc.

295. Péraudin (Marie), âgée de vingt-deux ans, assez bien constituée, était accouchée depuis trois mois, lorsqu'elle entra à l'hôpital Cochin, le 19 août 1822. Quinze jours après l'accouchement, il survint des douleurs dans les reins et à l'épigastre, des nausées continuelles et même des vomissements à la suite de quintes d'une toux très fréquente, accompagnée d'une douleur dans le dos.

A son entrée, la malade nous offrit l'état suivant: amaigrissement considérable, chaleur à la peau, pouls petit, faible et très fréquent; fièvre avec paroxysmes très prononcés, sueurs nocturnes, pectoriloquie très forte dans la région des omoplates, sorte de glouglou produit par le déplacement d'un liquide contenu dans le poumon, battements du cœur fréquents et qui s'entendent dans toute l'étendue de la poitrine.

Prescription: quinze sangsues au siége, gomme édulcorée, looch, trois bouillons, deux soupes, potage.

Les jours suivants, la toux est sèche, et la malade se trouve un peu soulagée. Des frissons se manifestent le matin, et sont suivis d'un redoublement fébrile avec coloration vive des pommettes. — Le 13 octobre : visage altéré, décharné ; la malade assure que la fièvre a un paroxysme tous les trois jours ; elle ne se plaint d'ailleurs jamais, et offre le calme le plus parfait.

Cependant tous les symptômes augmentent, l'haleine est fétide, les crachats sont séparés, grumeleux et évidemment tuberculeux ; la toux est continuelle et empêche le sommeil ; fièvre très vive, sueurs nocturnes, dévoiement, épuisement graduel des forces, pectoriloquie en avant et en arrière du sommet de la poitrine ; dans la région de l'omoplate gauche, on entend un bruit de fluctuation tout-à-fait analogue à celui que l'on produirait en agitant un vase à demi-plein de liquide. Ce phénomène nous fait reconnaître une vaste caverne dont la paroi postérieure est contiguë à la plèvre costale ; la pectoriloquie qui existe dans la région de l'autre omoplate est accompagnée d'un murmure respiratoire très bruyant : dans la région du sein droit, le bruit respiratoire ressemble au vent d'un soufflet. — Le 2 novembre au soir : gémissements continuels, pâleur du visage, faiblesse telle, que la malade ne peut plus cracher, pouls mince et filiforme. — Le 3 : il survient une douleur dans le côté gauche tellement vive, que la malade est obligée de soutenir le point souffrant avec sa main ; dans ce même côté, on entend un râle mucoso-crépitant. Sur les onze heures du soir, cette infortunée, au milieu des mouvements qu'elle fait pour prendre son crachoir, tombe de son lit; sa tête porte sur le carreau, tandis que ses pieds sont encore dans le lit. Elle expire avant qu'on ait eu le temps de la relever.

Autopsie cadavérique trente-six heures après la mort.

1° *Habitude extérieure.* Marasme, couleur verdâtre des parois abdominales, raideur cadavérique presque nulle.

2° *Organes respiratoires et circulatoires.* Un peu de liquide sanguinolent dans les gouttières correspondantes au bord postérieur des poumons; à droite, la plèvre pulmonaire adhère à la plèvre pariétale par un tissu cellulaire bien organisé: le poumon de ce côté, gorgé de sang, est cependant crépitant, excepté à son sommet qui est dur, pesant, de la consistance du foie, imperméable, comme infiltré d'un liquide purulent, tuberculeux et creusé de diverses cavernes dont aucune n'est très étendue. A gauche, la plèvre pulmonaire est unie à la pariétale par une fausse membrane dont les caractères anatomiques varient suivant qu'on la considère sur le poumon ou sur les côtes. 1° Sur la partie antérieure et inférieure du poumon, cette fausse membrane ressemble à du tissu cellulaire infiltré; elle est généralement rosée et paraît en quelque sorte plutôt liquide que solide: on y distingue plusieurs filets vasculaires, dont le nom de capillaire ne représente que grossièrement la ténuité, et qui flottent en quelque sorte au milieu du liquide concourant à la composition de la fausse membrane. Ces filets vasculaires s'anastomosent avec d'autres capillaires qui communiquent eux-mêmes avec ceux de la plèvre ; on aperçoit aussi un grand nombre de filets blanchâtres, qui ne sont probablement eux-mêmes que des rudiments de vaisseaux et dont quelques uns contiennent déjà des globules de sang séparés les uns des autres. Enfin, dans les endroits où l'organisation est plus avancée, on trouve des vaisseaux si nombreux, qu'ils forment de véritables pinceaux vasculaires injectés, qui envoient dans l'exsudation pleurétique d'innombrables ramifications. Privée du liquide qu'elle contient, la fausse membrane perd une grande partie de son volume et ressemble à une masse de tissu cellulaire injecté ; elle contient des pelotons considérables de graisse jaune bien reconnaissable. En s'avançant vers la partie postérieure du poumon, la fausse membrane s'épaissit de plus en plus, au point de présenter toutes les propriétés des membranes fibreuses : tout-à-fait à la partie postérieure, elle est épaisse de près de deux lignes et elle se trouve séparée de la plèvre pulmonaire par un liquide transparent, jaune citron, en partie renfermé dans des espèces de cellules. 2° Sur les côtes, la fausse membrane, quoique encore imbibée de liquide, est dure, résistante, et elle commence à se transformer en tissu fibreux. Le péricarde est également environné d'une fausse membrane, plus dense sur sa partie latérale gauche et postérieure; les faces correspondantes des scissures pulmonaires adhèrent aussi entre elles. Quel que soit d'ailleurs le degré d'organisation de la fausse membrane, en l'isolant de la plèvre, on voit que celle-ci est tapissée de vaisseaux rouges qui communiquent évidemment avec ceux décrits plus haut, et établissent une connexion intime entre la membrane séreuse et le produit de son inflammation. Le poumon gauche est totalement désorganisé, il est creusé d'excavations anfractueuses dont une, vraiment immense, occupe tout son sommet. En plusieurs points, la substance pulmonaire est détruite jusqu'à la plèvre; celle-ci en arrière est elle-même un peu ulcerée; en sorte que sans la présence de la fausse membrane, la matière tuberculeuse se serait épanchée dans la poitrine. Du côté du cœur, une de ses cavernes a sa paroi interne, formée seulement par la plèvre, adhérente au péricarde, en sorte que plus tard elle aurait pu s'ouvrir dans la cavité de celui-ci. Les cavernes remplies d'un liquide purulent, tuberculeux, sont séparées les unes des autres par des cloisons formées de tissu pulmonaire induré, et elles constituent, en communiquant entre elles, une espèce de labyrinthe: leur surface interne contraste, par sa couleur rouge, avec la teinte grise des tubercules environnants, et ne présente que des membranes mal formées. Ainsi désorganisé, le poumon est complètement imperméable à l'air et presque vide de sang. Les bronches et leurs ramifications sont recouvertes d'un mucus rougeâtre, et manifestement enflammées. Le péricarde est distendu par une sérosité floconneuse, d'une belle couleur jaune semblable à celle des dissolutions d'or; il est injecté surtout dans sa portion cardiaque. Le cœur bien conformé, mais *un peu mou*, est distendu, surtout dans sa moitié droite, par de gros caillots de sang; *sa membrane interne, principalement celle des valvules, offre une rougeur brune qui se confond, par une sorte de dégradation, avec une rougeur aurore ou écarlate que présente la membrane interne de l'aorte: cette dernière rougeur, distribuée par rubans, se prolonge dans les artères coronaires, dans les artères des membres et dans les carotides, où elle est toutefois moins apparente; elle est aussi moins vive dans les artères qui naissent de l'aorte que dans ce vaisseau lui-même;* on ne la rencontre pas dans les artères cérébrales. *L'artère pulmonaire et ses ramifications sont également rouges, le système veineux en général l'est aussi.* La rougeur dont il s'agit ne paraît pas produite par une injection vasculaire; le tissu cellulaire environnant les artères et les veines, *est très injecté, rouge;* sa rougeur augmente même l'intensité de celle de la membrane interne des veines.

3° *Organes digestifs.* Injection générale à l'extérieur des intestins; estomac contenant un liquide mêlé d'aliments non digérés; membrane muqueuse gastrique offrant un fond brunâtre ou grisâtre sillonné par des vergetures qui suivent le trajet des vaisseaux sous-muqueux. Cette membrane présente aussi de larges plaques blanches produites par la destruction de ses couches superficielles ; en l'examinant attentivement, on voit qu'elle est percée d'une infinité d'ulcères très petits, ce qui lui donne une sorte de ressemblance avec *un tissu rongé par les teignes*. Dans les portions de couleur brune, cette membrane, au moyen du raclement avec le scalpel, s'enlève comme une fausse membrane albumineuse récente ; elle paraît entièrement désorganisée et ne forme qu'un véritable détritus : à mesure qu'on s'éloigne de ces points, la membrane se détache avec moins de facilité ; mais on peut néanmoins la séparer des membranes sousjacentes dans toute son étendue. La surface ainsi dénudée offre des arborisations très touffues.—Duodénum blanc et sans altération ; il contient, ainsi que le jéjunum, la même matière que l'estomac. La membrane muqueuse de l'intestin grêle est généralement rouge ; celle de l'iléon est en outre parsemée de petits ulcères rougeâtres, dont les uns, sans doute plus anciens, affectent toute l'épaisseur de la muqueuse, et dont les autres, blancs, élevés, pustuleux, ressemblent parfaitement à des chancres vénériens naissants. Ces ulcères, extrêmement nombreux, confluents vers le cæcum, s'y trouvent sous les deux formes indiquées. Dans le reste de l'iléon, ils sont agglomérés de manière à former des plaques ovalaires plus ou moins saillantes, blanches ou rouges ; plusieurs ulcères, en se réunissant entre eux, forment des plaques ulcéreuses qui ont environ six lignes de largeur sur douze ou quinze de longueur, et qui ressemblent assez bien à une portion de cuir chevelu affecté de la teigne faveuse. La valvule iléo-cæcale, le cæcum et le commencement du colon présentent la même altération que la fin de l'iléon : la rougeur de leurs vaisseaux injectés tranche sur le fond verdâtre de la membrane muqueuse; le reste du gros intestin est également rouge et enflammé, surtout en s'avançant vers le rectum. Le péritoine qui recouvre le bord postérieur de ce dernier intestin, est parsemé de grains tuberculeux faciles à écraser, devenant de plus en plus rares, et disparaissant vers l'arc du colon. (Le gros intestin contenait des matières fécales molles semblables à de la moutarde.) Ganglions mésentériques sans altération. —Utérus rempli d'une matière muqueuse; col utérin frangé et comme déchiré, d'une couleur noirâtre proéminentdans le vagin.—Pancréas, reins, rate, à peu près sains.—Foie volumineux, brun, gorgé de sang.

Organes encéphaliques. Méninges rouges, et comme infiltrées de sang; environ deux onces de sérosité rougeâtre dans les ventricules et dans la cavité de l'arachnoïde. Substance cérébrale molle.

L'observation suivante nous offrira la même rougeur de la membrane interne du système sanguin, existant chez un sujet également affecté d'une fièvre hectique, suite d'une désorganisation tuberculeuse des poumons.

OBSERVATION LIII.

Vingt-deux ans. Fièvre lente, suite d'une *phthisie pulmonaire* et d'une gastro-entérite chronique. — Rougeur inflammatoire très vive de la membrane interne de l'aorte, de l'artère pulmonaire, des artères et des veines de la poitrine, du ventre et des membres.

296. Canut (Pierre), tailleur, âgé de vingt-deux ans, garçon, grand, blond, mince, faible, lymphatique, était affecté, depuis trois mois, d'une maladie de poitrine, lorsqu'il entra à l'hôpital Cochin, le 27 juillet 1822. Il était sorti, depuis un mois, de l'hôpital de la Pitié, où on lui avait, disait-il, appliqué cent vingt sangsues sur le côté droit de la poitrine, après l'avoir saigné une fois.

A son entrée, il offre les symptômes suivants: pâleur et faiblesse, efforts de toux si considérables qu'ils excitent presque le vomissement, crachats aqueux, cessation de la douleur de côté, pectoriloquie douteuse au sommet de la poitrine, très évidente en dedans du sein droit, où l'on entend, quelque temps après la parole, un frémissement comme métallique; respiration bruyante dans les points *pectoriloques*, peu abondante presque partout ailleurs. — Fièvre hectique avec frissons et sueurs, surtout la nuit. Dévoiement considérable.

Prescription: pectorale édulcorée, looch, quart d'aliments.

Les jours suivants, progrès du marasme, insomnie, toux continuelle, oppression (quarante inspirations par minutes, sons aigus à la base de la poitrine, pectoriloquie à droite, voix rauque, embarras et comme obstruction du larynx, dévoiement avec selles sanguinolentes, infiltration des jambes, chute totale des forces. . . . Enfin le malade ne peut plus respirer, il se tient continuellement assis dans son lit, et il meurt le 16 août au matin.

Autopsie cadavérique, trente heures après la mort.

1° *Habitude extérieure.* Marasme général, peu d'infiltration.

2° *Organes respiratoires et circulatoires.* Épanchement d'environ une pinte de sérosité trouble à la partie postérieure et inférieure de chaque cavité pectorale; adhérences molles et fibrineuses à gauche, tapissant la base du poumon, le diaphragme, le péricarde, et formant une sorte de kyste autour d'une portion de l'épanchement. La base de ce poumon, comprimée par le liquide, présente à son centre un enfoncement qu'environne un rebord saillant. Les fausses membranes, très épaisses, blanches, plus ou moins récentes, ont une ressemblance parfaite avec le coagulum des anévrysmes. Les couches les plus superficielles ne présentent aucune trace d'organisation, d'autres offrent une teinte rosée et des vaisseaux pour ainsi dire à l'état naissant; enfin la couche immédiatement adhérente à la plèvre est généralement rouge, et est tellement vasculeuse en quelques points, qu'on la dirait enflammée, et qu'elle paraît piquetée de sang. La plèvre sous-jacente elle-même, rouge, fortement injectée, adhère avec les fausses membranes par un tissu cellulaire extrêmement fin. Au sommet des deux poumons existent des adhérences très solides. Ces organes, surtout le droit, qui est plus volumineux, sont généralement tuberculeux et creusés d'un grand nombre de cavernes dont aucune n'est très considérable. Le poumon gauche est comme ratatiné ; son tissu, comprimé par l'épanchement, est condensé, coriace, *carnifié*. Les bronches sont rouges comme si elles étaient teintes de sang ; la rougeur, de violette qu'elle est, devient écarlate par le contact de l'air. Les ganglions bronchiques, non ramollis, forment des masses énormes où l'on remarque une abondante quantité de matière noire. Cœur à peu près du volume du poing du sujet, bien conformé, *pâle, et comme laiteux à sa surface extérieure. L'aorte, l'artère pulmonaire, les veines et les artères de la poitrine, du ventre et des membres, présentent une rougeur écarlate ou plus foncée.*

5° *Organes abdominaux.* Épanchement séreux considérable dans l'abdomen. Foie volumineux et tirant sur le jaune. L'estomac intérieurement présente un fond grisâtre, sur lequel se remarque une couleur rosée. L'intestin grêle, rempli d'une matière liquide, boueuse, grisâtre, est généralement injecté et parsemé d'ulcères d'une couleur ardoisée, autour desquels on ne remarque que peu d'injection sanguine, si ce n'est vers la fin de l'iléon où les ulcères sont confluents. Il existe une rougeur très foncée dans le duodénum. Les parois intestinales, très amincies en quelques endroits, sont épaissies, molles et comme infiltrées dans d'autres. Le cæcum, exempt d'ulcérations, présente une rougeur érysipélateuse. Le colon au contraire offre peu de rougeur et est parsemé d'ulcères. D'ailleurs toute la masse intestinale offre à son intérieur ce fond grisâtre qu'avait l'estomac, et son tissu se déchire facilement. Les ganglions mésentériques, engorgés au point que plusieurs ont le volume d'une olive ordinaire, sont rouges, injectés et non suppurés.

4° *Organes encéphaliques.* Infiltration séro-sanguinolente des méninges, épanchement assez considérable de sérosité limpide, à la base du crâne et dans les ventricules cérébraux. Substance cérébrale molle.

297. Les deux observations précédentes nous offrent chacune un exemple de phlegmasie très étendue de la membrane interne du système sanguin, chez des sujets consumés par la maladie compliquée que les auteurs appellent fièvre *hectique.* Il me semble que des faits de ce genre confirment d'une manière bien satisfaisante l'exactitude de l'opinion que nous avons émise précédemment sur le siége et la nature de la fièvre, considérée en général, et abstraction faite des affections locales qui peuvent lui donner naissance.

OBSERVATION LIV.

Fièvre lente, suite d'une inflammation chronique et purulente du foie et de la vésicule biliaire. — Rougeur inflammatoire de la membrane interne du cœur et des gros vaisseaux.

298. Pierrette Voisenat, d'un tempérament lymphatique, d'un embonpoint assez considérable, entra à l'hôpital Cochin le 12 mars 1823. Elle disait n'être malade que depuis trois mois. Depuis cette époque, elle éprouvait de l'inappétence avec amertume de la bouche, des nausées, des vomissements, des douleurs dans le ventre, une petite fièvre avec frissons irréguliers.

A son entrée, elle avait le teint jaune, la langue blanche, de la soif, et le ventre fluctuant, sans œdématie des membres. (Nous annonçâmes une maladie du foie avec obstacle à la circulation dans la veine-porte.) Quinze jours après l'entrée, le ventre était énorme, la peau d'un jaune-safrané ; la fièvre hectique continuait. 30 et 31 mars : visage décomposé, couvert de quelques sueurs froides, comme inanimé, respiration rare et légère, conservation de l'intelligence, pouls un peu fréquent, petit, avec battement assez fort des carotides. (Petit-lait, crème de tartre, potion fortifiante.) 2 et 3 avril : vomissements verdâtres, langue sèche et comme *grillée*, douleur très vive dans le ventre, chaleur de la peau, fréquence du pouls, teint et yeux d'un jaune livide, résolution des forces, assoupissement. 6 avril : mort.

Autopsie cadavérique, le 8 au matin.

La peau, le tissu cellulaire et graisseux offrent une teinte jaune très prononcée qui n'existe pas sur les muscles. Le cœur est *flasque, très dilaté, ramolli : sa membrane interne, celle de la veine-cave inférieure, de l'aorte et des autres gros vaisseaux est du rouge le plus foncé, et comme enflammée. L'aorte présente en même temps plusieurs plaques rugueuses.* L'abdomen contient une grande quantité de sérosité sale, jaunâtre et comme bilieuse ; l'épiploon est jaune; la face inférieure du foie, dans la région de sa vésicule, adhère au colon transverse : cette vésicule, dont les parois sont lardacées, tout-à-fait désorganisées, est pleine d'une matière purulente, boueuse, analogue à du chocolat, au milieu de laquelle existent plusieurs calculs biliaires : un peu plus tard, la vésicule, ainsi désorganisée, se serait vidée dans l'arc du colon; le tissu qui l'environne est dur, lardacé, compacte; et au sein de la masse cancéreuse qu'il forme avec elle, il nous a été impossible de reconnaître aucun vestige des canaux biliaires. Tout le reste du foie est ramolli, infiltré d'une grande quantité de bile et de petites masses commençant à se concréter en calculs, ou à former des plaques jaunâtres; on rencontre aussi plusieurs masses tuberculeuses. *Le tronc de la veine-porte est oblitéré par un caillot fibrineux, ancien, carnifié.* L'estomac et l'intestin grêle, rouges, présentent un ramollissement remarquable, ainsi que les reins, la rate, les poumons et tous les viscères en général.

Dans cette observation, la fièvre dite hectique avait pour point de départ une phlegmasie purulente du foie et de ses annexes. Nous avons trouvé dans le système sanguin les mêmes altérations que chez les deux malades précédents.

OBSERVATION LV.

Trente-un ans. Fièvre lente ou hectique, suite d'une phthisie pulmonaire et d'une gastro-entérite chronique.—Mollesse et flaccidité du tissu du cœur, rougeur de sa membrane interne, etc.

299. Mougenot (Jean-Nicolas), âgé de trente et un ans, d'une constitution lymphatique, ayant la poitrine plate, alongée et étroite, la peau blanche et fine, les poils tirant sur le rouge, entra à l'hôpital Cochin le 30 juillet 1822. Il avait eu plusieurs rhumes très forts et avec crachement de sang. Depuis six mois, il a éprouvé un amaigrissement extrême. Toux, crachats épais, abondants, verdâtres, *pectoriloquie* très étendue dans le côté droit du thorax, et *gargouillement* très prononcé sous la clavicule droite : *pectoriloquie* douteuse dans presque tout le sommet de la poitrine, râle avec une sorte de claquement en divers points, battements du cœur sans impulsion notable, accompagnés d'un son clair, et s'entendant à la partie postérieure de la poitrine ; ceux des oreillettes et des ventricules ne présentent entre eux presque aucune différence. Respiration très courte, fièvre hectique avec redoublement, tous les jours sur les trois heures, époque à laquelle, après une heure

de froid, survient une chaleur très forte; sueurs nocturnes, pouls petit, fréquent et faible; langue sèche, rosée, soif, nausées, et quelquefois vomissements pendant les quintes de toux; dévoiement, sans douleur abdominale.

Prescription : gomme édulcorée, looch.

4 août : crachement assez abondant de sang. — 12 *idem :* douleur pleurétique dans la région du téton droit, gargouillement bruyant dans tout le côté droit; respiration soufflante dans le côté gauche, suffocation imminente. — Les jours suivants : prostration, pâleur et décoloration de la peau, pectoriloquie à la partie supérieure du côté gauche. — Le 17 : défaillance, obscurcissement des yeux, agonie..... Mort dans la nuit.

Autopsie cadavérique, dix-huit heures après la mort.

1° *Organes respiratoires et circulatoires.* Dans le côté droit de la poitrine, fausses membranes de consistance variable, molles, pulpeuses, injectées à la base et au milieu, s'épaississant considérablement au sommet, où leur présence semble destinée à prévenir l'épanchement de la matière contenue dans les nombreux foyers dont le poumon est le siége en cet endroit; cet organe forme une grosse masse tuberculeuse, de consistance hépatique : incisé en plusieurs points, il offre une substance grenue, nullement spongieuse, d'un gris noirâtre, peu vasculaire, entrecoupée par des lames demi-transparentes, analogues à la couenne de lard, et appartenant à la plèvre épaissie qui tapisse les scissures interlobaires. A la surface des incisions, on ne voit d'autres ouvertures que celles des gros tuyaux bronchiques. Ce poumon est parsemé d'excavations dont les plus considérables occupent son sommet. Le poumon gauche, beaucoup moins volumineux que le précédent, encore crépitant à son bord antérieur, est ailleurs rempli de granulations et gorgé de sang à sa partie postérieure. Il offre plusieurs foyers tuberculeux de médiocre étendue, un peu de sérosité et quelques adhérences celluleuses dans le côté gauche de la poitrine. Ganglions bronchiques volumineux et noirs; matière blanche et pultacée dans le centre de quelques uns d'entre eux. Bronches rouges, recouvertes d'une mucosité grumeleuse. Quantité médiocre de sérosité dans le péricarde; le cœur est volumineux pour un phthisique; ses parois sont *molles*, *flasques* et affaissées; ventricule droit plus dilaté que dans l'état naturel, mais moins que le gauche; parois de celui-ci à peine plus épaisses que celles du droit. Oreillettes à peu près dans l'état naturel; *valvules d'un rouge violet.*

2° *Organes digestifs.* Foie volumineux, d'une substance moins compacte que celle du poumon droit, un peu ramolli et se déchirant facilement; estomac très ample, d'un rouge violacé et comme variqueux; membrane muqueuse gastrique facile à enlever, et laissant au-dessous d'elle des réseaux vasculaires très apparents; l'iléon, le duodénum et le jéjunum offrent une rougeur semblable, continue ou interrompue; les parois de ces intestins sont molles et infiltrées ; le gros intestin, très long, contient des matières demi-liquides ; sa membrane muqueuse, généralement injectée, est parsemée d'ulcérations très nombreuses dans le cæcum, où elles sont aussi très étendues et alongées.

300. Chez le sujet de cette observation, il n'est fait mention que de la rougeur de la membrane interne du cœur et de la flaccidité des parois de cet organe. Je n'oserais affirmer pour cela qu'il n'existait pas d'altération dans le reste de l'appareil circulatoire ; comme, à l'époque où j'ai recueilli plusieurs des observations contenues dans cet ouvrage, je ne savais pas encore le rôle que jouaient les altérations du système circulatoire dans la production de la fièvre, il m'est souvent arrivé de ne pas examiner celui-ci dans toute son étendue, et peut être même de ne pas noter des lésions auxquelles je n'attachais alors aucune importance.

Pour ne pas fatiguer le lecteur par des détails étrangers au sujet qui nous occupe actuellement, je ne rapporterai, dans les observations suivantes, que les circonstances propres à confirmer nos idées sur le siége et la nature de la fièvre.

OBSERVATION LVI.

Trente-huit ans. Fièvre hectique, suite d'une phthisie pulmonaire et d'une gastro-entérite chronique. — Rougeur inflammatoire de la membrane interne du cœur et de l'aorte.

301. Gérente (Jean-Baptiste), âgé de trente-huit

ns, blond, d'une faible complexion, d'une petite tature, poitrine étroite, était enrhumé depuis eux ans et demi, lorsqu'il fut admis à l'hôpital ochin le 14 novembre 1822. A cette époque il tait parvenu au dernier degré de la phthisie pulnonaire. Fièvre hectique avec redoublement le oir et après les repas, marasme extrême, yeux aves, tempes enfoncées, pommettes saillantes, isage ridé, pâle, excepté aux joues qui sont légèrement rosées; toux très fréquente, oppression onsidérable, crachats muqueux mêlés de matière ıberculeuse, contenant une plus ou moins grande uantité de sang; légères douleurs dans la poi'ine, *pectoriloquie et bruit de soufflet dans la région ous claviculaire*, dévoiement extrêmement abonant avec coliques violentes. Mort, le 5 décembre deux heures du matin.

Autopsie cadavérique, dix heures après la mort.

Le péricarde contient environ six onces de sérosité jaunâtre un peu trouble, il est injecté; le œur, plus petit que le poing du sujet, est d'ailleurs ien conformé: *sa membrane interne, surtout auour des valvules, offre une rougeur très marquée. Il en st de même, mais à un moindre degré, de la membrane nterne de l'aorte;* poumons farcis de tubercules, reusés de cavernes; traces de pleurésie chronique, hlegmasie chronique de la membrane muqueuse ligestive avec ulcérations très nombreuses dans les intestins *grêle et gros*, etc.

OBSERVATION LVII.

Vingt ans. Fièvre hectique, suite d'une *phthisie pulmonaire* et d'une gastro-entérite chronique. — Rougeur inflammatoire de la membrane interne de l'aorte, etc.

302. Bouélo (Jacques), âgé de vingt ans, était consumé par une fièvre hectique suite de phthisie tuberculeuse, lorsqu'il fut admis à l'hôpital Cochin, le 20 mars 1822. Il mourut cinq semaines après son entrée. A l'ouverture de son corps, qui fut faite trente-six heures après la mort, nous observâmes *une vive rougeur de la membrane interne de l'aorte.*

OBSERVATION LVIII.

Vingt-cinq ans. Fièvre hectique, suite d'une *phthisie pulmonaire.*—Rougeur de la membrane interne de l'aorte, etc.

303. Salmer (Étienne), âgé de vingt-cinq ans, était dans le dernier degré de la phthisie pulmonaire compliquée de la *fièvre hectique*, lorsqu'il fut reçu pour la seconde fois à l'hôpital Cochin, le 18 avril 1822. Cinq semaines après son entrée, il mourut. Parmi les nombreuses lésions pathologiques que son corps, ouvert trente heures après la mort, nous présenta, se rencontra *une rougeur très forte et presque ponceau de la membrane interne de l'aorte.*

OBSERVATION LIX.

Quarante-deux ans. Fièvre hectique, suite d'une *phthisie pulmonaire.* — Rougeur inflammatoire de la membrane interne du cœur et de l'aorte, etc.

304. Neveu (Catherine), âgée de quarante-deux ans, cotonnière, d'une forte constitution, était atteinte d'une phthisie pulmonaire déjà très avancée, lorsqu'elle entra à l'hôpital Cochin, le 20 mai 1822. La fièvre hectique était très violente et présentait plusieurs des caractères de celle que M. Pinel appelle *angioténique* (1). La chaleur de la peau était ardente, humide; le pouls fréquent, plein, souple, développé; le visage rouge et animé, la soif très vive; la tête était douloureuse; la malade souffrait aussi sous le sternum et dans la région épigastrique. Elle mourut quinze jours après son entrée.

Autopsie cadavérique, quarante heures après la mort.

Cœur *flasque, mou*, gorgé de sang; *la membrane* interne de ses cavités présente une rougeur foncée, qui règne également dans toute la longueur de l'aorte; cette rougeur ne s'efface pas par des lavages réitérés; poumons tuberculeux, etc.

(1) Fièvre vasculaire de Reill.

OBSERVATION LX.

Vingt-neuf ans. Fièvre hectique, suite d'une *phthisie pulmonaire.* — Rougeur inflammatoire de la membrane interne du cœur, etc.

305. Brulé (Toussaint), âgé de vingt-neuf ans, était *enrhumé* depuis huit mois, lorsqu'il entra à l'hôpital Cochin, le 2 juillet 1822. A cette époque, il offrait tous les signes de la phthisie pulmonaire et particulièrement une *pectoriloquie* des plus évidentes dans tout le sommet du thorax ; la fièvre hectique était très vive, le pouls était vif, assez développé et tellement fréquent, que l'on pouvait à peine compter ses battements. Le malade mourut, le quatrième jour après son entrée, des suites d'une hémoptysie.

Autopsie cadavérique, trente heures après la mort.

Tissu du cœur *flasque et mou, membrane interne de ses cavités d'un rouge foncé; tubercules et cavernes pulmonaires, etc.*

OBSERVATION LXI.

Trente-un ans. Fièvre hectique, suite d'un abcès par congestion et de *phthisie pulmonaire.*—Rougeur de la membrane interne du cœur, ramollissement et flaccidité du cœur, etc.

306. Blin (Jeanne), âgée de trente et un ans, affectée d'une fièvre hectique, suite d'un abcès par congestion et d'une phthisie pulmonaire, fut ad-

mise à l'hôpital Cochin, le 14 novembre 1822. Elle était parvenue au plus haut degré de consomption, lorsqu'elle mourut, le troisième mois après son entrée.

Autopsie cadavérique, trente heures après la mort.

Le cœur est d'un tissu mou, jaunâtre, un peu friable; l'aorte et les gros vaisseaux contiennent du sang coagulé; *la membrane interne du cœur, surtout autour des valvules, offre une rougeur assez forte.*

OBSERVATION LXII.

Soixante-quinze ans. — Fièvre hectique, suite de *phthisie pulmonaire.*—Rougeur de la membrane interne du cœur, de l'artère pulmonaire et de l'aorte, etc.

307. Jobin (Marie-Jeanne), âgée de soixante-quinze ans, affectée d'une fièvre hectique, suite d'une phthisie pulmonaire, fut reçue à l'hôpital Cochin, le 5 décembre 1822. Elle mourut le septième jour après son entrée.

Autopsie cadavérique, vingt-huit heures après la mort.

Le cœur est ridé et comme flétri; *la membrane interne de ses cavités droites et celle de l'artère pulmonaire offrent une rougeur très foncée; une rougeur moins brune existe dans les cavités gauches; la membrane interne de l'aorte est d'un rouge léger, qui passe insensiblement à une teinte jaune.*

OBSERVATION LXIII.

Fièvre hectique, suite d'une péritonite chronique. — Rougeur inflammatoire de la membrane interne de l'aorte, etc.

308. Plouquet (Jean-Louis) était en proie à une fièvre hectique, suite d'une péritonite chronique, lorsqu'il entra à l'hôpital Cochin, le 9 janvier 1822. Le quatrième jour après son entrée, une péritonite aiguë se *greffa* en quelque sorte sur la chronique, et le malade expira au bout de vingt-quatre heures.

Autopsie cadavérique, trente heures après la mort.

Outre les traces de la péritonite, nous observâmes une belle rougeur de la membrane interne de l'aorte, rougeur que le lavage ne put effacer.

ARTICLE II.

HISTOIRE GÉNÉRALE DE LA FIÈVRE HECTIQUE.

§ I. SYMPTÔMES DE LA FIÈVRE HECTIQUE.

309. Ces symptômes varient suivant le siége de la phlegmasie chronique qui produit la fièvre.

On doit donc s'étonner que les pyrétologistes n'aient pas appliqué la classification des fièvres aiguës aux fièvres lentes ou hectiques. S'ils l'eussent fait, ils auraient distingué des fièvres hectiques *gastriques*, des *fièvres hectiques nerveuses* ou *ataxiques*, etc.

En effet, de même qu'une phlegmasie aiguë de l'appareil digestif s'accompagne ordinairement d'une fièvre, à laquelle les pyrétologistes avaient donné le nom de fièvre gastrique, ainsi l'inflammation chronique de ce même appareil détermine souvent une fièvre lente, à laquelle le nom de gastrique convient tout aussi bien qu'à la précédente.

Ce que nous disons ici de l'appareil digestif s'applique à tous les autres appareils.

M. Broussais a bien senti cette vérité, lorsque, dans ses recherches sur la fièvre hectique, il a distingué des hectiques *gastriques*, *pectorales*, *génitales*, *morales* (nerveuses), etc., suivant que ces fièvres reconnaissaient pour cause l'irritation de la membrane muqueuse gastrique, pectorale, génitale, ou l'irritation du système nerveux cérébro-spinal, etc.

310. Considérée indépendamment des diverses affections locales dont elle peut être la suite, la fièvre hectique est caractérisée par les symptômes suivants :

Accélération, petitesse et vivacité du pouls, chaleur de la peau, soif, émaciation progressive de tout le corps.

Le mouvement fébrile, bien que continu, est sujet à des paroxysmes, qui se manifestent ordinairement vers le soir, après les repas, ou à la suite de quelques excès. Pendant ces redoublements, la fréquence du pouls et la chaleur générale augmentent, les joues rougissent, les malades se plaignent d'une chaleur incommode à la plante des pieds, et à la paume des mains. Les exacerbations commencent quelquefois par des frissons et se terminent par des sueurs abondantes, de manière à imiter assez exactement les accès d'une fièvre intermittente.

311. Quant aux symptômes que présente la fièvre hectique, considérée sous le rapport de l'affection locale dont elle est la suite, ce sont ceux d'une phlegmasie chronique de quelqu'un des systèmes ou des appareils organiques.

312. Les symptômes de l'*hectique gastrique* de M. Broussais sont : l'anorexie, les digestions laborieuses, les rots, les vomissements, des anxiétés épigastriques; la diarrhée, les coliques, le ténesme (lorsque l'*hectique* est *intestinale* et non gastrique).

313. Les symptômes de l'*hectique pectorale* sont: la toux, la douleur au larynx (ce signe n'existe pas toujours), l'expectoration muqueuse ou purulente, la dyspnée plus ou moins violente, le râle muqueux, la pectoriloquie, etc., etc.

314. *L'hectique morale* de M. Broussais, ou la fièvre lente nerveuse de plusieurs pyrétologistes, se reconnaît aux symptômes suivants:

Tristesse, morosité, dégoût de la société, soupirs douloureux, larmes fréquentes, altération de la physionomie, céphalalgie, désordre dans les idées ou même véritable délire, tremblement ou convulsions des muscles, etc.

Quand il survient une exaspération, dit M. Brous-

ıis, on observe les symptômes de la fièvre ataxi-
ue (1).

315. Si nous voulions parcourir les symptômes es autres affections locales qui peuvent détermi-er la fièvre hectique, nous verrions que, comme ux des affections que nous venons d'examiner, s décèlent constamment une phlegmasie chro-que.

§ II. CAUSES DE LA FIÈVRE HECTIQUE.

316. 1°. *Hectique gastrique.* « Les fautes que 'on commet dans le régime en s'abandonnant rop à son appétit ou en l'excitant par des stimu-ants, et l'habitude de se nourrir d'aliments in-ligestes, âcres ou peu nutritifs, doivent être mi-es au premier rang des causes de l'hectique gas-rique. J'en ai rapporté quelques preuves, et j'au-ais pu les multiplier davantage.

» Toutes ces causes portent dans l'estomac un egré d'irritation qui se rapproche de la phlo-ose. » (Broussais, dissert. citée, page 82-83.)

317. 2°. *Hectique pectorale.* « Le froid, les corps trangers, introduits dans les voies respiratoires, ont les principales causes de l'hectique pectorale.

» L'irritation doit concourir en quelque chose la production de cette hectique, comme elle oncourt à celle de *la gastrique*; elle procure eule les hectiques par corps étranger dans la rachée. Ces dernières ne peuvent être attribuées u'à l'irritation, et, si cela paraissait surprenant,

1) *Recherches sur la fièvre hectique*, pag. 102.

» qu'on se rappelle que des pessaires, séjournant
» dans le vagin, ont donné lieu à la fièvre hecti-
» que, et qu'il n'est pas rare de la voir survenir par
» la seule présence d'une pierre dans la vessie. »

318. En résumé, « les hectiques, dont la cause
» a primitivement agi sur une membrane muqueu-
» se, sont toutes dues à une irritation exercée sur
» cette membrane, soit que cette irritation dépende
» de corps venus du dehors, soit qu'elle résulte
» d'une action extraordinaire, mise en jeu sympa-
» thiquement par la lésion d'un autre système. »
(Broussais, ouvrage cité, p. 96.)

319. Il est évident que la fièvre hectique dont la cause a primitivement agi sur des systèmes autres que le système muqueux, est également due à une irritation de ces systèmes. S'il en était autrement, il faudrait admettre que l'affection qui donne lieu à la fièvre hectique, est tantôt d'une nature inflammatoire, et tantôt d'une nature non inflammatoire, ce qui implique contradiction.

320. C'est à dessein que j'ai indiqué, d'après M. Broussais, les causes de la fièvre hectique. On voit, en effet, que ces causes, telles qu'il les a indiquées, sont de nature irritative. Or, M. Broussais, à l'époque où il reconnaissait que la fièvre hectique dépendait de causes irritantes, était essentialiste. Par conséquent, son autorité ne doit pas paraître suspecte.

321. Comment M. Broussais ne s'aperçut-il pas qu'il renversait de fond en comble le système pyrétologique généralement adopté, en plaçant parmi

es fièvres *essentielles* une *fièvre* produite par quelque irritation locale? Je l'ignore. Mais ce qui me paraît certain, c'est que cet excellent observateur, en développant plus tard sa nouvelle doctrine pyrétologique, n'a fait que généraliser son opinion sur la nature de la fièvre hectique. Il est vrai qu'il nie aujourd'hui l'existence des fièvres essentielles, et qu'il l'admettait alors : mais qu'importe? puisqu'il reconnaissait alors qu'une fièvre essentielle était le résultat d'une irritation, et que maintenant il ne refuse le titre d'*essentielle* à la fièvre, que parcequ'elle est constamment l'effet d'une irritation

322. M. Broussais eut tort, sans doute, de donner le nom d'*essentielle* à une fièvre produite par une inflammation. Mais il est incontestable que, du moment où cet auteur prouva qu'une fièvre *essentielle* était la suite d'une phlegmasie locale, le système de l'essentialité, tel que le concevaient les pyrétologistes, avait cessé d'exister, puisque l'épithète d'*essentielle* signifiait (signification bien étrange!) indépendante d'une phlegmasie.

323. Mais revenons à notre objet. Après avoir montré que les affections locales productrices de la fièvre hectique, constituent de véritables phlegmasies chroniques, il nous reste à examiner par quel mécanisme ces phlegmasies déterminent la fièvre hectique. La fièvre est-elle, dans tous les cas, le simple résultat de la *généralisation* de ces phlegmasies locales? N'est-elle pas, au contraire, dans certains cas, produite, du moins en partie, par la résorption de la matière purulente qui s'est formée

sous l'influence de ces phlegmasies, résorption dont le double résultat est l'altération du sang, et l'irritation des parois vasculaires? Cette dernière opinion n'est pas aussi dénuée de probabilités que quelques uns semblent le croire aujourd'hui.

324. En effet, si l'on réfléchit que la fièvre hectique est la compagne inséparable des grandes suppurations intérieures, et quelquefois de celles qui sont situées à l'extérieur; si l'on fait, en outre, attention que l'irritation locale qui accompagne ces désorganisations purulentes est ordinairement très peu considérable, on aura de la peine à ne pas admettre que la résorption d'une plus ou moins grande quantité de pus joue un certain rôle dans la production de la fièvre hectique.

325. Cette opinion compte parmi ses partisans M. Broussais lui-même.

« Si, dit-il (en parlant des hectiques cutanées), » la dartre ulcéreuse qui ronge toute l'épaisseur du » derme, et laisse des ulcères hideux et multipliés, » produisait une fièvre hectique, je ne la regarderais » pas comme indépendante d'un vice organique; » je pense que *dans ce cas, et dans quelques autres* » *analogues, il y a, outre l'irritation, une véritable* » *absorption de pus.* » (Page 100 de la dissertation citée.)

326. Quant à l'altération que le sang éprouve nécessairement, par suite de l'introduction d'une matière purulente dans le système circulatoire, il est probable qu'elle est une des causes de cette consomption qui forme le caractère essentiel de

la fièvre hectique. Effectivement, il est impossible qu'un sang plus ou moins vicié fournisse aux organes les éléments dont ils ont besoin pour leur nutrition. D'autres causes, sans doute, contribuent à la *détérioration* générale qui accompagne la fièvre lente ; mais celle que nous venons d'indiquer mérite toute l'attention des observateurs.

Remarquez qu'il ne faut pas confondre la fièvre proprement dite, ou l'irritation du système circulatoire, avec la consomption générale qui caractérise la maladie décrite sous le nom de *fièvre hectique.* Ce sont deux phénomènes distincts l'un de l'autre, deux éléments pathologiques qui méritent chacun une étude particulière. Les obstacles qu'éprouve l'assimilation dans cette maladie, ne sont point les résultats simples et immédiats de l'irritation du système vasculaire, puisqu'ils se rattachent nécessairement à la lésion des diverses fonctions qui concourent à l'élaboration des principes nutritifs.

Sans doute, il serait à la fois curieux et important d'analyser le phénomène compliqué de la consomption, c'est-à-dire d'isoler les divers éléments dont il dépend, et d'indiquer d'une manière précise le rôle que joue chacun de ses éléments. Mais une semblable explication est au-dessus des moyens actuels de la science.

§ III. ALTÉRATIONS ORGANIQUES CORRESPONDANTES AUX SYMPTÔMES DE LA FIÈVRE HECTIQUE.

327. On sait généralement aujourd'hui que les

altérations qui se rencontrent dans les organes dont l'affection a produit la fièvre *hectique*, sont précisément celles que l'on regarde comme les caractères anatomiques d'une phlegmasie chronique. Elles consistent principalement en une désorganisation purulente, ulcéreuse, tuberculeuse ou cancéreuse des parties malades.

328. Mais il est un point de pyrétologie presque entièrement négligé par les auteurs qui nous ont précédé, et qu'il importe beaucoup d'approfondir, je veux parler des altérations organiques correspondantes à la fièvre elle-même, considérée d'une manière abstraite, et indépendamment des affections locales qui peuvent la déterminer. Or, il résulte des faits rapportés dans ce chapitre, que ces altérations, lorsqu'elles sont accessibles à nos sens, sont celles qui caractérisent une phlegmasie du système circulatoire. En effet, ces altérations sont : 1° la rougeur de la membrane interne du cœur et des vaisseaux, telle que nous l'avons décrite dans le chapitre premier de cet ouvrage ; 2° le ramollissement, la friabilité et la flaccidité du tissu musculaire du cœur (1) ; 3° quelquefois la dégénérescence athéromateuse, écailleuse, stéatomateuse, etc., de la membrane interne du système artériel (2).

(1) Consultez, sur le ramollissement du cœur, le *Traité des maladies du cœur et des gros vaisseaux*, que nous avons publié, M. Bertin et moi. Paris, 1824.

(2) Je ne parle point ici de l'altération du sang, compagne inséparable de la maladie que nous étudions; car ce point

329. Je répèterai ici ce que j'ai dit dans un autre endroit de cet ouvrage, en parlant des altérations du système circulatoire dans les fièvres aiguës, savoir : que, dans un assez grand nombre de cas, plusieurs de ces altérations se dérobent plus ou moins complètement à nos regards. Je répèterai en même temps que l'absence de ces altérations ne prouve nullement qu'il n'a pas existé une irritation du système circulatoire, et que la seule conclusion rationnelle que l'on en puisse déduire, c'est que l'irritation angio-carditique ne laisse pas toujours des traces sensibles de son existence. Dans des cas de ce genre, c'est-à-dire lorsque l'anatomie pathologique est pour ainsi dire *muette*, il nous reste à consulter la physiologie pathologique, ou les lésions des fonctions. Lorsque ces lésions sont celles qui caractérisent une irritation, il faut bien admettre l'existence de celle-ci, même quand les lésions anatomiques ne nous fournissent aucune lumière à cet égard. Or, la fréquence du pouls, l'augmentation de la chaleur générale, sont des signes physiologiques d'une irritation du système circulatoire ; donc, quel que soit le résultat de l'inspection anatomique, toutes les fois que ces signes auront existé, on pourra affirmer qu'il existait en même temps une irritation vasculaire.

d'anatomie pathologique est encore enveloppé des plus profondes ténèbres.

§ IV. TRAITEMENT DE LA FIÈVRE HECTIQUE.

330. Le traitement de la fièvre hectique présente deux indications principales, savoir: 1° celle de remédier à la fièvre elle-même; 2° celle de combattre les phlegmasies locales chroniques dont elle dépend.

On satisfera à la première de ces indications par l'emploi des moyens dont l'ensemble constitue la méthode antiphlogistique, appliquée à une irritation générale.

Pour remplir la seconde indication, il faudra recourir aux agents antiphlogistiques locaux, en ayant soin de les accommoder à la marche de la phlegmasie et de varier le lieu de leur application suivant le siége de cette phlegmasie.

331. Lorsque la phlegmasie chronique, cause de la fièvre hectique, est située à l'extérieur du corps (abcès, ulcérations, désorganisations de la peau et du tissu cellulaire sous-jacent), son traitement est purement chirurgical et consiste en des moyens très simples qu'il serait déplacé et en même temps superflu de détailler ici.

332. Mais dans les cas trop nombreux où la phlegmasie fébrile chronique occupe les organes intérieurs, son traitement local présente les plus grandes difficultés; on en sent aisément la raison. En effet, ces organes ne sont pas accessibles aux moyens chirurgicaux proprement dits, les seuls cependant dont on puisse se promettre un succès complet dans les cas de la nature de ceux qui nous

occupent; d'un autre côté, les organes intérieurs, pour la plupart, sont tellement importants, que, lors même qu'ils seraient accessibles aux moyens de la chirurgie, il serait dangereux et souvent peut-être mortel de les y soumettre: aussi les phlegmasies chroniques fébriles ont-elles presque toujours une terminaison funeste. On ne se convaincra que trop de cette triste vérité, si l'on réfléchit que les phthisies pulmonaires, les affections chroniques des viscères abdominaux, vulgairement connues sous le nom d'*obstructions*, etc., qui moissonnent le plus grand nombre des malades de la ville et des hôpitaux, sont autant de phlegmasies chroniques (1).

Je ne dois pas entrer ici dans tous les détails du traitement de ces maladies; c'est pourquoi je renvoie les lecteurs aux ouvrages consacrés spécialement à la description et au traitement des inflammations chroniques. Au premier rang de ces ouvrages, se placent l'*Histoire des phlegmasies chroniques* par M. Broussais, et l'*Essai sur les inflammations chroniques des viscères*, par A. Pujol, de Castres (2).

(1) Cette importante vérité, entrevue par Pujol, de Castres, a été démontrée jusqu'à l'évidence par l'auteur de l'*Histoire des phlegmasies chroniques*, et cette démonstration lui donne de justes droits à l'éternelle reconnaissance de la médecine et de l'humanité.

(2) Cet essai fut couronné, en 1791, par la Société royale de médecine de Paris. Il se trouve au commencement du premier volume des *OEuvres de Pujol*, publiées par M. Boisseau. Ce bel ouvrage est un de ceux qui font le plus d'honneur à la

CHAPITRE VIII.

DE L'INTERMITTENCE DES FIÈVRES, OU DES FIÈVRES INTERMITTENTES.

Considérations préliminaires.

333. Les fièvres intermittentes sont peut-être, parmi toutes les maladies, celles dont la théorie a été le plus long-temps un assemblage informe d'hypothèses grossières et d'opinions ridicules.

Le double flambeau de l'anatomie pathologique et de la physiologie, qui a répandu sur la doctrine des fièvres continues de si vives lumières, semble n'avoir encore jeté qu'une lueur incertaine sur celle des fièvres intermittentes.

Cette circonstance est la principale source des

médecine française. Cependant, à l'époque de sa publication, il ne fixa point les regards des médecins, et peut-être eût-il été condamné à un éternel oubli, si la nouvelle révolution médicale ne l'en eût en quelque sorte tiré. Il fallait bien que l'auteur de l'*Histoire des phlegmasies chroniques* n'en eût jamais entendu parler, puisqu'il ne le cite pas une seule fois dans la première édition des *Phlegmasies chroniques*. Un ouvrage si remarquable n'eût pas été passé sous silence par un observateur tel que M. Broussais, s'il en eût parcouru seulement les premières pages.

Gloire éternelle au modeste Pujol, pour avoir fait un ouvrage qui, dans toutes les bibliothèques, doit être placé à côté de l'*Histoire des phlegmasies chroniques* !

disputes dont la nature des fièvres intermittentes est encore parmi nous l'inépuisable sujet.

334. MM. Pinel et Broussais s'accordent à considérer les fièvres intermittentes comme étant de même nature que les fièvres continues.

Cette opinion est incontestable, si les maladies décrites sous le nom de fièvres intermittentes sont réellement des fièvres. En effet, l'intermittence d'un phénomène n'en saurait changer la nature intime. Ainsi donc, pour prouver que les fièvres intermittentes sont essentiellement différentes des continues, il ne faut pas se contenter de dire qu'elles sont intermittentes, il faut faire voir que les causes, les symptômes, les lésions organiques et le traitement des fièvres intermittentes, diffèrent essentiellement du traitement, des lésions organiques, des symptômes et des causes des fièvres continues; en un mot, il ne faut rien moins que démontrer que les fièvres intermittentes ne sont pas des fièvres.

335. L'identité de *nature* entre les fièvres continues et intermittentes étant admise, il ne s'ensuit pas qu'il ne faille point rechercher la cause de la différence de type qui existe entre les unes et les autres. Mais, je le répète, autre chose est une différence de nature et autre chose une différence de type, soit dans les maladies en particulier, soit dans tous les autres phénomènes de la nature en général.

336. M. Bailly, qui s'est livré d'une manière spéciale à l'étude des fièvres intermittentes, et qui

les a observées à Rome, l'un des pays où elles règnent avec une sorte de prédilection, M. Bailly, dis-je, ne nous apprend rien de solide sur la nature intime de ces maladies. Il les attribue *à un « mouvement nerveux, à un il ne sait quoi, à une » espèce d'aura*, etc.» On conviendra que des expressions aussi vagues ne sont pas propres à nous donner des idées précises sur l'essence des fièvres intermittentes.

M. Bailly pense qu'il existe des raisons qui s'opposeront *éternellement à tout rapprochement* entre les fièvres continues et les intermittentes.

Si cette opinion est juste, il est fâcheux que son auteur ait allégué en faveur des raisons si peu convaincantes ; voici ces raisons :

Première raison. « Les fièvres continues ont toutes, *sans exception*, leur redoublement le soir, tandis que l'accès des fièvres intermittentes a lieu le matin. »

Il faut avouer que cet argument ne prouve pas irrésistiblement que la nature intime des fièvres intermittentes est diamétralement opposée à celle des fièvres continues. Il n'est pas prouvé d'ailleurs que l'accès des fièvres intermittentes ne puisse pas se manifester le soir. Il est assez singulier de dire que l'accès de ces maladies se montre toujours le matin, lorsque, dans la même phrase, on ajoute que les fièvres quartes ont leur accès vers les trois, quatre, cinq heures du soir. On conçoit, en effet, difficilement comment des accès qui arrivent à cinq heures après midi, au mois de décembre, ont lieu le matin. M. Bailly le comprend, sans doute, et il nous expliquera peut-être quelque jour comment le matin existe encore quand le soleil est couché.

Seconde raison. « L'efficacité du quinquina contre les fièvres intermittentes. »

Cette raison serait très solide, s'il n'était bien reconnu que le quinquina guérit des maladies qui sont évidemment des irritations, les névralgies, par exemple; pourquoi d'ailleurs M. Bailly s'empresse-t-il d'affaiblir lui-même la valeur de son argument, en nous disant que la saignée, « dans beaucoup de cas, surtout dans nos climats, » pourrait amener une guérison plus solide que le » quinquina, si on ne voulait faire usage que de » l'un ou de l'autre? » (Page 365 de son traité.)

S'il est vrai, comme le croit M. Bailly, que la saignée soit en quelque sorte un *spécifique* plus efficace que le quinquina dans le traitement des fièvres intermittentes, certes voilà un fait qui ne *s'opposera pas éternellement à tout rapprochement entre les fièvres continues et les fièvres intermittentes.*

Troisieme raison. « La physionomie particulière du malade au moment de l'accès. »

Il faut que M. Bailly soit doué d'un rare talent physiognomonique, pour pouvoir distinguer une fièvre intermittente d'une fièvre continue, en voyant le malade au moment de l'accès, et sans avoir aucune espèce de renseignement sur la maladie; mais quelque différente que puisse être la physionomie d'un individu affecté d'un accès de fièvre intermittente, de celle d'un individu atteint d'un accès de fièvre continue, j'avoue qu'il ne me semble pas que cette différence constitue une raison *qui s'opposera éternellement à tout rapprochement entre les fièvres continues et les intermittentes.*

Quatrième raison. « La facilité avec laquelle on peut quelquefois empêcher le retour d'un accès. »

Il s'agit bien de savoir avec quelle facilité on peut empêcher quelquefois le retour d'un accès de fièvre intermittente! ce qu'il importe de savoir, c'est si cet accès, quand il existe, diffère essentiellement de celui d'une fièvre continue. Or, c'est ce que M. Bailly ne s'est pas même occupé de démontrer.

Cinquième raison. « La liaison qui existe entre les altérations locales et les mouvement fébriles *généraux.* « Dans une fièvre continue, dit » M. Bailly, on peut toujours juger de l'activité » de la lésion locale par l'énergie des symptômes » de la fièvre ; ce même rapport n'existe plus dans » les fièvres intermittentes. »

Que signifie ce langage? pourquoi, dans les fièvres intermittentes, la liaison qui existe naturellement entre l'activité de l'affection locale et l'énergie des phénomènes fébriles serait-elle rompue? Un semblable bouleversement des lois de la nature pathologique méritait au moins que M. Bailly voulût bien en rechercher la cause, s'il existe; et s'il 'existe pas, que devient l'argument de M. Bailly?)uoi! pour prouver que l'on ne peut établir aucun oint de contact entre les fièvres intermittentes et es continues, on nous dit, sans le prouver, que, ans les fièvres intermittentes, il n'existe aucune aison entre les symptômes de la fièvre et la lé-ion locale! Admettons ce fait. Il prouve seule-nent que la fièvre intermittente n'est pas produite ar la lésion locale; mais il ne prouve pas autre hose.

Or, de ce que la fièvre intermittente ne serait pas e résultat d'une irritation locale, faudrait-il en con-lure que cette maladie n'est pas de même nature ue la fièvre continue? ne peut-elle donc pas lépendre d'une irritation générale? Ce n'est pas I. Bailly, sans doute, qui oserait nier la possibi-ité de ce fait, lui qui s'est appliqué avec une sorte le complaisance à démontrer l'existence de fonc-ions générales?

337. Les raisons sur lesquelles se fonde M. Bailly, our tracer une ligne de démarcation ineffaçable ntre la nature des fièvres intermittentes et celle les continues, ne sont donc nullement concluan-es.

338. Au reste, je ne crains pas d'affirmer que 'on trouve, dans l'ouvrage même de M. Bailly, les faits et des raisonnements propres à prouver a vérité de l'opinion diamétralement opposée à a sienne. En effet, on y lit: 1° que les causes des ièvres intermittentes produisent des inflamma-tions chez les animaux; 2° que l'on trouve chez

les sujets qui succombent aux fièvres intermittentes, des altérations organiques semblables à celles qui se rencontrent chez les individus que des fièvres essentielles continues ont fait périr; 3° que les symptômes des fièvres intermittentes présentent la plus parfaite analogie avec ceux des fièvres continues; 4° que le traitement antiphlogistique guérit un grand nombre de fièvres intermittentes.

Ces assertions, dont je ne me constitue pas le défenseur, ne tendent-elles pas à démontrer que la nature des fièvres intermittentes ne diffère pas absolument de celle des fièvres continues?

339. Je crois qu'il y a quelque exagération dans l'assertion de M. Bailly relative aux altérations organiques que présentent les individus morts de fièvre intermittente; car si, comme l'assure cet auteur, les lésions étaient aussi profondes et même plus profondes que celles qui se remarquent dans les fièvres continues, il serait impossible de concevoir comment elles ne donneraient pas lieu à des phénomènes fébriles continus. Quoi! s'il existait des pustules et des ulcérations multipliées de la membrane muqueuse *gastro-intestinale*, avec rougeur, gonflement de cette même membrane; si des portions de son tissu étaient gangrenées, si les ganglions mésentériques étaient rouges, gonflés, enflammés; si, dis-je, ces diverses altérations se rencontraient chez les individus affectés de fièvre intermittente, comme chez quelques uns de ceux atteints de fièvre continue adynamique, elles pourraient coïncider avec une véritable apy-

rexie! Un tel phénomène me paraît aussi impossible que la guérison *subite* des altérations que je viens d'indiquer; d'ailleurs, comment concevoir que les mêmes altérations organiques qui produisent des fièvres continues puissent dans d'autres cas exister sans fièvre?

340. Pour moi, je pense que si l'on admet que les fièvres intermittentes sont réellement l'effet de l'irritation, il faut admettre en même temps que cette irritation n'a pas encore entraîné la désorganisation des tissus qu'elle affecte.

Mais c'en est assez sur l'opinion de M. Bailly, médecin qui, doué d'une ardente imagination, s'est montré plus jaloux d'émettre des idées bizarres et paradoxales, que de tirer des faits qu'il a recueillis, des principes conformes à la saine analyse.

341. M. le docteur Rayer, dans un article très remarquable (1), s'est efforcé de prouver que la fièvre intermittente diffère essentiellement de la fièvre continue. « Nous avons prouvé, dit-il, M. Contanceau et moi (2), que les » groupes de symptômes connus sous le nom de » *fièvres continues essentielles* étaient faux, arbi» traires, nés du rapprochement de faits dissem» blables, et nous avons dit que ces groupes ne » devaient plus désormais être reproduits dans les

(1) Voyez l'article *Fièvre intermittente*, dans le *Nouveau Dictionnaire de médecine*, en dix-huit volumes.

(2) *Nouveau Dictionnaire de médecine*, article *Fièvres continues*.

» cadres nosologiques. La fièvre intermittente est » au contraire, selon moi, une maladie réelle, une » lésion distincte dont l'expression physiologique » a été en général fidèlement assignée. Je démon- » trerai que les symptômes qui caractérisent cette » maladie sont produits par une lésion de la por- » tion cérébro-spinale du système nerveux; que, » semblable à plusieurs autres affections locales » de ce système, la fièvre intermittente se produit » par *accès* et n'existe jamais sous le type continu; » que, dans les observations présentées comme » exprimant la transformation de la fièvre inter- » mittente en fièvre continue, il est toujours facile » de reconnaître l'association d'une ou de plusieurs » phlegmasies continues dont les symptômes ne » sont plus ceux qui caractérisent la fièvre intermit- » tente primitive; que cette dernière peut disparaî- » tre et même être remplacée par des affections » secondaires dans leur apparition; que la *continuité* » des accidents, dans les fièvres intermittentes, » n'a lieu que dans les cas rares où ces accès sem- » blent se toucher et se confondre, et qui pour » cela n'en sont pas moins des fièvres d'*accès* (*fiè- » vres intermittentes subintrantes*); que les phéno- » mènes de ces accès, constants et réguliers dans » leur manifestation, ne peuvent être confondus » avec les groupes artificiels et variables, avec les » entités connues sous le nom de *fièvres continues*: » aussi la dénomination de fièvre *intermittente* me » paraît-elle d'autant plus vicieuse qu'elle consacre » un faux rapprochement.... La fièvre intermit-

»tente est une maladie locale et tout-à-fait dis-»tincte des phlegmasies thoraciques et abdomi-»nales ; mais elle peut être précédée, accompagnée »et plus souvent suivie de ces phlegmasies : elle »peut également se compliquer avec des névral-»gies de la face et des membres, avec des hémor-»rhagies, etc. On a rapporté indistinctement sous »le nom de *fièvres pernicieuses* des exemples de »phlegmasies continues des viscères qui présen-»taient des rémissions et des exacerbations pério-»diques, un petit nombre de cas de phlegmasies »intermittentes et plusieurs observations de né-»vralgie du même type. Cependant le plus grand »nombre des faits auxquels le titre de fièvres per-»nicieuses a été imposé offre le tableau non équi-»voque de *complications* variées de la fièvre inter-»mittente avec des lésions des principaux vis-»cères.»

342. Cet extrait suffit pour donner une idée des importantes questions que M. Rayer a examinées dans son article sur les fièvres intermittentes, article que nous recommandons à la méditation du lecteur. Si cet auteur n'a pas pénétré lui-même tous les mystères de la doctrine des fièvres intermittentes, il est du moins certain qu'il a réfuté victorieusement plusieurs opinions erronées relatives à cette doctrine.

343. M. Brachet, médecin de l'Hôtel-Dieu de Lyon, vient d'émettre tout récemment une opinion qui a quelque analogie avec celle de M. Rayer.

« Les fièvres intermittentes, suivant lui, con-

» sistent dans une modification du système nerveux » ganglionnaire (1). »

344. MM. Rayer et Brachet ne disent pas quelle est la nature de l'affection du système nerveux à laquelle ils rapportent la fièvre intermittente. Cependant la détermination de cette nature est de la plus haute importance.

Si cette modification du système nerveux n'était autre chose que celle en laquelle consiste l'irritation de ce système, il est évident qu'il n'existerait pas une différence capitale entre la nature des fièvres intermittentes et celle des fièvres continues.

Quoi de plus vague que l'expression de modification du système nerveux!

345. Les faits ne nous autorisent pas suffisamment encore à admettre, avec M. Rayer, que la portion cérébro-spinale du système nerveux est le siége spécial de la fièvre intermittente.

Mais il est temps de passer à l'histoire générale de cette maladie.

HISTOIRE GÉNÉRALE

DE LA FIÈVRE INTERMITTENTE SIMPLE.

§ I. SYMPTÔMES D'UN ACCÈS DE CETTE MALADIE.

346. L'accès fébrile se partage en trois stades distincts. Le premier stade est marqué par un refroidissement général, le second est caractérisé par la

(1) Mémoire sur les fièvres intermittentes, inséré dans le cahier de novembre 1825, des *Archives générales de médecine*.

chaleur, et le troisième par la sueur. M. Récamier appelle le premier stade ; *période de concentration des forces ;* le second, *période d'expansion* ou *de réaction ;* le troisième, *période de détente* ou *de crise.*

a. — *Premier stade.* Les symptômes qui l'accompagnent sont les suivants : bâillements, pandiculations, frissons, tremblement, sentiment d'une compression générale ; peau froide, contractée (chair de poule) ; pouls petit, fréquent, inégal ; décoloration et pâleur universelles, avec lividité des lèvres et des ongles ; urine rare, claire et limpide.

Le froid de l'accès présente plusieurs degrés d'intensité et de durée. La durée moyenne du frisson est d'une demi-heure à une heure. Quelquefois il se prolonge pendant cinq à six heures. Lorsque le premier stade de la fièvre intermittente est très intense, la peau offre l'aspect qu'elle présente chez les personnes en santé qui sont restées longtemps exposées à l'air froid pendant un hiver rigoureux ; elle est violette, marbrée ou même bleuâtre. Les malades se replient sur eux-mêmes, se rapetissent en quelque sorte, comme pour se refroidir par une moindre surface ; ils tremblent avec tant de violence que l'on entend claquer leurs dents et qu'ils ne peuvent plus se soutenir : leur respiration est gênée et accélérée ; on dirait qu'ils l'accélèrent instinctivement, pour produire une quantité de chaleur capable de dissiper le froid qu'ils ressentent.

Cependant le froid diminue graduellement d'intensité, les frissons ne se font plus sentir, et les tremblements se dissipent ; alors commence le second stade.

b. — *Second stade.* Voici les symptômes qui le caractérisent : sentiment d'une chaleur générale, expansion, épanouissement, et teinte rosée de la peau en général et de celle du visage en particulier ; agitation, anxiété, soif, fréquence et développement du pouls, urine rougeâtre.

Ce stade, ainsi que le premier, est sujet à de grandes variations dans l'intensité de ses symptômes.

Lorsque la chaleur est considérable, les malades offrent tous les phénomènes qui caractérisent la fièvre dite inflammatoire ou angio-ténique, tels que les battements des carotides et de toutes les artères en général, l'injection du visage, l'éclat des yeux, la céphalalgie, la rougeur des membranes muqueuses visibles, etc.

La durée du second stade peut être de plusieurs heures, ou bien seulement d'un quart d'heure à une demi-heure.

c. — *Stade de sueur.* La chaleur se termine par une sueur plus ou moins abondante. Tantôt la peau est dans un simple état de moiteur halitueuse, tantôt elle est abreuvée et comme inondée d'une pluie sudorale tellement abondante, que le linge qui enveloppe les malades est mouillé comme s'il eût été trempé dans l'eau.

Ce troisième stade, d'une durée variable, se

prolonge rarement au-delà de trois ou quatre heures.

Pendant son cours, les phénomènes morbides, après avoir diminué insensiblement d'intensité, se dissipent complètement.

347. Au troisième stade succède un état de calme et de bien-être qui a reçu le nom d'*apyrexie*. Il ne reste plus qu'un peu de fatigue dans les membres, quand l'apyrexie est complète.

348. Lorsque l'accès que nous venons de décrire se manifeste tous les jours, on donne à la fièvre intermittente le nom de quotidienne.

349. On appelle fièvre tierce celle dont les accès sont séparés par un jour pendant lequel il n'en existe point.

350. La fièvre est dite quarte, lorsqu'un intervalle de deux jours sépare ses accès.

351. « Des accès quotidiens revenant à des heu-
» res différentes, ou différant sous le rapport de
» l'intensité, de la durée, etc., mais se correspon-
» dant tous les deux jours, constituent une *dou-
» ble-tierce*. Deux accès dans les vingt-quatre heu-
» res, tous les deux jours, forment une *tierce doublée*.
» La fièvre est triple quand il y a deux accès tous
» les deux jours, et un seul dans le jour interca-
» laire. On a été jusqu'à admettre une *quadruple-
» tierce*, caractérisée par deux accès chaque jour.
» Un accès le premier, le deuxième et le quatrième
» jour, correspondant à un accès survenu quatre
» jours auparavant, caractérise la fièvre *double-
» quarte*. Deux accès dans un jour, avec deux jours

» d'intervalle, forment la *quarte doublée*. Trois ac-» cès de quatre en quatre jours constituent la *quarte* » *triplée*. Enfin, un accès chaque jour, correspon-» dant à celui dont il est séparé par deux autres ac-» cès, indique la *triple quarte*. La quotidienne peut » être *doublée* et même *triplée*. Quelques auteurs rap-» portent un très petit nombre d'exemples de fiè-» vres intermittentes *quintanes*, *sextanes*, *hebdo-* » *madaires*, *octanes*, *nonanes*, *décimales*, *quatuor-* » *décimales*, *quindécimales*, *mensuelles*, *bimensuel-* » *les*, *trimestrielles*, *annuelles* (1) Le retour des » accès à des époques indéterminées, constitue » la fièvre intermittente *irrégulière*, *erratique ou* » *atypique*. » (Boisseau, *Pyrétologie physiologique*, 3e édit., pag. 534-5.)

De tous ces *types*, dont la mémoire peut à peine retenir les définitions, les seuls qu'il importe réellement de connaître, sont les types *quotidien*, *tierce* et *quarte*.

552. La fièvre tierce est celle qui se dissipe le plus facilement. Hippocrate avait remarqué que plusieurs fièvres tierces cessaient spontanément après le septième accès. D'autres cessent de la même manière, après quatre, cinq, neuf ou douze

(1) Si l'on veut soutenir qu'une fièvre qui se déclare un an après une autre, est un accès de celle-ci, je ne vois pas pourquoi l'on ne donnerait pas le nom de péripneumonie intermittente *annuelle* aux péripneumonies que quelques individus contractent tous les ans, et pourquoi l'on ne considèrerait pas comme les accès d'une seule et même péripneumonie, douze ou vingt péripneumonies, dont chacune aurait eu lieu un an après l'autre.

accès. La fièvre quarte est la plus rebelle de toutes les intermittentes.

353. La fièvre tierce et la quotidienne se développent plus particulièrement au printemps, et affectent de préférence les adultes. La fièvre quarte, au contraire, règne le plus souvent en automne, et attaque particulièrement les sujets jeunes, lymphatiques, et les femmes.

Le printemps guérit souvent, dit-on, la fièvre intermittente d'automne, *et vice versâ*.

Les divers types indiqués plus haut peuvent alterner entre eux, et se remplacer en quelque sorte réciproquement.

354. La fièvre intermittente n'est pas toujours simple, elle peut se compliquer avec toutes les autres maladies.

355. Lorsqu'elle n'est pas accompagnée d'accidents qui compromettent prochainement la vie des malades, on lui donne le nom de bénigne. Elle a reçu celui de *pernicieuse* lorsque ses accès sont tellement graves, qu'ils peuvent entraîner la mort des sujets.

356. Les symptômes de la fièvre intermittente, tels que nous les avons exposés plus haut, annoncent une lésion à peu près égale dans tous les viscères.

357. Mais, dans certains cas, les viscères du bas-ventre, dans d'autres, les viscères de la poitrine, dans d'autres enfin, les viscères de la tête, sont le siége d'une affection plus violente que les autres. Alors, on observe les symptômes d'une irrita-

tion gastro-intestinale, pulmonaire ou encéphalique.

358. Plusieurs pyrétologistes, fidèles imitateurs de Torti, ont divisé les fièvres intermittentes en autant d'espèces qu'il peut se présenter de symptômes prédominants. De là les fièvres *cardialgiques*, *dysentériques*, *cholériques*, *pleurétiques*, *dyspnéiques*, *carditiques*, *soporeuses*, *comateuses*, *apoplectiques*, *ataxiques*, *etc.*

359. La fièvre angio-ténique intermittente de M. Pinel n'est autre chose qu'une irritation intermittente du système sanguin.

360. La fièvre méningo-gastrique intermittente est celle dont les symptômes prédominants annoncent une affection des voies digestives. Or, nous avons démontré que la fièvre dite gastrique continue correspondait à une irritation gastro-intestinale. Par conséquent, si la fièvre intermittente gastrique existe, ce ne peut être qu'une irritation générale du système circulatoire, avec irritation locale de l'appareil digestif.

361. Par la même raison, la fièvre ataxique intermittente de M. Pinel, si son existence est réelle, consiste en une irritation générale du système circulatoire, avec irritation de l'appareil encéphalique.

362. Ce que je dis ici de la nature des fièvres angio-ténique, gastrique et ataxique intermittentes, est applicable à toutes les autres fièvres de ce type, dont les symptômes prédominants existent ailleurs que dans les organes qui sont le siége des précédentes.

S'il est vrai que dans les fièvres intermittentes les symptômes locaux, soit gastriques, soit cérébraux ou autres, dépendent d'une irritation des organes auxquels ils se rattachent, on est obligé d'admettre que cette irritation est purement nerveuse, c'est-à-dire non compliquée d'altération de la structure intime de ces organes. En effet, puisque les symptômes dont il s'agit disparaissent avec l'accès, il est évident que l'irritation cesse elle-même; et puisque cette irritation se dissipe avec l'accès, il est clair qu'elle ne constitue pas cette forme d'irritation dans laquelle les parties irritées ont éprouvé une altération profonde ou même une véritable désorganisation. En effet, il est impossible qu'une telle lésion puisse se dissiper en quelques heures, et si elle ne se dissipe pas, il est impossible que ses symptômes soient intermittents.

363. Peut-être l'irritation dans les maladies appelées *fièvres intermittentes*, a-t-elle son siége dans le système nerveux des parties où réside cette irritation; mais l'inspection anatomique ne nous a rien appris encore à ce sujet. Cette opinion est donc tout-à-fait conjecturale. Une considération qui semble militer en sa faveur, c'est que les irritations des nerfs, auxquelles M. le professeur Chaussier a donné le nom de *névralgies*, affectent assez ordinairement la forme intermittente. Ajoutez à cela que les irritations névralgiques cèdent, comme par enchantement, à l'administration du quinquina.

§ II. ALTÉRATIONS ORGANIQUES.

364. « Les résultats fournis jusqu'à ce jour par »les recherches anatomiques sont très variés, et »ont été mal interprétés. En effet il suffit de lire »attentivement les auteurs qui ont écrit sur les »fièvres intermittentes, pour se convaincre qu'au»cun malade ne meurt d'une fièvre d'accès simple. »Dans les cas devenus mortels, il s'est constam»ment déclaré des affections nouvelles, consé»cutives. Si l'ouverture des cadavres n'a jamais »démontré de lésions du cerveau et de la moelle »épinière à la suite de la fièvre intermittente, il »faut en accuser d'abord les observateurs qui ont »négligé d'ouvrir le crâne et le rachis. S'ils font »mention au contraire de lésions du foie, de la »rate, du mésentère, des poumons, etc., on »n'en peut rien conclure relativement à la nature »et au siége de la fièvre intermittente, à moins »qu'on ne suppose, ce qui serait évidemment ab»surde, qu'elle peut être tour à tour une maladie »du foie, du poumon, du cœur, etc. » (Rayer, article cité.)

La lecture de ce passage prouve combien est peu avancée l'anatomie pathologique des fièvres intermittentes.

365. M. le docteur Bailly, qui a ouvert à Rome un grand nombre d'individus morts de fièvre intermittente, n'a sans doute rencontré aucune altération organique générale, correspondant aux symptômes généraux de cette maladie, puisqu'il

les attribue « à un mouvement nerveux, à une es-» pèce d'*aura*, *à un il ne sait quoi*, etc. » Ce n'est pas à dire pour cela qu'il n'ait observé aucune altération organique ; il assure positivement au contraire que « le résultat des ouvertures qu'il a faites » est que, dans tous les cadavres de ceux qui ont » succombé à une fièvre intermittente pernicieuse, » il a toujours trouvé des signes non équivoques » d'une inflammation qui, le plus souvent, était » tellement violente qu'elle *dépassait de beaucoup* » les lésions inflammatoires qu'on observe à la suite » des fièvres continues, et qui avait entraîné des dé-» sorganisations, sur la nature inflammatoire des-» quelles il n'y aurait eu qu'une même opinion. » (Traité des fièvres intermittentes, pages 4 et 5.)

366. N'est-ce pas une chose vraiment incroyable que des désorganisations inflammatoires, plus profondes que celles qu'on observe dans les fièvres continues, aient pu exister sans produire les symptômes d'une fièvre continue ?

367. Je le dis à regret : il existe tant de contradictions dans l'ouvrage de M. Bailly, que je n'ose adopter aucune de ses opinions. Par exemple, à la page 11, on lit : « Pendant que j'observais, » à Rome, des affections inflammatoires de la » tête et des intestins, offrant un type intermit-» tent... » Et, à la page 34, on trouve cette phrase : « Quant aux inflammations intermittentes, je nie » le fait. » Quoi ! vous avez observé des inflammations intermittentes, et vous niez les inflammations intermittentes !

368. Quoi qu'il en soit des opinions de M. Bailly sur la nature des fièvres intermittentes, les observations rapportées dans son traité tendent à démontrer que les symptômes prédominants qui se remarquent dans ces maladies correspondent à des congestions, ou même à de véritables inflammations locales. Je ferai seulement observer que, chez les sujets qui présentèrent à M. Bailly des traces d'inflammations profondes, la maladie n'avait pas offert une intermittence complète, du moins à partir de l'époque à laquelle s'étaient manifestés les symptômes de ces inflammations.

369. Il est fâcheux que M. Bailly n'ait pas examiné avec soin les systèmes nerveux et vasculaire, lesquels sont évidemment le siége des symptômes généraux qui caractérisent essentiellement la fièvre intermittente. Les altérations anatomiques, correspondantes à ces symptômes, n'ont encore été étudiées par aucun observateur. Ce précieux filon de la mine anatomico-pathologique mérite bien d'être exploité.

370. Les engorgements de la rate et du foie, les dilatations du cœur et des gros vaisseaux que l'on rencontre chez les sujets qui ont éprouvé de nombreux accès de fièvre intermittente, sont le résultat du refoulement du sang de la surface du corps dans les organes intérieurs, pendant le stade de froid.

Ce refoulement du sang est quelquefois tellement impétueux, qu'il détermine la rupture de la rate, celui de tous les viscères sur lequel les congestions sanguines s'opèrent, peut-être, avec le plus de violence. M. Bailly rapporte dans son ouvrage quelques exemples de ces *coups* de sang ou apoplexies de la rate. Le même auteur dit avoir observé des ramollissements putrilagineux de cet organe et du foie.

Il serait absurde de considérer les congestions dont nous parlons ici comme la seule cause d'où dépendent tous les phénomènes des maladies complexes décrites sous le nom de fièvres intermittentes.

En effet, les premiers phénomènes de ces maladies ne sont pas le résultat des congestions indiquées, puisque nous venons de voir, au contraire, que ces congestions elles-mêmes étaient produites par la constriction de la peau, et les contractions musculaires qui caractérisent la première période des fièvres dites intermittentes.

Ainsi donc ceux qui rapportent les phénomènes du premier stade de la fièvre intermittente aux congestions intérieures, prennent l'effet pour la cause.

371. M. Broussais est un des nombreux médecins qui ont expliqué la formation des engorgements sanguins viscéraux par le refoulement du sang de l'extérieur à l'intérieur. Les *obstructions* qui, suivant le langage des anciens auteurs, succèdent aux fièvres intermittentes, reconnaissent la même cause que les engorgements sanguins sur lesquels nous venons d'exprimer notre opinion.

§ III. DES CAUSES DES FIÈVRES INTERMITTENTES, ET DES RAISONS DE L'INTERMITTENCE.

372. Il est généralement admis aujourd'hui que la plupart des fièvres intermittentes doivent leur naissance aux exhalaisons marécageuses. Il est difficile de ne pas partager cette opinion, si l'on réfléchit que les lieux où règnent épidémiquement les fièvres intermittentes sont tous environnés de lacs, de marais, d'étangs ou de mares dont les eaux sont stagnantes et vaseuses.

373. Quelques auteurs pensent avec M. Broussais que l'action du froid et de l'humidité suffit pour produire les fièvres intermittentes.

374. Enfin M. Vaidy et quelques autres médecins prétendent que la fièvre intermittente peut se contracter par imitation ou se développer à la suite d'affections morales (1).

375. Jusqu'ici les expériences chimiques ne nous ont rien appris sur la nature des émanations marécageuses *fébrifiques*. De nouvelles recherches à cet égard ne sont pas aussi peu importantes que quelques uns paraissent le croire.

376. On avait pensé jusqu'à présent que les miasmes producteurs des fièvres intermittentes provenaient indifféremment et des matières végé-

(1) Je ne sais si les maladies contractées par imitation, ou produites par une affection morale, peuvent être considérées comme tout-à-fait identiques aux fièvres intermittentes miasmatiques.

tales et des matières animales qui se putréfiaient dans la vase des marais.

377. M. Brachet, de Lyon, croit que ces miasmes sont fournis seulement par les substances végétales en putréfaction, tandis que c'est aux miasmes de nature animale que sont dues les fièvres continues décrites sous le nom de typhus (1).

378. Voici les faits que M. Brachet allègue en faveur de son opinion.

« J'ai vu, dit ce médecin, des tanneries placées » au milieu du foyer de l'infection intermittente ; » j'ai questionné, et j'ai eu la réponse *que cette ma-* » *ladie respectait l'établissement*. J'ai long-temps fré- » quenté les amphithéâtres et les hôpitaux, jamais » je n'y ai vu se développer de fièvre intermittente » parmi mes condisciples. J'ai vu les horreurs de » la guerre nous amener le typhus, mais non les » fièvres intermitentes. J'ai cherché dans les auteurs; » partout j'ai vu les épidémies du typhus naître de » l'infection miasmatique animale, et jamais les » épidémies de fièvres intermittentes ne sont le » résultat de l'encombrement des hommes et des » malades, ou de l'action des émanations putrides » des substances animales. Les maladies épidémi- » ques de Pantin, village placé sous le vent de » la voirie de Belleville, aux portes de Paris, » ne sont jamais des fièvres intermittentes. Les

(1) Cette opinion est conforme à celle de M. Audouard, lequel, comme nous l'avons vu précédemment, attribue tous les typhus à une *infection* purement *animale*.

» bouchers, les boyaudiers, les corroyeurs, etc., » ne contractent point la fièvre intermittente au » milieu des émanations animales qui leur forment » une atmosphère perpétuelle.

» Les foyers de la fièvre intermittente existent » partout où des eaux stagnantes contiennent des » substances organisées en putréfaction, substances » qui ne sont que les débris des plantes qui crois- » sent sur les bords ou dans la vase même de ces » eaux. Cela est si vrai que vous pouvez à volonté » produire et arrêter les épidémies des fièvres inter- » mittentes dans le village le plus sain, en y éta- » blissant, dans les grandes chaleurs, des *rutoirs*, » et en les détruisant. Cet effet du rouissage du » chanvre est une preuve convaincante que les fiè- » vres intermittentes sont le produit des *seules* éma- » nations des substances végétales en putréfaction.

» Une autre remarque essentielle, c'est que les » fièvres intermittentes ne règnent jamais en masse » pendant l'hiver, mais dans les premières chaleurs » du printemps et en automne; la raison de ce phé- » nomène consiste en ce que le froid de l'hiver » ne permet pas aux débris des végétaux de subir » la décomposition putride, tandis que les chaleurs » du printemps la déterminent. La végétation ac- » tive qui survient à cette dernière époque ne » fournit aucun détritus jusqu'à la fin de l'été, » temps où l'on voit reparaître les fièvres intermit- » tentes, un peu plus tôt, un peu plus tard, selon » que la végétation est plus ou moins avancée, et » que les plantes marécageuses cèdent plus ou moins

» vite leur détritus ou leur dépouille entière aux » eaux stagnantes (1). »

379. Les émanations marécageuses se répandent dans l'atmosphère, à la faveur de l'évaporation des eaux qui contiennent des substances végétales en putréfaction, et c'est à l'action de cette atmosphère infectée sur l'économie animale qu'il faut attribuer le développement de la fièvre intermittente.

380. Les observateurs ont remarqué que les émanations marécageuses agissent avec plus d'énergie le soir et la nuit, que dans le reste de la journée, et que le sommeil favorise leur funeste activité.

381. On explique, d'une manière assez plausible, ces circonstances, en considérant que les émanations marécageuses se trouvent pendant le soir et la nuit dans un état de concentration qui en augmente l'énergie, tandis que la chaleur du jour, en les raréfiant, affaiblit leur action. Il est probable, d'ailleurs, que ces substances délétères n'agissent qu'après avoir été absorbées; et l'absorption semble être plus active pendant la nuit que pendant le jour. On a aussi remarqué que les habitants des pays marécageux sont moins exposés que les étrangers à contracter la fièvre intermittente, comme si les émanations marécageuses sévissaient avec moins d'énergie sur les organes soumis *habituellement* à leur influence, que sur ceux qui la ressentent pour la première fois.

(1) *Archives générales de médecine*, tom. IX, pag. 380-81.

382. Il serait aussi important que curieux de déterminer pourquoi la fièvre produite par les émanations marécageuses affecte un type intermittent.

L'intermittence des fièvres est un phénomène qui pique trop vivement l'attention, pour qu'on ne se soit pas occupé depuis long-temps à en chercher la cause.

Plusieurs des médecins qui se sont livrés à la recherche de ce phénomène n'ont fait autre chose qu'éluder la question, et que reculer la difficulté. Ainsi Th. Willis attribue l'intermittence au développement périodique d'une *matiere fermentescible* dans le sang, oubliant que, en supposant que la fièvre dépendît du développement d'une *matière fermentescible* dans le sang, il resterait toujours à expliquer pourquoi ce développement a lieu d'une manière périodique.

Fr. Deleboë dit bien que l'intermittence dépend de l'introduction périodique *d'un suc pancréatique* trop acide dans le sang; mais, outre que cette introduction n'a probablement jamais existé que dans l'imagination de Fr. Deleboë, cet auteur n'en explique pas la périodicité ou l'intermittence.

Borelli, Torti, Boerhaave, Stoll, Selle, J.-P. Frank, se seraient étrangement trompés, s'ils avaient cru avoir donné une explication satisfaisante de l'intermittence, en disant que ce phénomène dépend du développement d'une *acidité* ou d'une *acrimonie* dans le *suc nerveux* (Borelli), d'une affection *inexplicable* des nerfs (Boerhaave et Stoll), d'une *irritation particulière* du système nerveux, et notamment des nerfs des premières voies (Selle, J.-P. Frank).

Au lieu de rendre raison de l'intermittence de la fièvre, ces auteurs, à l'instar de Th. Willis et de Fr. Deleboë, ont émis sur la nature de la fièvre des idées purement hypothétiques, et qui ne reposent sur aucune observation directe.

Reil rattachait l'intermittence des fièvres à celle de l'action organique en général, et notamment à celle de la nutrition. Mais il est évident que l'intermittence de l'action vitale et de la nutrition ne saurait expliquer pourquoi, parmi les fièvres, les unes sont continues, tandis que les autres sont intermittentes. Reil attribuait d'ailleurs l'intermission organique à celle qu'on observe dans l'univers, et dont il avouait ignorer la source. Or, rapporter un phénomène inconnu à un autre qui l'est également, ce n'est pas expliquer le premier.

Un des médecins les plus distingués de notre époque, M. le docteur Roche, attribue judicieusement l'intermittence de la fièvre à l'intermittence même des causes qui la produisent.

583. M. Roche a considéré la question sous son véritable point de vue. Car la maladie décrite sous le nom de fièvre intermittente étant le résultat de causes données, il est clair que son intermittence se lie essentiellement à celle de ces dernières; il est clair, en un mot, que l'intermit-

tence de la fièvre tient à celle des causes productrices de la maladie, comme l'intermittence d'un *effet* quelconque dépend de celle de sa *cause*.

384. Ce n'est donc pas l'intermittence de la fièvre, mais bien celle des causes de la fièvre dont il s'agirait de pénétrer le mystère.

385. Je dis avec M. Roche que les fièvres ne peuvent exister sous le type intermittent qu'autant qu'il existe des causes qui affectent ce type. Or, si nous examinons les causes des maladies dites fièvres intermittentes, nous voyons que leur action est effectivement intermittente. Rappelons à ce sujet les propres réflexions de M. Roche.

386. Le printemps et l'automne sont les saisons pendant lesquelles se manifestent le plus ordinairement les fièvres intermittentes. C'est dans la dernière de ces saisons surtout que se déclarent les fièvres produites par les miasmes marécageux; une circonstance commune à chacune d'elles étant de présenter, pendant leur cours, une différence considérable entre la température du jour et celle de la nuit, et souvent en peu d'heures trois ou quatre variations très sensibles dans la température et l'humidité de l'air, il en résulte une alternative continuelle d'action et de réaction dans le corps humain, qui ne tarde pas à en contracter l'habitude.

387. L'action des émanations marécageuses est nulle ou presque nulle pendant une partie de la journée, tandis qu'elle s'exerce dans toute sa plénitude à une heure toujours à peu près la même.

Les émanations végétales putrides se dégagent principalement, et en plus grande quantité, aux époques de la plus forte chaleur du jour, c'est-à-dire lorsque l'évaporation des eaux marécageuses qui en sont le véhicule, s'opère elle-même avec le plus d'énergie. L'atmosphère dissout une quantité de ces eaux miasmatiques proportionnelle à sa température. Mais lorsque celle-ci vient à diminuer, comme cela arrive nécessairement lorsque le soleil s'abaisse au-dessous de l'horizon, les couches d'air les plus voisines de la terre se condensent et déposent une certaine quantité de l'eau chargée de miasmes qu'elles tenaient en dissolution. Cette eau miasmatique, qui se précipite d'autant plus abondamment que le refroidissement est plus considérable, se trouve en contact avec la peau, avec la membrane muqueuse des voies respiratoires, et peut-être avec celle des voies digestives; et absorbée par ces parties, elle finit par déterminer les phénomènes qui constituent un accès de fièvre intermittente.

388. Puisque l'action des miasmes marécageux est intermittente, il ne faut pas s'étonner si la maladie qu'ils occasionent l'est également.

389. Suivant M. Roche, les accès peuvent se répéter en vertu de cette tendance de nos organes à reproduire certains actes, par cela seul qu'ils les ont exécutés plusieurs fois, et lors même que la cause qui les avait primitivement provoqués a cessé d'agir.

Mais le plus souvent les accès, indépendants les

uns des autres, ne se répètent que parceque leurs causes se renouvellent. Si ces causes étaient absentes, les accès cesseraient : ce qui prouve cette assertion, c'est que plusieurs malades guérissent par le seul fait de leur éloignement des marais. Enfin les accès sont souvent entretenus tout à la fois par l'habitude et par la permanence de l'action intermittente des miasmes.

390. M. Roche reconnaît d'ailleurs qu'il est difficile de donner une explication précise de la diversité des types.

391. La théorie de l'intermittence des fièvres, telle que nous venons de l'exposer d'après M. Roche, nous semble aussi exacte qu'elle est ingénieuse. C'est une idée vraiment heureuse que d'avoir expliqué ce phénomène, si long-temps mystérieux, par l'intermittence de l'action des causes et par la disposition des organes à répéter les phénomènes dont ils ont été déjà plusieurs fois affectés.

392. M. Brachet a fait une expérience propre à jeter quelque rayon de lumière sur les causes de l'intermittence. Vers la fin d'octobre 1822, il prit pendant sept jours, à minuit, un bain froid dans la Saône. Le premier bain fut d'un quart d'heure, le second de demi-heure. M. Brachet finit par rester une heure dans l'eau. Après chaque bain, il se couchait dans un lit chaud : il ne tardait pas à éprouver une chaleur suivie de sueurs assez abondantes, pendant lesquelles il s'endormait.

393. Au bout de sept jours, M. Brachet cessa

son expérience. Mais quelle fut sa surprise de voir les jours suivants, entre minuit et une heure, se manifester en lui tous les phénomènes d'un véritable accès fébrile! Comme cette sorte de fièvre artificielle était peu grave, et que M. Brachet se portait très bien le jour, il l'abandonna à elle-même, et il en ressentit six accès consécutifs. La septième nuit depuis qu'il avait suspendu les bains froids, on vint le chercher vers minuit pour un accouchement. M. Brachet, en se rendant à la maison où il était appelé, eut chaud, et quand il fut arrivé, il se plaça auprès d'un bon feu et dans une pièce bien chaude; à partir de cette époque l'accès ne reparut plus.

394. L'expérience tentée par M. Brachet sur lui-même semble venir à l'appui de l'opinion de M. Roche et prouver que l'influence de l'habitude peut suffire dans quelque cas pour produire le retour d'un accès de fièvre.

395. La raison si simple, si naturelle et si lumineuse que M. Roche donne de l'intermittence, n'a pas satisfait l'auteur du *Traité anatomico-pathologique des fièvres intermittentes.*

396. M. Bailly a cru trouver une meilleure théorie de l'intermittence des fièvres, en attribuant ce phénomène « à la modification qui doit s'opérer en nous, et particulièrement dans notre circulation, par suite du changement de position que subit notre corps durant les vingt-quatre heures qui constituent un jour et une nuit (espace de temps que M. Bailly appelle un *nicthéméron*). »

M. Bailly fonde cette étrange opinion sur ce que, dit-il, les animaux ne sont jamais affectés de fièvres intermittentes. Mais quand le fait qui sert de base à cette opinion serait aussi exact que le prétend, à tort, M. Bailly, faudrait-il donc en conclure que l'homme n'est sujet aux fièvres intermittentes que parcequ'il à l'*avantage* de veiller dans une position verticale et de dormir dans une position horizontale?

Si c'est là la raison pour laquelle l'homme seul est sujet aux fièvres intermittentes, d'où vient qu'elle ne le préserve pas des fièvres continues?

Car si les animaux sont à l'abri des fièvres intermittentes parcequ'ils ne changent pas de position pendant la veille et le sommeil, n'est-il pas évident que, par une raison contraire, l'homme ne devrait pas être exposé aux fièvres continues?

597. Cependant, malgré l'explication de M. Bailly, il n'est que trop vrai que l'homme n'est pas exempt des fièvres continues. D'où vient donc que parmi les maladies qui l'affligent, les unes sont intermittentes et les autres continues? Est-ce qu'il ne contracterait ces dernières qu'en affectant l'attitude particulière aux autres animaux, c'est-à-dire qu'en cessant de veiller dans une *position verticale* et de dormir dans une position *horizontale?*

598. Il est clair qu'il ne nous sera permis d'ajouter foi à l'explication de M. Bailly, que quand il nous aura prouvé que la *continuité* dans les fièvres *continues* dépend d'une cause opposée à celle qui produit l'*intermittence* dans les fièvres *intermittentes.*

399. Au reste, je le répète, l'opinion bizarre de M. Bailly n'est pas conforme à la saine observation.

En effet, M. Rodet, médecin vétérinaire très instruit, et M. Le Charpentier, ont observé la fièvre intermittente chez les chevaux.

400. M. Bailly ne s'est pas, sans doute, aperçu que la partie de son ouvrage consacrée à l'explication de l'intermittence, fournit des armes puissantes à ceux qui voudront combattre son opinion sur la nature des fièvres intermittentes. En effet, cet auteur y soutient « l'identité des causes qui » produisent des fièvres continues et des inflamma- » tions locales très vives chez les animaux, en » même temps qu'elles déterminent des fièvres in- » termittentes chez les hommes. »

M. Bailly rapporte un grand nombre de faits à l'appui de cette identité. Or, n'est-il pas permis de lui demander comment il se fait que les mêmes causes qui produisent des maladies inflammatoires chez les animaux, déterminent chez les hommes des maladies non inflammatoires? est-ce aussi parceque les hommes ne conservent pas pendant le jour et la nuit une position semblable à celle des animaux?

Comment M. Bailly n'a-t-il pas senti qu'il ne pouvait admettre, sans se trouver en contradiction manifeste avec lui-même, que les miasmes marécageux agissaient en irritant chez les animaux, et que les fièvres intermittentes qu'ils déterminaient chez l'homme n'étaient pas des irritations?

401. D'après tout ce que nous venons de dire, nous pensons, avec M. Mongellaz, que les accès de la fièvre intermittente constituent moins une seule maladie, qu'une série de maladies semblables entre elles.

On peut, à la rigueur, considérer chaque accès d'une fièvre intermittente comme représentant une véritable fièvre continue, qui se termine par une sueur critique.

402. Or, s'il est rigoureusement possible de considérer une série d'accès de fièvre intermittente comme autant de fièvres continues qui se manifestent périodiquement, il est évident que la nature des fièvres dites intermittentes ne diffère pas essentiellement de celle des fièvres continues (1).

403. Supposez une action constante ou continue aux causes des *fièvres intermittentes*, et elles produiront des *fièvres continues*.

§ IV. DU TRAITEMENT DES FIÈVRES DITES INTERMITTENTES, ET DU MODE D'ACTION DU QUINQUINA.

404. Les fièvres intermittentes sont plus faciles à guérir qu'à définir.

405. Tous les médecins, depuis Hippocrate jusqu'à nos jours, ont remarqué que plusieurs fièvres intermittentes ne reparaissaient plus au bout d'un certain nombre d'accès, bien qu'elles n'eussent été combattues par aucune espèce de médicaments.

(1) Voyez l'Essai de M. Mongellaz sur les irritations intermittentes, et sa réfutation de l'ouvrage de M. Bailly.

406. On sait également que la plupart des individus affectés de fièvre intermittente, guérissent par le seul fait de leur éloignement des lieux où se développent les miasmes *fébrifiques*.

407. Ceci posé, indiquons les nombreux moyens qui ont été employés dans le traitement des fièvres intermittentes; les voici : 1° la saignée et les autres antiphlogistiques proprement dits ; 2° les émétiques ; 3° les purgatifs ; 4° les substances amères , et spécialement le quinquina ; 5° l'opium, soit seul, soit combiné à l'émétique ; 6° le poivre, l'arsenic et divers autres moyens stimulants; 7° la ligature des membres, la compression de l'abdomen (Bailly); 8° les bains chauds, soit sous forme liquide, soit sous celle de vapeurs ; 9° certaines affections vives de l'âme, la frayeur , par exemple.

408. On serait surpris que des moyens de nature aussi différente que les précédents aient pu réussir dans le traitement d'une seule et même maladie, si l'on ne faisait attention que cette maladie guérit aussi sans le secours d'aucun d'eux.

409. Sans doute que plusieurs des moyens contenus dans la liste des fébrifuges ont pour principale vertu de ne pas empêcher la guérison de la fièvre contre laquelle on les dirige.

410. Le fébrifuge le plus vanté, et qui mérite le plus de l'être, est, sans contredit, le quinquina.

Cette substance peut être administrée sous plusieurs formes ; toutefois, depuis que l'art est parvenu à extraire de l'écorce du Pérou le double alcali auquel elle doit sa propriété thérapeutique, on a renoncé à la plupart des anciennes préparations dont elle était l'objet, et l'on administre l'alcali du quinquina combiné avec un acide.

De tous les sels dont la kinine ou la cinchonine font la base, celui que l'on emploie de préférence est le sulfate. Les praticiens préfèrent aussi le sulfate de kinine à celui de cinchonine.

On en donne depuis cinq grains jusqu'à vingt, trente et même plus, dans l'apyrexie.

411. On peut faire prendre le sulfate de kinine dans de la tisane ou dans un julep calmant; on peut aussi l'administrer en lavement; enfin MM. Lembert et Lesieur l'ont employé avec succès en l'appliquant à la surface de la peau dénuée de son épiderme, et particulièrement sur la plaie d'un vésicatoire. J'ai été témoin des premières expériences, faites à l'hôpital Cochin sous les yeux de M. Bertin, par MM. Lembert et Lesieur.

Assez récemment, j'ai employé de cette manière le sulfate de kinine chez une dame affectée d'une fièvre intermittente avec symptômes ataxiques, et son succès a été aussi prompt que complet. Ce qui me détermina à recourir à ce mode d'administration, c'est que la malade avait vomi le sulfate de kinine donné auparavant dans un julep.

L'administration du sulfate de kinine à la manière de MM. Lembert et Lesieur mérite d'être le sujet de nouvelles expériences.

412. La manière d'agir du quinquina a beau-

coup exercé l'esprit ou plutôt l'imagination des médecins.

413. Les uns assurent avec Brown que ce médicament combat la faiblesse générale; d'autres ont cru avoir expliqué le mode d'action du quinquina, en lui donnant le nom d'anti-périodique, semblables à un mathématicien qui croirait avoir dégagé l'inconnue d'un problème en lui en substituant une autre. Quand on nous aura appris de quelle manière agit un *anti-périodique*, nous conviendrons que nous connaissons celle du quinquina dans la guérison de la fièvre périodique. Jusque là nous regarderons l'expression d'*anti-périodique* comme un X thérapeutique, et nous avouerons avec plusieurs médecins que la manière dont le quinquina se comporte dans la guérison de la fièvre dite intermittente, est un des grands mystères de la médecine.

Dire que le quinquina est un spécifique contre cette maladie, ce n'est pas en expliquer le mode d'action.

On affirme aujourd'hui que le quinquina est un irritant, et qu'il guérit la fièvre intermittente en produisant une *révulsion*.

Cette opinion est susceptible de graves objections.

1° Quelle est l'irritation qu'il s'agit de révulser, lorsque l'on donne le quinquina pendant l'*apyrexie*, c'est-à-dire lorsque, de l'aveu de tous les médecins, l'irritation qui produit la fièvre n'existe plus?

2° Pourquoi des moyens beaucoup plus irritants que le quinquina ne possèdent-ils pas la même propriété fébrifuge que ce médicament?

3° Pourquoi la plaie d'un vésicatoire, véritable moyen révulsif, ne procure-t-elle pas la guérison d'une fièvre intermittente, tandis que l'on obtient cette guérison en appliquant une certaine quantité de quinquina sur la plaie en question, et en l'introduisant par cette voie dans le système sanguin?

414. L'action du quinquina me paraît d'autant plus incompréhensible, qu'elle s'exercé contre une maladie qui n'existe pas, au moment où l'on conseille de faire prendre ce médicament.

Ce moyen aurait-il donc la propriété de neutraliser les miasmes marécageux producteurs de la fièvre?.... Mais gardons-nous de nous engager dans une question pour la solution de laquelle l'observation et l'expérience ne nous fournissent pas encore assez de données.

415. Quant à la méthode antiphlogistique, on en concevra facilement les avantages, en se souvenant que la fièvre intermittente est une irritation générale de l'appareil circulatoire, soit simple, soit compliquée de quelque phlegmasie locale.

416. L'illustre Corvisart guérissait la plupart des fièvres intermittentes qu'il avait à traiter, à l'hôpital de la Charité, par l'emploi de l'émétique et de la saignée.

417. M. Brachet nousapprend que M. Bosquillon, dont il fut l'interne, guérissait les fièvres in-

termittentes en les combattant par la saignée et l'ipécacuanha. « Je puis assurer, dit M. Brachet, » que sur quatre-vingts malades, je n'en ai vu au- » cun qui n'ait éprouvé les bons effets de cette » méthode. Aussi M. Bosquillon se glorifiait-il de » faire une grande économie à l'Hôtel-Dieu, en » n'administrant jamais le quinquina, qui alors » était extrêmement cher. »

M. Brachet a mis lui-même en usage la méthode de M. Bosquillon, et assure qu'elle lui a parfaitement réussi.

418. M. le docteur Peysson a guéri un grand nombre de fièvres intermittentes, au moyen d'une potion dans laquelle entrent l'émétique et l'opium, et dont voici la formule :

℞ Tartre stibié.	gr. j.
Eau.	℥ viij.
Sirop diacode.	℥ j.
Gomme.	℈ j.
Eau de fleur d'oranger	℥ ij.

Cette potion se prend par cuillerées, pendant l'apyrexie.

Si le malade est fort, il en boira une cuillerée la première heure, deux la seconde, trois la troisième, et ainsi de suite jusqu'au repas. Deux heures après le repas, le malade prend deux autres cuillerées de la potion, et en continue l'usage, en augmentant la dose, jusqu'à ce qu'il n'en reste plus.

Quand le malade est faible, il ne doit prendre

qu'une cuillerée à la fois de la potion, en ayant soin de mettre de moins en moins d'espace entre chaque cuillerée, de manière à en prendre une tous les quarts d'heure, ou au moins toutes les demi-heures.

419. Desbois de Rochefort employait avec un succès constant, contre la fièvre quarte, un bol composé d'émétique et de quinquina.

420. Je ne m'étendrai pas davantage sur le traitement des fièvres intermittentes ; je renvoie, pour de plus amples détails, aux divers traités ex-professo sur ces maladies.

J'ajouterai seulement, en terminant, que, quel que soit le moyen fébrifuge dont on ait fait choix, il importe, pour prévenir une rechute, d'en continuer l'emploi quelque temps après la cessation des accès.

CHAPITRE IX.

RÉCAPITULATION GÉNÉRALE, ET CONCLUSIONS DÉFINITIVES.

421. Dans le chapitre premier, j'ai rapporté des faits qui démontrent que la fièvre *essentielle inflammatoire* ou *angio-ténique* des auteurs consiste essentiellement en une phlogose plus ou moins vive de l'appareil circulatoire.

422. Dans le chapitre second, consacré à la fièvre *bilieuse* ou *méningo-gastrique*, j'ai prouvé, par de nombreuses observations, que cette maladie n'était autre chose qu'une irritation générale du système sanguin, consécutive à une phlegmasie des organes digestifs.

423. Dans le chapitre troisième, j'ai fait voir que la fièvre muqueuse ou adéno-méningée était une forme, ou une simple nuance de la fièvre précédente; par conséquent, ce que je viens de dire de celle-ci est entièrement applicable à l'autre.

Dans le chapitre quatrième, je me suis appliqué à prouver, 1° que la fièvre putride ou adynamique est également une phlogose du système sanguin, tantôt simple et primitive, tantôt compliquée d'une phlegmasie locale à laquelle elle est consécutive; 2° que les phénomènes putrides sont le produit d'une décomposition putride du sang.

Par conséquent, il existe dans la fièvre dite putride un élément qui ne se rencontre jamais dans les autres, qu'autant qu'elles se transforment en celle-ci, transformation funeste que nous présente trop souvent la fièvre bilieuse ou méningo-gastrique.

Par conséquent encore, les phénomènes putrides sont une complication de la fièvre, et ils n'en font pas essentiellement partie.

424. Dans le chapitre cinquième, j'ai prouvé que la fièvre maligne ou *ataxique* dépendait d'une irritation du système sanguin, consécutive à une phlegmasie de l'appareil encéphalique.

425. Dans le chapitre sixième, j'ai rassemblé des considérations propres à démontrer que les typhus se rattachent à la fièvre putride; par conséquent, ce que j'ai dit un peu plus haut de celle-ci leur est parfaitement applicable.

426. Dans le chapitre septième, je crois avoir prouvé que la fièvre lente (hectique) ne différait point essentiellement de la fièvre aiguë.

427. Dans le chapitre huitième, je n'ai fait qu'appliquer à la fièvre intermittente, soit simple, soit compliquée, les principes qui découlent de l'analyse sévère des phénomènes propres aux fièvres continues. En cela, je ne me suis point écarté des règles d'une saine logique, car l'intermittence d'une maladie ne fait rien à sa nature intime. Que si, d'ailleurs, les maladies dites fièvres intermittentes ne sont pas de véritables fièvres, on aurait tort de chercher à réfuter notre manière de voir sur les fièvres continues, par des arguments tirés de l'histoire des maladies faussement désignées sous le nom de fièvres intermittentes.

428. Voici maintenant les principes qui dérivent, comme autant de corollaires, des propositions contenues dans cette récapitulation, et des faits rapportés dans le cours de cet ouvrage.

Premier corollaire. La division des fièvres en deux classes distinctes est essentiellement vicieuse, puisqu'elle repose sur un principe faux, savoir, que les fièvres dites *essentielles* ne sont pas de la même nature que les fièvres symptomatiques.

Second corollaire. La division des fièvres essentielles en plusieurs ordres est également vicieuse, en ce qu'elle est fondée sur une différence de nature entre chacun de ces divers ordres, différence qui n'existe pas.

Troisième corollaire. La fièvre est une maladie dont la nature est toujours la même (1).

Quatrième corollaire. La nature de la fièvre est la même que celle de l'inflammation, ou plutôt la fièvre est elle-même une véritable phlogose du système sanguin, une *angio-cardite.*

Cinquième corollaire. La fièvre, ou l'angio-cardite, ainsi que les phlegmasies locales, est susceptible de plusieurs degrés : lorsqu'elle est très violente, et qu'elle a duré assez long-temps, elle laisse sur le cadavre des traces sensibles de son existence, comme l'attestent les nombreuses observations que nous avons citées dans les divers chapitres de cet ouvrage. Au contraire, si la fièvre ou l'angio-cardite a été peu intense, et qu'elle n'ait eu qu'une très courte durée, elle ne laisse après elle aucune altération appréciable à nos moyens actuels d'observation.

Sixième corollaire. Le sang est lui-même altéré dans la fièvre; mais les modifications qu'il éprouve

(1) Cette importante vérité n'avait point échappé au génie pénétrant d'Hippocrate, le plus grand observateur de l'*antiquité*, et elle était proclamée par plusieurs observateurs modernes, à l'époque même où commençait à régner la classification de la *Nosographie philosophique*. (Voy. la thèse de M. Laennec. Paris, 1804.

dans ses propriétés physiques et chimiques n'ont pas encore été suffisamment étudiées.

Septième corollaire. La fièvre ou l'irritation angio-carditique est presque constamment consécutive à une phlegmasie locale. Quelquefois cependant elle est primitive.

FIN.

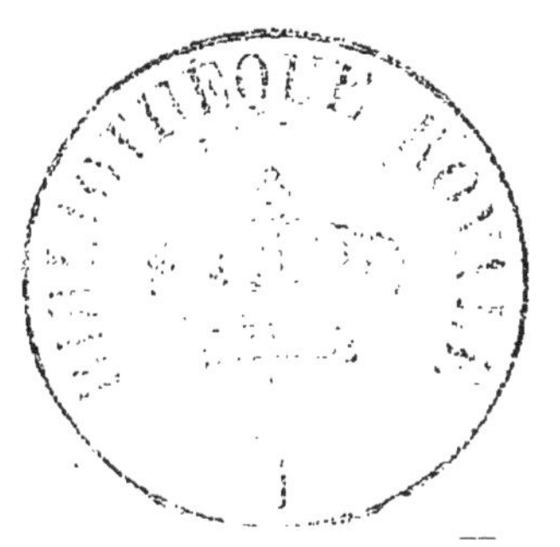

TABLE DES MATIÈRES

CONTENUES DANS CET OUVRAGE.

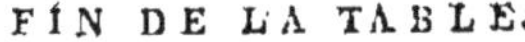

FIN DE LA TABLE.

www.ingramcontent.com/pod-product-compliance
Ingram Content Group UK Ltd.
Pitfield, Milton Keynes, MK11 3LW, UK
UKHW012001240726
13965UKWH00001B/77

9 782012 970816